医药卫生类普通高等教育校企合作"双元规划"精品教材

社区护理

谭凤林　卿明白　主编

U0351551

江苏大学出版社
JIANGSU UNIVERSITY PRESS

镇 江

图书在版编目（CIP）数据

社区护理 / 谭凤林，卿明白主编 .--镇江：江苏
大学出版社，2023.6
　　ISBN 978-7-5684-1970-3

　　Ⅰ．①社… Ⅱ．①谭… ②卿… Ⅲ．①社区—护理学
Ⅳ．①R473.2

　　中国国家版本馆 CIP 数据核字（2023）第 108920 号

社区护理

Shequ Huli

主　　编 / 谭凤林　卿明白
责任编辑 / 孙文婷　仲　蕙　徐　婷
出版发行 / 江苏大学出版社
地　　址 / 江苏省镇江市京口区学府路 301 号（邮编：212013）
电　　话 / 0511-84446464（传真）
网　　址 / http：//press.ujs.edu.cn
排　　版 / 北京世纪鸿文制版技术有限公司
印　　刷 / 廊坊市伍福印刷有限公司
开　　本 / 889 mm×1194 mm　　1 / 16
印　　张 / 20
字　　数 / 680 千字
版　　次 / 2023 年 6 月第 1 版
印　　次 / 2023 年 6 月第 1 次印刷
书　　号 / ISBN 978-7-5684-1970-3
定　　价 / 69.80 元

如有印装质量问题请与本社营销部联系（电话：0511-84440882）

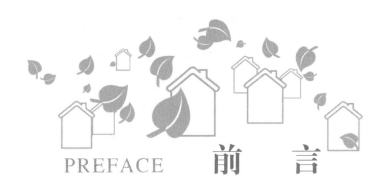

PREFACE 前 言

　　21 世纪是一个充满机遇与挑战的时代。党的二十大报告指出，要"把保障人民健康放在优先发展的战略位置"，并首次把"完善人民健康促进政策"写入报告，指出要把工作重点放在农村和社区，以改革创新为动力，预防为主，中西医并重，将健康融入所有政策，努力为人民群众提供全生命周期的卫生与健康服务。

　　《中华人民共和国 2022 年国民经济和社会发展统计公报》显示，2022 年年末全国共有社区卫生服务中心 3.6 万个、乡镇卫生院 3.4 万个。《"健康中国 2030"规划纲要》要求，到 2030 年，15 分钟基本医疗卫生服务圈基本形成，每千常住人口注册护士数达到 4.7 人。社区护理是 21 世纪护理发展的重要方向之一，人口老龄化、家庭结构的变化、疾病谱的变化等都使开展社区护理势在必行。社区护理是一种适应生物-心理-社会医学模式的新型护理服务模式，它体现了从以疾病护理为中心向以人群健康为中心的转变，使护理服务从医院走向家庭、社区和社会。

　　高等职业教育也正在经历着深刻的变革，2019 年 1 月 24 日国务院发布《国家职业教育改革实施方案》，对职业教育教材改革提出了"建设一大批校企'双元'合作开发的国家规划教材，倡导使用新型活页式、工作手册式教材并配套开发信息化资源"的要求，随后教育部等九部门联合印发《职业教育提质培优行动计划（2020—2023 年）》，对加强职业教育教材改革建设提出了"根据职业学校学生特点创新教材形态，推行科学严谨、深入浅出、图文并茂、形式多样的活页式、工作手册式、融媒体教材"的要求。

　　为积极响应国家号召，实现《社区护理》教材的转型升级，我们组织护理专家合作，在充分进行岗位调研的基础上，保证教材内容"源于社区，高于社区"，基于社区卫生服务中心的真实场景，由社区护理专家提供简明易懂的"应知""应会"等现场指导信息；展现新业态、新水平、新技术，紧紧围绕以"学生为中心"，以"立德树人"和"培养学生综合职业能力"为主线，配套开发微课视频等数字化资源，以典型工作任务为载体，采用"任务式编写方法"及"活页装订方式"，对教材进行了策划设计和编写，把教材变成"学材"，有学习任务单，有任务学习报告单，有项目学习索引及学生自测笔记，让学生明白学什么、怎么学并反思学习效果，达成学习目标。

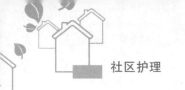

　　本教材打破学科壁垒，按照实际岗位工作重构了教学内容，共分为"面向所有人群的公共卫生服务""面向特定年龄、性别、人群的公共卫生服务""面向特殊疾病患者的公共卫生服务""社区基本医疗护理服务"4个模块。本教材对标《国家基本公共卫生服务规范（第三版）》，介绍了居民健康档案管理、健康教育、传染病及突发公共卫生事件报告和处理、卫生监督协管、预防接种、0~6岁儿童健康管理、孕产妇健康管理、老年人健康管理、中医药健康管理、慢病管理、严重精神障碍患者健康管理、肺结核患者健康管理等12项公共卫生服务，以及社区现场应急救护、社区康复护理和社区延续护理等3个基本医疗护理服务项目。本教材以社区护士真实工作服务流程为脉络，着眼于基层实际，每个任务以"情境案例"引入，通过任务学习报告单引导学生进行案例分析。每个项目均写明了国家开展这项工作的意义，强化价值引领，突出教学的思想性和目的性。教材中穿插了"知识链接"，引导学生拓展了学习空间。为充分发挥社区一线工作者和护理专家的能动性，我们将社区真实的工作流程摄录成了视频，学生通过扫码可以在数字化平台上获取社区护理专家真实的工作流程等视频资源。编写过程中，我们积极探索与1+X证书制度改革试点项目"老年照护""母婴护理""幼儿照护"等职业技能等级培训和考试内容的有机结合。

　　这本校企"双元"合作教材为首次编写，得到了湖南省卫生健康委员会基层卫生健康处徐超伍处长和湘潭市卫生健康委员会基层卫生健康科罗丹科长的大力支持，特此感谢。同时，特别感谢湖南铁道职业技术学院首珩教授和湘雅护理学院冯辉教授的倾心指导。由于编写经验不足，书中难免有疏漏和不足之处，真诚希望所有读者及时反馈，提出建设性的意见，鞭策我们后期不断对教材进行修改和完善。

谭凤林　卿明白

2024 年 3 月

编委会

主　　编　谭凤林　卿明白
副 主 编　唐英姿　陈羽保　周艳芳　宋曙熙　晏　宁　王　敏
编　　者　(排名不分先后)
　　　　　王　敏 (长沙卫生职业学院)
　　　　　叶　铭 (长沙市岳麓区西湖街道社区卫生服务中心)
　　　　　付雪连 (湘潭医卫职业技术学院)
　　　　　石　靓 (湘潭市雨湖区城正街街道社区卫生服务中心)
　　　　　叶　蕾 (湘潭医卫职业技术学院)
　　　　　周艳芳 (常德职业技术学院)
　　　　　刘丽琼 (湘潭医卫职业技术学院)
　　　　　许　静 (湘潭医卫职业技术学院)
　　　　　佘钰莹 (长沙市岳麓区西湖街道社区卫生服务中心)
　　　　　孙　蕾 (湘潭市雨湖区长城乡卫生院)
　　　　　陈羽保 (湘潭医卫职业技术学院)
　　　　　陈建文 (湘潭市岳塘区岳塘街道社区卫生服务中心)
　　　　　李忠林 (长沙市岳麓区西湖街道社区卫生服务中心)
　　　　　张晓念 (湘潭医卫职业技术学院)
　　　　　宋曙熙 (湘潭市岳塘区岳塘街道社区卫生服务中心)
　　　　　罗　洁 (湘潭医卫职业技术学院)
　　　　　罗美婷 (湘潭市岳塘区岳塘街道社区卫生服务中心)
　　　　　易　敏 (湘潭医卫职业技术学院)
　　　　　柳　丹 (湘潭医卫职业技术学院)
　　　　　晏　宁 (湘潭市雨湖区城正街街道社区卫生服务中心)
　　　　　卿明白 (长沙市岳麓区西湖街道社区卫生服务中心)
　　　　　唐英姿 (湘潭医卫职业技术学院)
　　　　　夏荟琼 (湘潭市雨湖区城正街街道社区卫生服务中心)
　　　　　黄晓薇 (湘潭市岳塘区岳塘街道社区卫生服务中心)
　　　　　盛照清 (湘潭医卫职业技术学院)
　　　　　彭辉群 (湘潭市岳塘区岳塘街道社区卫生服务中心)
　　　　　曾春艳 (湘潭医卫职业技术学院)
　　　　　谭凤林 (湘潭医卫职业技术学院)
　　　　　郭赛金 (永州职业技术学院)
　　　　　谭劲轩 (湘潭医卫职业技术学院)
　　　　　谭育林 (湘潭市卫生计生综合监督执法局)
　　　　　廖艳芳 (湘潭医卫职业技术学院)
　　　　　谭利姝 (湘潭市岳塘区岳塘街道社区卫生服务中心)
　　　　　毛　珍 (湘潭市岳塘区岳塘街道社区卫生服务中心)
　　　　　周志英 (湘潭市岳塘区岳塘街道社区卫生服务中心)
　　　　　周　芳 (江西工商职业技术学院)

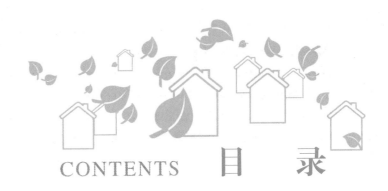

CONTENTS 目 录

模块三 面向特殊疾病患者的公共卫生服务

模块四 社区基本医疗护理服务

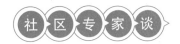

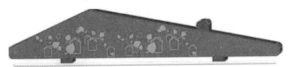

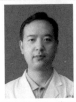

姓　　名：卿明白

工作单位：长沙市岳麓区西湖街道
　　　　　社区卫生服务中心

岗　　位：副主任

访谈视频

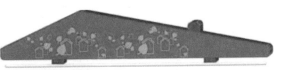

姓　　名：宋曙熙

工作单位：湘潭市岳塘区岳塘街道
　　　　　社区卫生服务中心

岗　　位：护理部主任

访谈视频

模块一　面向所有人群的公共卫生服务

公共卫生是以保障和促进公众健康为宗旨的公共事业。国家基本公共卫生服务项目是我国政府针对当前城乡居民存在的主要健康问题，以儿童、孕产妇、老年人、慢性疾病患者为重点人群，面向全体居民免费提供的最基本的公共卫生服务，自 2009 年起开始实施，服务经费人均财政补助标准从 2009 年的不低于 15 元，到 2023 年已提高到 89 元。我国基本公共卫生服务是社区卫生服务的重要部分。基于《国家基本公共卫生服务规范（第三版）》的规定，基层医疗机构目前主要提供 12 项服务。其中，面向所有人群的公共卫生服务为居民健康档案管理、健康教育、传染病及突发公共卫生事件报告和处理，以及卫生监督协管服务。这些服务项目与广大人民群众的生活和健康息息相关，是居民享有均等化公共卫生服务的具体体现。服务项目的实施可以促进居民健康意识的提高和不良生活方式的改变，使其逐步树立起自我健康管理的理念；可以减少主要健康危险因素，预防和控制传染病及慢性病的发生和流行；可以提高对重大传染病及突发公共卫生事件的应急处置能力，建立起维护居民健康的第一道屏障，这对于提高居民健康素养有重要促进作用；可以为政府部门制定相应政策提供重要参考依据，科学、系统、完善的健康档案是为居民提供高质量医疗卫生服务的保证。社区护理的服务宗旨是提高社区人群的健康水平，社区护理的服务对象是社区所有人群，预防性服务与医疗护理服务在社区护理工作中同等重要，社区护士要通过三级预防做好人民群众的保健工作。

知识链接

社区三级预防策略

三级预防是保证整个人群健康，促进健康老龄化的最佳途径。

（一）第一级预防（病因预防）：指在疾病尚未发生时，针对疾病发生因素，提出综合性预防措施，改善生产、生活环境，消除致病因素，防止各种致病因素对人体的有害作用，包括针对个体和公众的措施。世界卫生组织提出的人类健康四大基石"合理膳食、适量运动、戒烟限酒、心理平衡"是一级预防的基本原则。

（二）第二级预防（临床前期预防）：指早发现、早诊断、早治疗，也称"三早"，它是发病期所进行的阻止病程进展、防止蔓延或减缓发展的主要措施。对于传染病还应有早隔离、早报告，即"五早"。二级预防包括普查、筛查、定期检查、高危人群的重点监护及专科门诊等。

（三）第三级预防（临床预防）：指着眼于康复，力求减轻疾病的不良后果，对患者及时有效地采取治疗措施，防止并发症、后遗症，防止伤残。

项目一　居民健康档案管理服务

居民健康档案是对居民从生命开始的各类健康信息规范、科学记录的资料库，贯穿居民的整个生命过程。2009年卫生部公布的《关于规范城乡居民健康档案管理的指导意见》对城乡居民健康档案建立和管理做了统筹部署；2020年国家卫生健康委等部门提出，到2025年，每个居民将拥有一份动态管理的电子健康档案和一个功能完备的电子健康码，逐步实现统一高效、互联互通。居民健康档案管理服务会给居民的整体健康管理带来很多便利：①居民有了健康档案，可以享受到连续的、综合的健康照顾。医务人员通过查看健康档案信息，可以系统地了解居民不同阶段的健康状况与动态变化、存在的健康危险因素、所患疾病的诊治情况及病情变化，从而对居民的健康状况做出综合评估，采取相应的治疗措施，更好地控制疾病的发生、发展，促进居民的健康。②随着健康档案逐步实现电子信息化管理，居民可以在基层医疗机构与上级医院之间实现分级诊疗、双向转诊，减少重复检查，从而降低医疗费用。③医务人员通过对辖区居民健康档案的分析，可以发现辖区内居民的主要健康问题，以便采取有效的防治措施。社区护士在为居民建立健康档案的过程中，应主动发掘居民个人与家庭的健康问题，对已建立电子档案的居民，应指导其通过手机认领并查询个人与家庭成员健康档案，提供连续性、综合性和高质量的护理服务。

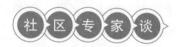

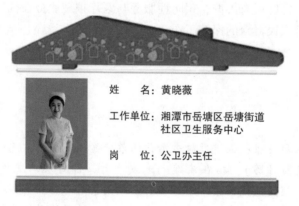

姓　　名：黄晓薇

工作单位：湘潭市岳塘区岳塘街道
　　　　　社区卫生服务中心

岗　　位：公卫办主任

访谈视频

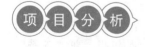

一、岗位描述

1. 工作岗位　居民健康档案管理专干、公共卫生科社区护士。

2. 主要职责　专干岗位职责主要是：①负责指导并做好档案的收集、整理、保管工作。②负责组织对辖区内常住居民尤其是重点人群建立健康档案。③负责对居民健康档案统一进行编码，将建档居民的身份证号作为身份识别码。④负责通过组织开展入户调查、疾病筛查、健康体检等多种信息采集方式，由医务人员为居民建立健康档案，并根据其主要健康问题和卫生服务需要动态更新相关记录表单。公共卫生科社区护士在专干的组织下，完成居民健康档案管理服务。

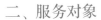

二、服务对象

辖区内常住居民（指居住半年以上的户籍及非户籍居民），以 0~6 岁儿童、孕产妇、老年人、慢性病患者、严重精神障碍患者和肺结核患者等人群为重点。

三、服务内容

居民健康档案的建立、使用、终止与保存。

四、服务要求

（1）乡镇卫生院、村卫生室、社区卫生服务中心（站）负责首次建立居民健康档案、更新信息、保存档案；其他医疗卫生机构负责将相关医疗卫生服务信息及时汇总、更新至健康档案；各级卫生计生行政部门负责健康档案的监督与管理。

（2）健康档案的建立要遵循自愿与引导相结合的原则，在使用过程中要注意保护服务对象的个人隐私，建立电子健康档案的地区要注意保护信息系统的数据安全。

（3）乡镇卫生院、村卫生室、社区卫生服务中心（站）应通过多种信息采集方式建立居民健康档案，及时更新健康档案信息。应保证居民接受医疗卫生服务的信息能汇总到电子健康档案中，保持资料的连续性。

（4）统一为居民健康档案进行编码，采用 17 位编码制，以国家统一的行政区划编码为基础，以村（居）委会为单位，编制居民健康档案唯一编码（电子健康档案系统能自动编码）。同时将建档居民的身份证号作为身份识别码，为在信息平台上实现资源共享奠定基础。

（5）按照国家有关专项服务规范要求记录相关内容，记录内容应齐全完整、真实准确、书写规范、基础内容无缺失。

（6）指定专（兼）职人员负责电子健康档案管理工作，湖南省目前使用"湖南省基层卫生信息系统 3.0 综合管理平台"进行管理。

（7）积极应用中医药方法为居民提供健康服务，记录相关信息纳入健康档案管理。

（8）电子健康档案在建立完善、信息系统开发、信息传输全过程中应遵循国家统一的相关数据标准与规范。电子健康档案信息系统应与新农合、城镇基本医疗保险等医疗保障系统相衔接，逐步实现健康管理数据与医疗信息以及各医疗卫生机构间数据互联互通，实现居民跨机构、跨地域就医行为的信息共享。

（9）对于同一个居民患有多种疾病的，其随访服务记录表可以通过电子健康档案实现信息整合，避免重复询问和录入。

五、常用工作指标

（1）电子健康档案建档率=建立电子健康档案人数/辖区内常住居民数×100%。

注：建档指完成电子健康档案首页、个人基本信息表的填写，其中 0~6 岁儿童不需要填写个人基本信息表，其基本信息填写在"新生儿家庭访视记录表"上。

（2）健康档案使用率=档案中有动态记录的档案份数/档案总份数×100%。

注：有动态记录的档案是指 1 年内与患者的医疗记录相关联和（或）有符合对应服务规范要求的相关服务记录的健康档案。

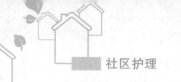

社区护理

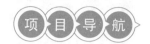

项 目 导 航

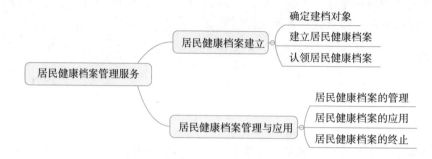

任务一 居民健康档案建立

学习任务单

"居民健康档案建立"学习任务单见表1-1。

表1-1 "居民健康档案建立"学习任务单

达成学习目标	• 素质目标：养成严谨、认真的工作作风；尊重居民隐私 • 知识目标：能叙述居民健康档案的概念；能列举建立居民健康档案的意义；能列举居民健康档案的填写内容 • 能力目标：能正确填写居民个人基本信息表
学习方法建议	• 岗位见习：了解真实工作流程 • 自主预习：教材和学习通在线课程资源
分组学习任务	• 2人一组完成任务：确定对方是否为建档对象并逐项提问，填写个人基本信息表 • 录制相关视频，上传到线上学习平台
课堂形式预告	• 班级学生分组进行汇报 • 教师点评 • 完成学生自评、小组互评和教师评价

情境案例

王阿姨，65岁，因照顾孙子从农村随迁至某社区半年余，并打算买房长期在此居住。社区卫生服务中心刘护士了解到其尚未建立居民健康档案。

任务：

1. 确定王阿姨是否为建档对象，若是，向其说明建档的作用并引导其自愿建立居民健康档案。
2. 指导王阿姨配合建立居民健康档案。

任务分析

社区护士为居民建立健康档案之前，要先了解建档的方式、原则及居民健康档案的特点，并知晓居民健康档案的主要内容。

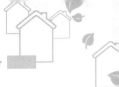

一、建立居民健康档案的方式

（1）辖区居民到乡镇卫生院、村卫生室、社区卫生服务中心（站）接受服务时，由医务人员负责为其建立居民健康档案，并根据其主要健康问题和服务提供情况填写相应记录。

（2）通过入户服务（调查）、疾病筛查、健康体检等多种方式，由乡镇卫生院、村卫生室、社区卫生服务中心（站）组织医务人员为居民建立健康档案，并根据其主要健康问题和服务提供情况填写相应记录。

二、建立居民健康档案的原则

1. 完善性原则　对于健康档案中的内容，有些问题通过短期观察和了解即可做出评判，如基本情况；而有些问题较为复杂，需要通过长期的观察、分析和综合才能做出正确判断，如家庭关系、社会适应状态。因此，初步建立档案后，社区工作人员还应积极主动发现居民及其家庭或者社区存在的相关健康问题，不断完善健康档案的内容。

2. 前瞻性原则　健康档案的记录不仅要关注过去和当前个体、家庭、社区存在的健康问题及其影响因素，同时也要重视将来可能给个体、家庭、社区健康带来影响的健康问题及其影响因素。在资料收集阶段，应注意收集与健康问题有关的所有信息资料，增加健康档案的参考价值。

3. 动态性原则　初次建立健康档案时，收集的资料有限，随着时间的推移，很多信息需要进一步完善。例如，由于家庭及其成员是在不断变化中的，对于家庭住址变迁、家庭成员增加或减少等发生变化的资料要及时更新。

4. 客观性和准确性原则　收集健康档案资料时，应本着客观的原则，以科学严谨的态度，规范记录，决不可弄虚作假，应付了事。尤其在收集主观资料时，应反复接触相关人员，深入观察，这样才能了解准确和真实的情况。

5. 保密性原则　健康档案中涉及很多个人隐私，社区工作人员应充分保障当事人的权利，不得随意泄露健康档案中的隐私信息。

三、居民健康档案的特点

1. 以人为本　健康档案以人的健康为中心，以全体居民（包括患者和非患者）为对象，以满足居民自身需要和健康管理为重点。

2. 内容完整　健康档案记录贯穿人的生命全程，内容不仅涉及疾病的诊断治疗过程，而且关注机体、心理、社会因素对健康的影响。其信息主要来源于居民生命过程中与各类卫生服务机构发生接触所产生的所有卫生服务活动（或干预措施）的客观记录。

3. 重点突出　健康档案记录的内容是从日常卫生服务记录中适当抽取的与居民个人和健康管理、健康决策密切相关的重要信息，需要时可通过一定机制调阅查询。

4. 动态高效　健康档案的建立和更新与卫生服务机构的日常工作紧密融合，通过提升业务应用系统实现在卫生服务过程中对健康相关信息的数字化采集、整合和动态更新。

5. 标准统一　健康档案的记录内容和数据结构、代码等都严格遵循统一的国家规范与标准。健康档案的标准化是实现不同来源的信息整合、无障碍流动和共享利用、消除信息孤岛的必要保障。

6. 分类指导　在遵循统一的业务规范和信息标准、满足国家基本工作要求的基础上，健康档案在内容的广度和深度上具有灵活性和可扩展性，支持不同地区卫生服务工作的差异化发展。

四、居民健康档案的内容

主要包括个人基本信息、健康体检记录、重点人群健康管理记录及其他医疗卫生服务记录。

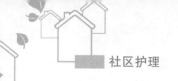

社区护理

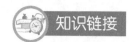
知识链接

居民健康档案编码

统一为居民健康档案进行编码，采用 17 位编码制，以国家统一的行政区划编码为基础，村（居）委会为单位，编制居民健康档案唯一编码。同时将建档居民的身份证号作为统一的身份识别码，为在信息平台下实现资源共享奠定基础。

第一段为 6 位数字，表示县及县以上的行政区划，统一使用《中华人民共和国行政区划代码》（GB 2260）；

第二段为 3 位数字，表示乡镇（街道）级行政区划，按照国家标准《县以下行政区划代码编码规则》（GB/T 10114—2003）编制；

第三段为 3 位数字，表示村（居）民委员会等，具体划分为：001～099 表示居委会，101～199 表示村委会，901～999 表示其他组织；

第四段为 5 位数字，表示居民个人序号，由建档机构根据建档顺序编制。

在填写健康档案的其他表格时，必须填写居民健康档案编号，但只需填写后 8 位编码。

任务实施

居民健康档案建立流程见表1-2。

表1-2　居民健康档案建立流程

步骤	内容与方法	要点提示
1. 确定建档对象	（1）判断到机构接受服务者是否是建档对象 询问"您是否在本辖区常住"，若是，则为建档对象 询问是首诊还是复诊，若为首诊，则询问"您愿意建立健康档案吗"；若为复诊，则询问"您建立过健康档案吗"，若尚未建档，则询问"您愿意建立健康档案吗"并解释健康档案的作用 根据服务对象意愿，愿意建档者，即时或预约建档	• 已建档者不能重复建档，如不确定，可在国家基本公共卫生服务项目管理平台用其身份证查询 • 尊重居民知情同意权，如不愿建档，则尊重居民意愿
	（2）判断辖区内重点管理人群是否为建档对象 在新生儿访视、产后访视和入户服务前，查询受访者是否建立了健康档案，若否，则询问"您愿意建立健康档案吗"并解释健康档案的作用	社区重点管理人群为0～6岁儿童、孕产妇、65岁及以上老年人、慢性病患者、严重精神疾病患者等
2. 建立居民健康档案	（1）填写居民健康档案首页（图1-1）：包括姓名、现住址、户籍地址、联系电话、乡镇（街道）名称、村（居）委会名称、建档单位、建档人、责任医生、建档日期	面访时需要拍照上传
	（2）填写个人基本信息表（表1-3）：包括一般人口学资料、药物过敏史、暴露史、既往史、家族史、遗传病史、残疾情况及生活环境等	0～6岁儿童无须填写该表
	（3）建立专项档案	确诊为高血压病、糖尿病、严重精神障碍、结核病者要建立专项档案纳入规范管理
3. 认领居民健康档案	认领居民电子健康档案	登录并打开微信搜索"湖南省居民健康卡"公众号 点击"健康卡" 点击"家庭健康档案管理" 点击"确认认领"

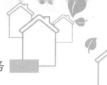

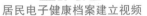

居民电子健康档案建立视频

居民电子健康档案认领流程视频

编号□□□□□□-□□□-□□□-□□□□□

居民健康档案

姓　　名：

现 住 址：

户籍地址：

联系电话：

乡镇（街道）名称：

村（居）委会名称：

建档单位：

建 档 人：

责任医生：

建档日期：＿＿＿＿＿＿年＿＿＿＿月＿＿＿＿日

图 1-1　居民健康档案首页

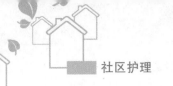

表1-3 个人基本信息表

姓名：　　　　　　　　　　　　　　　　　　　　　　　　　　　　编号：□□□-□□□□□

性　别		1男　2女　9未说明的性别　0未知的性别		□	出生日期	□□□□ □□ □□
身份证号					工作单位	
本人电话			联系人姓名		联系人电话	
常住类型		1户籍　2非户籍		□	民　族	01汉族　99少数民族＿＿＿＿＿ □
血　型		1A型　2B型　3O型　4AB型　5不详/Rh：1阴性　2阳性　3不详				□/□
文化程度		1研究生　2大学本科　3大学专科和专科学校　4中等专业学校　5技工学校　6高中　7初中　8小学 9文盲或半文盲　10不详				□
职　业		0国家机关、党群组织、企业、事业单位负责人　1专业技术人员　2办事人员和有关人员　3商业、服务业人员 4农、林、牧、渔、水利业生产人员　5生产、运输设备操作人员及有关人员　6军人　7不便分类的其他从业人员 8无职业				□
婚姻状况		1未婚　2已婚　3丧偶　4离婚　5未说明的婚姻状况				□
医疗费用 支付方式		1城镇职工基本医疗保险　2城镇居民基本医疗保险　3新型农村合作医疗 4贫困救助　5商业医疗保险　6全公费　7全自费　8其他＿＿＿＿＿				□/□/□
药物过敏史		1无　2青霉素　3磺胺　4链霉素　5其他＿＿＿＿＿				□/□/□
暴露史		1无　2化学品　3毒物　4射线				□/□/□
既往史	疾病	1无　2高血压　3糖尿病　4冠心病　5慢性阻塞性肺疾病　6恶性肿瘤＿＿＿＿＿　7脑卒中 8严重精神障碍　9结核病　10肝炎　11其他法定传染病　12职业病＿＿＿＿＿　13其他＿＿＿＿＿ □确诊时间　年月/　□确诊时间　年月/　□确诊时间　年　月 □确诊时间　年月/　□确诊时间　年月/　□确诊时间　年　月				
	手术	1无　　2有：名称①＿＿＿＿＿＿　　　时间＿＿＿＿　/名称②＿＿＿＿＿＿　　　时间＿＿＿＿				□
	外伤	1无　　2有：名称①＿＿＿＿＿＿　　　时间＿＿＿＿　/名称②＿＿＿＿＿＿　　　时间＿＿＿＿				□
	输血	1无　　2有：原因①＿＿＿＿＿＿　　　时间＿＿＿＿　/原因②＿＿＿＿＿＿　　　时间＿＿＿＿				□
家族史		父亲	□/□/□/□/□/□	母亲		□/□/□/□/□/□
		兄弟姐妹	□/□/□/□/□/□	子女		□/□/□/□/□/□
		1无　2高血压　3糖尿病　4冠心病　5慢性阻塞性肺疾病　6恶性肿瘤　7脑卒中　8严重精神障碍　9结核病 10肝炎　11先天畸形　12其他＿＿＿＿＿				
遗传病史		1无　2有：疾病名称＿＿＿＿＿＿＿＿＿＿＿＿＿＿				□
残疾情况		1无残疾　2视力残疾　3听力残疾　4言语残疾　5肢体残疾　6智力残疾 7精神残疾　8其他残疾＿＿＿＿＿				□/□/□/□/□/□
生活环境*	厨房排风设施	1无　2油烟机　3换气扇　4烟囱				□
	燃料类型	1液化气　2煤　3天然气　4沼气　5柴火　6其他				□
	饮水	1自来水　2经净化过滤的水　3井水　4河湖水　5塘水　6其他				□
	厕所	1卫生厕所　2一格或二格粪池式　3马桶　4露天粪坑　5简易棚厕				□
	禽畜栏	1无　2单设　3室内　4室外				□

填表说明：

1. 本表用于居民首次建立健康档案时填写。如果居民的个人信息有所变动，可在原条目处修改，并注明修改时间或重新填写。若失访，在空白处写明失访原因；若死亡，写明死亡日期和死亡原因。若迁出，记录迁往地点基本情况、档案交接记录。0~6岁儿童无须填写该表。

2. 性别：按照国标分为男、女、未知的性别及未说明的性别。

3. 出生日期：根据居民身份证的出生日期，按照年（4位）、月（2位）、日（2位）顺序填写，如19490101。

4. 工作单位：应填写目前所在工作单位的全称。离退休者填写最后工作单位的全称；下岗待业或无工作经历者需具体注明。

5. 联系人姓名：填写与建档对象关系紧密的亲友姓名。

6. 民族：少数民族应填写全称，如彝族、回族等。

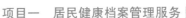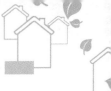

7. 血型：在前一个"□"内填写与 ABO 血型对应编号的数字；在后一个"□"内填写与 Rh 血型对应编号的数字。

8. 文化程度：指截至建档时间，本人接受国内外教育所取得的最高学历或现有水平所相当的学历。

9. 药物过敏史：表中药物过敏主要列出青霉素、磺胺和链霉素过敏，如有其他药物过敏，请在"其他"栏中写明名称。

10. 既往史：

（1）疾病　填写现在和过去曾经患过的某种疾病，包括建档时还未治愈的慢性病或某些反复发作的疾病，并写明确诊时间。如有恶性肿瘤，请写明具体的部位或疾病名称；如有职业病，请填写具体名称；对于经医疗单位明确诊断的疾病都应以一级及以上医院的正式诊断为依据，有病史卡的以卡上的疾病名称为准，没有病史卡的应有证据证明是经过医院明确诊断的。可以多选。

（2）手术　填写曾经接受过的手术治疗。如有，应填写具体手术名称和手术时间。

（3）外伤　填写曾经发生的后果比较严重的外伤经历。如有，应填写具体外伤名称和发生时间。

（4）输血　填写曾经接受过的输血情况。如有，应填写具体输血原因和发生时间。

11. 家族史：指直系亲属（父亲、母亲、兄弟姐妹、子女）是否患过所列出的具有遗传性或遗传倾向的疾病或症状。有则选择具体疾病名称对应编号的数字，可以多选。没有列出的请在"其他"中写明。

12. 生活环境：农村地区在建立居民健康档案时需根据实际情况选择填写此项。

任务评价

"居民健康档案建立"任务考核评价表、学习报告单分别见表 1-4 和表 1-5。

表 1-4　"居民健康档案建立"任务考核评价表

评价内容	内容细化	分值	评分记录			备注
			学生自评	小组互评	教师评价	
工作准备 （15 分）	口头汇报：简述情境和需要完成的任务等	8				
	做好个人准备：仪表、着装、头发、指甲、配饰等均符合规范	7				
完成情况 （70 分）	能判断居民是否为建档对象	10				
	能向建档对象说明建档的意义与作用	10				
	能规范填写居民健康档案首页	15				
	能规范填写个人基本信息表	30				
	能指导居民认领电子健康档案	5				
职业素养 （15 分）	与建档对象沟通时语言表达自然、清晰、不产生歧义	5				
	为居民建档时具有耐心、责任心	5				
	填写资料时具有慎独、严谨的工作态度	5				
总评		100				

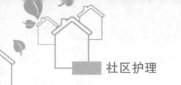

社区护理

表 1-5 "居民健康档案建立"任务学习报告单

姓名		班级		学号	
任务一		居民健康档案建立			

| 案例分析 | | | | | |

根据"情境案例",假如你是社区卫生服务中心的刘护士,请回答:
   1. 王阿姨是否为建档对象?为什么?

   2. 应如何向王阿姨介绍建档的意义?

   3. 怎样才算为王阿姨建档成功?

学习感悟	存在问题

参加社区志愿者服务活动记录	
对教学设计、活动安排的合理化建议	

10

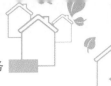

任务二　居民健康档案管理与应用

学习任务单

"居民健康档案管理与应用"学习任务单见表1-6。

表1-6　"居民健康档案管理与应用"学习任务单

达成学习目标	• 素质目标：具有人文关怀精神、严谨求实的工作态度；具有保护居民隐私的意识 • 知识目标：能描述居民健康档案的正确保管和使用方法 • 能力目标：能正确保管和使用居民健康档案
学习方法建议	• 岗位见习：了解居民健康档案管理 • 自主预习：教材和学习通在线课程资源 • 小组探究：分工合作完成小组任务

情境案例

某社区居民张爷爷，56岁，因无明显诱因感头晕3天余来社区卫生服务中心，诉头晕情况休息约1小时后能自行缓解，无其他明显不适，既往体健，未规律体检。李护士测量其血压为160/85 mmHg，并了解到其曾建立居民健康档案。

任务：

1. 告知张爷爷如何查阅自己及家人的居民电子健康档案。

2. 向张爷爷解释居民健康档案如何使用。

任务分析

居民健康档案实行动态管理，居民接受医疗服务和公共卫生服务的信息，以及其他信息变动情况，都应在健康档案中及时记录和更新。要定期做好健康档案的数据和相关资料的汇总、整理和分析，了解和掌握居民健康的动态变化情况，保持资料的连续性，并采用相应的技术和措施，对发现的健康问题有针对性地开展健康教育、预防、保健、医疗和康复等服务。

任务实施

居民健康档案管理与应用流程见表1-7。

表1-7　居民健康档案管理与应用流程

实施步骤	具体内容	相关提示
1. 居民健康档案的管理	电子档案的管理	• 日常管理：以身份证（或社保卡）作为调取健康信息的依据。医疗机构内部建立严格分级保密权限制度，以保障居民隐私权 • 定期清理：定期清理重复档案、无意义的错误档案、死亡人口档案，确保每个居民有且仅有一份与其生活状况和健康状况相符的居民健康档案，也确保系统内的每份档案对应一个辖区内常住居民 • 专业维护：由专业信息团队维护，不定期升级并改进健康档案系统
2. 居民健康档案的应用	（1）居民健康档案的使用	• 已建档居民到乡镇卫生院、村卫生室、社区卫生服务中心（站）复诊时，应持居民身份证或医疗保健卡，在调取健康档案后，由接诊医师根据复诊情况，及时更新、补充相应记录内容 • 入户开展医疗卫生服务时，应事先查阅服务对象的健康档案并携带相应表单，在服务过程中记录、补充相应内容。已建立电子健康档案信息系统的机构应同时更新电子健康档案 • 对于需要转诊、会诊的服务对象，由接诊医师填写转诊、会诊记录 • 所有的服务记录由负责的医护人员或档案管理人员统一汇总、及时归档

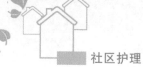

社区护理

右上角：续表

实施步骤	具体内容	相关提示
2. 居民健康档案的应用	（2）居民健康档案的更新与补充	·城乡基层医疗卫生机构提供医疗卫生服务时，应当调取并查阅居民健康档案，及时记录、补充、更新或完善健康档案。要做好健康档案的数据和相关资料的汇总、整理和分析，了解和掌握居民的健康动态变化情况，保持资料的连续性。采取相应的适宜技术和措施，对发现的健康问题有针对性地开展健康教育、预防、保健、医疗和康复等服务 ·体检后及时填写健康体检表（表1-8）。此表用于老年人、高血压、2型糖尿病和严重精神障碍患者等的年度健康检查。一般居民的健康检查可参考使用，肺结核患者、孕产妇和0~6岁儿童无须填写该表 ·及时填写各相关服务记录表：0~6岁儿童、孕产妇、65岁及以上老年人、慢性病患者、严重精神疾病患者、肺结核患者填相关重点人群管理记录；传染病患者填报传染病报告卡 ·一般人群就诊时询问病情并填写接诊记录，确定需要转诊和会诊的填写转诊或会诊记录
3. 居民健康档案的终止	居民健康档案的终止	·居民健康档案的终止缘由包括死亡、迁出、失访等，均需记录日期。对于迁出辖区的还要记录迁往地点的基本情况、档案交接记录等 ·建档居民死亡、迁出、失访等档案终止情况，应及时记录在本人的个人基本信息表空白处，纳入管理的疾病患者还应记录在随访服务记录表中

表1-8　健康体检表

姓名：　　　　　　　　　　　　　　　　　　　　　　　　　　　　　　　编号 □□□-□□□□□

内容		体检日期	年　月　日		责任医生		
				检查项目			
症状		1. 无症状　2. 头痛　3. 头晕　4. 心悸　5. 胸闷　6. 胸痛　7. 慢性咳嗽　8. 咳痰　9. 呼吸困难　10. 多饮　11. 多尿　12. 体重下降　13. 乏力　14. 关节肿痛　15. 视力模糊　16. 手脚麻木　17. 尿急　18. 尿痛　19. 便秘　20. 腹泻　21. 恶心呕吐　22. 眼花　23. 耳鸣　24. 乳房胀痛　25. 其他_____ 　　　　　　　　　　　　　　　　　　　　　□/□/□/□/□/□/□/□/□						
一般状况		体温	℃	脉率		次/分钟	
		呼吸频率	次/分钟	血压	左侧	/	mmHg
					右侧	/	mmHg
		身高	cm	体重			kg
		腰围	cm	体质指数（BMl）			kg/m²
		老年人健康状态自我评估*	1. 满意　2. 基本满意　3. 说不清楚　4. 不太满意　5. 不满意				□
		老年人生活自理能力自我评估*	1. 可自理（0~3分）　　　　2. 轻度依赖（4~8分） 3. 中度依赖（9~18分）　　　4. 不能自理（≥19分）				□
		老年人认知功能*	1. 粗筛阴性 2. 粗筛阳性，简易智力状态检查，总分_____				□
		老年人情感状态*	1. 粗筛阴性 2. 粗筛阳性，老年人抑郁评分检查，总分_____				□
生活方式	体育锻炼	锻炼频率	1. 每天　2. 每周一次以上　3. 偶尔　4. 不锻炼				□
		每次锻炼时间		分钟	坚持锻炼时间		年
		锻炼方式					
	饮食习惯	1. 荤素均衡　2. 荤食为主　3. 素食为主　4. 嗜盐　5. 嗜油　6. 嗜糖					□/□/□
	吸烟情况	吸烟状况	1. 从不吸烟　2. 已戒烟　3. 吸烟				□
		日吸烟量	平均_____支				
		开始吸烟年龄	_____岁		戒烟年龄		_____岁

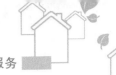

续表

生活方式	饮酒情况	饮酒频率	1. 从不　2. 偶尔　3. 经常　4. 每天	□
		日饮酒量	平均＿＿＿两	
		是否戒酒	1. 未戒酒　2. 已戒酒，戒酒年龄：＿＿＿＿岁	□
		开始饮酒年龄	＿＿＿＿岁　近一年内是否曾醉酒　1. 是　2. 否	□
		饮酒种类	1. 白酒　2. 啤酒　3. 红酒　4. 黄酒　5. 其他＿＿	□/□/□/□
	职业病危害因素接触史		1. 无　2. 有（工种＿＿＿＿＿从业时间＿＿＿＿年）	□
			毒物种类：粉尘＿＿＿＿＿＿防护措施　1. 无　2. 有＿＿＿	□
			放射物质＿＿＿＿防护措施　1. 无　2. 有＿＿＿	□
			物理因素＿＿＿＿防护措施　1. 无　2. 有＿＿＿	□
			化学物质＿＿＿＿防护措施　1. 无　2. 有＿＿＿	□
			其他＿＿＿＿＿＿防护措施　1. 无　2. 有＿＿＿	□
脏器功能	口腔		口唇　1. 红润　2. 苍白　3. 发绀　4. 皲裂　5. 疱疹	□
			齿列　1. 正常　2. 缺齿　3. 龋齿　4. 义齿（假牙）	□/□/□
			咽部　1. 无充血　2. 充血　3. 淋巴滤泡增生	□
	视力		左眼＿＿＿＿右眼＿＿＿＿（矫正视力：左眼＿＿＿＿右眼＿＿＿＿）	
	听力		1. 听见　2. 听不清或无法听见	□
	运动功能		1. 可顺利完成　2. 无法独立完成任何一个动作	□
查体	眼底*		1. 正常　2. 异常＿＿＿＿＿	□
	皮肤		1. 正常　2. 潮红　3. 苍白　4. 发绀　5. 黄染　6. 色素沉着　7. 其他＿＿＿	□
	巩膜		1. 正常　2. 黄染　3. 充血　4. 其他＿＿＿＿	□
	淋巴结		1. 未触及　2. 锁骨上　3. 腋窝　4. 其他＿＿＿＿	□
	肺		桶状胸：1. 否　2. 是	□
			呼吸音：1. 正常　2. 异常＿＿＿＿	□
			啰音：1. 无　2. 干啰音　3. 湿啰音　4. 其他＿＿＿	□
	心脏		心率：＿＿＿＿次/分钟　　心律：1. 齐　2. 不齐　3. 绝对不齐	□
			杂音：1. 无　2. 有＿＿＿＿＿	□
	腹部		压痛：1. 无　2. 有＿＿＿＿	□
			包块：1. 无　2. 有＿＿＿＿＿	□
			肝大：1. 无　2. 有＿＿＿＿＿	□
			脾大：1. 无　2. 有＿＿＿＿＿	□
			移动性浊音：1. 无　2. 有＿＿＿＿	□
	下肢水肿		1. 无　2. 单侧　3. 双侧不对称　4. 双侧对称	□
	足背动脉搏动*		1. 未触及　2. 触及双侧对称　3. 触及左侧弱或消失　4. 触及右侧弱或消失	□
	肛门指诊*		1. 未及异常　2. 触痛　3. 包块　4. 前列腺异常　5. 其他＿＿＿	□
	乳腺*		1. 未见异常　2. 乳房切除　3. 异常泌乳　4. 乳腺包块　5. 其他＿＿＿	□
	妇科*	外阴	1. 未见异常　2. 异常＿＿＿＿＿	□
		阴道	1. 未见异常　2. 异常＿＿＿＿＿	□
		宫颈	1. 未见异常　2. 异常＿＿＿＿＿	□
		宫体	1. 未见异常　2. 异常＿＿＿＿＿	□
		附件	1. 未见异常　2. 异常＿＿＿＿＿	□
	其他*			

辅助检查	血常规*	血红蛋白_____g/L 白细胞_____×10⁹/L 血小板_____×10⁹/L 其他_____
	尿常规*	尿蛋白_____ 尿糖_____ 尿酮体_____ 尿潜血_____ 其他_____
	空腹血糖*	_____mmol/L 或_____mg/dL
	心电图*	1. 正常 2. 异常 □
	尿微量白蛋白*	_____mg/dL
	大便潜血*	1. 阴性 2. 阳性 □
	糖化血红蛋白*	_____%
	乙型肝炎表面抗原*	1. 阴性 2. 阳性 □
	肝功能*	血清谷丙转氨酶_____U/L 血清谷草转氨酶_____U/L 白蛋白_____g/L 总胆红素_____μmol/L 结合胆红素_____μmol/L
	肾功能*	血清肌酐_____μmol/L 血尿素_____mmol/L 血钾浓度_____mmol/L 血钠浓度_____mmol/L
	血脂*	总胆固醇_____mmol/L 甘油三酯_____mmol/L 血清低密度脂蛋白胆固醇_____mmol/L 血清高密度脂蛋白胆固醇_____mmol/L
	胸部X线片*	1. 正常 2. 异常_____ □
	B超*	腹部B超 1. 正常 2. 异常_____ □
		其他 1. 正常 2. 异常_____ □
	宫颈涂片*	1. 正常 2. 异常_____ □
	其他*	
现存主要健康问题	脑血管疾病	1. 未发现 2. 缺血性卒中 3. 脑出血 4. 蛛网膜下腔出血 5. 短暂性脑缺血发作 6. 其他_____ □/□/□/□/□
	肾脏疾病	1. 未发现 2. 糖尿病肾病 3. 肾功能衰竭 4. 急性肾炎 5. 慢性肾炎 6. 其他_____ □/□/□/□/□
	心脏疾病	1. 未发现 2. 心肌梗死 3. 心绞痛 4. 冠状动脉血运重建 5. 充血性心力衰竭 6. 心前区疼痛 7. 其他_____ □/□/□/□/□/□
	血管疾病	1. 未发现 2. 夹层动脉瘤 3. 动脉闭塞性疾病 4. 其他_____ □/□/□
	眼部疾病	1. 未发现 2. 视网膜出血或渗出 3. 视乳头水肿 4. 白内障 5. 其他_____ □/□/□/□
	神经系统疾病	1. 未发现 2. 有_____ □
	其他系统疾病	1. 未发现 2. 有_____ □

		入/出院日期	原因	医疗机构名称	病案号
住院治疗情况	住院史	/			
		/			
		建/撤床日期	原因	医疗机构名称	病案号
	家庭病床史	/			
		/			

		药物名称	用法	用量	用药时间	服药依从性 1. 规律 2. 间断 3. 不服药
主要 用药 情况	1					
	2					
	3					
	4					
	5					
	6					

		名称	接种日期	接种机构
非免疫 规划 预防 接种史	1			
	2			
	3			

健康 评价	1. 体检无异常 □ 2. 有异常 异常 1 _____ 异常 2 _____ 异常 3 _____ 异常 4 _____

健康 指导	1. 纳入慢性病患者健康管理 2. 建议复查 3. 建议转诊 □/□/□	危险因素控制： □/□/□/□/□/□/□ 1. 戒烟 2. 健康饮酒 3. 饮食 4. 锻炼 5. 减体重（目标_____kg） 6. 建议接种疫苗_____ 7. 其他_____	

填表说明：

1. 本表用于老年人，高血压、2 型糖尿病和严重精神障碍患者等的年度健康检查。一般居民的健康检查可参考使用，肺结核患者、孕产妇和 0~6 岁儿童无须填写该表。

2. 表中带有＊号的项目，在为一般居民建立健康档案时不作为免费检查项目，不同重点人群的免费检查项目按照各专项服务规范的具体说明和要求执行。对于不同的人群，完整的健康体检表指按照相应服务规范要求做完相关检查并记录的表格。

3. 一般状况

体质指数（BMI）＝体重（kg）/身高的平方（m^2）。

老年人生活自理能力评估：65 岁及以上老年人需填写此项，详见老年人健康管理服务规范附件。

老年人认知功能粗筛方法：告诉被检查者"我将要说三件物品的名称（如铅笔、卡车、书），请您立刻重复"。过 1 分钟后请其再次重复。如被检查者无法立即重复或 1 分钟后无法完整回忆三件物品名称为粗筛阳性，需进一步行"简易智力状态检查量表"检查。

老年人情感状态粗筛方法：询问被检查者"你经常感到伤心或抑郁吗"或"你的情绪怎么样"。如回答"是"或"我想不是十分好"，为粗筛阳性，需进一步行"老年抑郁量表"检查。

4. 生活方式

体育锻炼：指主动锻炼，即有意识地为强体健身而进行的活动。不包括因工作或其他需要而必须进行的活动，如为上班骑自行车、做强体力工作等。锻炼方式填写最常采用的具体锻炼方式。

吸烟情况："从不吸烟者"不必填写"日吸烟量""开始吸烟年龄""戒烟年龄"等，已戒烟者填写戒烟前相关情况。

饮酒情况："从不饮酒者"不必填写其他有关饮酒情况的项目，已戒酒者填写戒酒前相关情况，"日饮酒量"折合成白酒量（啤酒/10＝白酒量，红酒/4＝白酒量，黄酒/5＝白酒量）。

职业暴露情况：指因患者职业原因造成的化学品、毒物或射线接触情况。如有，需填写具体化学品、毒物、射线名或填不详。

职业病危险因素接触史：指因患者职业原因造成的粉尘、放射物质、物理因素、化学物质的接触情况。如有，需填写具体粉尘、放

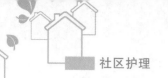

射物质、物理因素、化学物质的名称或填不详。

5. 脏器功能

视力：填写采用对数视力表测量后的具体数值（五分记录），对佩戴眼镜者，可戴其平时所用眼镜测量矫正视力。

听力：在被检查者耳旁轻声耳语"你叫什么名字"（注意检查时检查者的脸应在被检查者视线之外），判断被检查者听力状况。

运动功能：请被检查者完成以下动作："两手摸后脑勺""捡起这支笔""从椅子上站起，走几步，转身，坐下"。判断被检查者运动功能。

6. 查体

如有异常请在横线上具体说明，如可触及的淋巴结部位、个数；心脏杂音描述；肝脾肋下触诊大小；等等。建议有条件的地区开展眼底检查，特别是针对高血压或糖尿病患者。

眼底：如果有异常，具体描述异常结果。

足背动脉搏动：糖尿病患者必须进行此项检查。

乳腺：检查外观有无异常，有无异常泌乳及包块。

妇科：外阴　记录发育情况及婚产式（未婚、已婚未产或经产式），如有异常情况请具体描述。

　　　　阴道　记录是否通畅，黏膜情况，分泌物量、色、性状以及有无异味等。

　　　　宫颈　记录大小、质地；有无糜烂、撕裂、息肉、腺囊肿；有无接触性出血、举痛等。

　　　　宫体　记录位置、大小、质地、活动度；有无压痛等。

　　　　附件　记录有无块物、增厚或压痛。若扪及肿块，记录其位置、大小、质地；表面光滑与否、活动度、有无压痛，以及与子宫及盆壁关系。左右两侧分别记录。

7. 辅助检查

该项目根据各地实际情况及不同人群情况，有选择地开展。老年人，高血压、2型糖尿病和严重精神障碍患者的免费辅助检查项目按照各项规范要求执行。

尿常规中的"尿蛋白、尿糖、尿酮体、尿潜血"可以填写定性检查结果，阴性填"−"，阳性根据检查结果填写"+"、"++"、"+++"或"++++"，也可以填写定量检查结果，定量结果需写明计量单位。

大便潜血、肝功能、肾功能、胸部X线片、B超检查结果若有异常，请具体描述异常结果。其中B超写明检查的部位。65岁及以上老年人腹部B超为免费检查项目。

其他：表中列出的检查项目以外的辅助检查结果填写在"其他"一栏。

8. 现存主要健康问题：指曾经出现或一直存在，并影响目前身体健康状况的疾病。可以多选。若有高血压、糖尿病等现患疾病或者新增的疾病需同时填写在个人基本信息表中"既往史"一栏。

9. 住院治疗情况：指最近1年内的住院治疗情况。应逐项填写。日期填写年月，年份应写4位。如因慢性病急性发作或加重而住院/家庭病床，请特别说明。医疗机构名称应写全称。

10. 主要用药情况：对长期服药的慢性病患者了解其最近1年内的主要用药情况，西药填写化学名及商品名，中药填写药品名称或中药汤剂，用法、用量按医生医嘱填写。用法指给药途径，如口服、皮下注射等。用量指用药频次和剂量，如每日三次，每次5 mg等。用药时间指在此时间段内一共服用此药的时间，单位为年、月或天。服药依从性是指对此药的依从情况，"规律"为按医嘱服药；"间断"为未按医嘱服药，频次或数量不足；"不服药"为医生开了处方，但患者未使用此药。

11. 非免疫规划预防接种史：填写最近1年内接种的疫苗的名称、接种日期和接种机构。

12. 健康评价：无异常是指无新发疾病，原有疾病控制良好无加重或进展，否则为有异常，填写具体异常情况，包括高血压、糖尿病、生活能力、情感筛查等身体和心理的异常情况。

13. 健康指导：纳入慢性病患者健康管理是指对高血压、糖尿病、严重精神障碍患者等重点人群进行定期随访和健康体检。减体重的目标是指根据居民或患者的具体情况，制定下次体检之前需要减重的目标值。

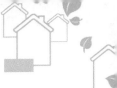

任务评价

"居民健康档案管理与应用"任务考核评价表、学习报告单分别见表1-9和表1-10。

表1-9 "居民健康档案管理与应用"任务考核评价表

评价内容	内容细化	分值	评分记录			备注
			学生自评	小组互评	教师评价	
工作准备（15分）	口头汇报：简述情境和需要完成的任务等	8				
	做好个人准备：仪表、着装、头发、指甲、配饰等均符合规范	7				
完成情况（70分）	能说出居民电子健康档案管理要求	10				
	能复述居民健康档案的使用方法	10				
	能说出健康体检表的适用对象	10				
	能说出如何规范填写健康体检表	25				
	能说出居民健康档案终止的缘由并正确记录	10				
	能指导居民查阅电子健康档案	5				
职业素养（15分）	具有较好的沟通技巧	5				
	在居民健康档案的管理与应用中具有责任心	5				
	更新与补充居民健康档案时具有慎独、严谨的工作态度	5				
总评		100				

项目一　居民健康档案管理服务

17

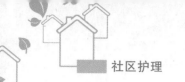

表1-10 "居民健康档案管理与应用"任务学习报告单

姓名		班级		学号	
任务二		居民健康档案管理与应用			

案例分析					

根据"情境案例",假如你是社区卫生服务中心的李护士,请回答:

　　1. 应如何指导张爷爷查阅自己的居民电子健康档案?

　　2. 应如何指导张爷爷查阅家人的居民电子健康档案?

　　3. 张爷爷复诊时,应如何使用和更新其居民健康档案?

学习感悟	存在问题

参加社区志愿者服务活动记录	
对教学设计、活动安排的合理化建议	

"居民健康档案管理服务"项目学习索引及学生自测笔记见表1-11。

表 1-11 "居民健康档案管理服务"项目学习索引及学生自测笔记

姓名		班级		学号	
服务对象					
服务内容及工作流程	居民健康档案建立				
	居民健康档案使用				
	居民健康档案终止与保存				
服务要求					
工作指标					

居民健康档案管理流程图

榜样力量：章金媛

学而思

项目二　健康教育服务

　　《"健康中国2030"规划纲要》中提出要推进全民健康生活方式行动，加强健康教育，提高全民健康素养，建立健全健康促进与教育体系，提高健康教育服务能力，普及健康科学知识，这是推进健康中国建设的国家战略。健康教育是指有计划、有组织、有系统的社会教育活动，能够帮助人们了解哪些行为是影响健康的，使人们自觉地采纳有益于健康的行为和生活方式，消除或减轻影响健康的危险因素，预防疾病，促进健康，提高生活质量，并对教育效果做出评价。健康教育的核心是教育人们树立健康意识，促使人们改变不健康的行为和生活方式，养成良好的行为和生活方式，以减少或消除影响健康的危险因素；同时，增强健康理念，从而理解、支持和倡导健康政策、健康环境。

　　健康教育是国家基本公共卫生服务的核心内容，也是社区护理的基本工作方法。建立健康知识和技能核心信息发布制度，健全覆盖全国的健康素养和生活方式监测体系，是实现"共建共享，全民健康"的重要举措。在国家基本公共卫生服务项目中，健康教育既是一项独立的服务内容，又是开展其他基本公共卫生服务项目的重要内容和手段，健康教育处于基础和核心地位，健康教育开展得成功与否，直接关系到国家基本公共卫生服务项目目标能否实现。

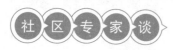

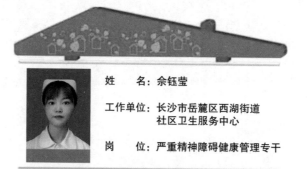

姓　　名	佘钰莹
工作单位	长沙市岳麓区西湖街道社区卫生服务中心
岗　　位	严重精神障碍健康管理专干

访谈视频

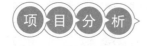

一、职能岗位

　　1. 工作岗位　健康教育管理专干、公共卫生科社区护士。

　　2. 主要职责　专干岗位职责主要是：①负责社区卫生服务中心健康教育工作计划、总结的制订落实和汇报。②负责社区卫生服务中心健康教育宣传展架折页、处方、手册的制作与更换。③负责社区卫生服务中心公共区域播放的健康传播视频和宣传栏的定期更换。④负责社区卫生服务中心每月对外各类卫生主题日的健康教育宣传讲座、咨询活动的组织，并总结保存资料。⑤负责组织开展一对一居民个体化健康教育随访。⑥负责社区卫生服务中心中医药健康教育宣传管理工作。⑦年底对健康教育文字及照片、音像材料进行统一归档并制定成册。公共卫生科社区护士在专干的组织下，参与健康教育管理各项工作。

二、服务对象

辖区内常住居民，指实际经常居住在某地区一定时间（半年以上）的人口，包括户籍和非户籍的居民。既包括个体，也包括群体；既包括健康人，也包括高危人群、重点人群和患者。

三、服务内容

《中国公民健康素养——基本知识与技能（2015 年版）》

（1）宣传普及《中国公民健康素养——基本知识与技能（2015 年版）》。配合有关部门开展公民健康素养促进行动。

（2）对青少年、妇女、老年人、残疾人、0~6 岁儿童家长等人群进行健康教育。

（3）开展合理膳食、控制体重、适当运动、心理平衡、改善睡眠、限盐、控烟、限酒、科学就医、合理用药、戒毒等健康生活方式和可干预危险因素的健康教育。

（4）开展心脑血管、呼吸系统、内分泌系统、肿瘤、精神疾病等重点慢性非传染性疾病和结核病、肝炎、艾滋病等重点传染性疾病的健康教育。

（5）开展食品卫生、职业卫生、放射卫生、环境卫生、饮水卫生、学校卫生和计划生育等公共卫生问题的健康教育。

（6）开展突发公共卫生事件应急处置、防灾减灾、家庭急救等健康教育。

（7）宣传普及医疗卫生法律法规及相关政策。

四、服务要求

（1）乡镇卫生院和社区卫生服务中心应配备专（兼）职人员开展健康教育工作，每年接受健康教育专业知识和技能培训不少于 8 学时。树立全员提供健康教育服务的观念，将健康教育与日常提供的医疗卫生服务结合起来。

（2）具备开展健康教育的场地、设施、设备，并保证设施、设备完好，正常使用。

（3）制订健康教育年度工作计划，保证其可操作性和可实施性。健康教育内容要通俗易懂，并确保其科学性、时效性。健康教育材料可委托专业机构统一设计、制作，有条件的地区，可利用互联网、手机短信等新媒体开展健康教育。

（4）有完整的健康教育活动记录和资料，包括文字、图片、影音文件等，并存档保存。每年做好年度健康教育工作的总结评价。

（5）加强与乡镇政府、街道办事处、村（居）委会、社会团体等辖区其他单位的沟通和协作，共同做好健康教育工作。

（6）充分发挥健康教育专业机构的作用，接受健康教育专业机构的技术指导和考核评估。

（7）充分利用基层卫生和计划生育工作网络及宣传阵地，开展健康教育工作，普及卫生计生政策和健康知识。

（8）运用中医理论知识，在饮食起居、情志调摄、食疗药膳、运动锻炼等方面，对居民开展养生保健知识宣教等中医健康教育，在健康教育印刷资料、音像资料的种类和数量，宣传栏更新次数，以及讲座、咨询活动次数等方面，应有一定比例的中医药内容。

五、常用工作指标

（1）发放健康教育印刷资料的种类和数量。

（2）播放健康教育音像资料的种类、次数和时间。

（3）健康教育宣传栏设置和内容更新情况。

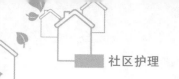

（4）举办健康教育讲座和健康教育咨询活动的次数和参加人数。

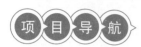

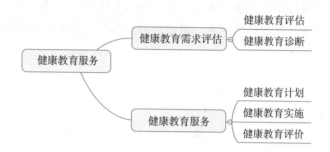

任务一　健康教育需求评估

学习任务单

"健康教育需求评估"学习任务单见表2-1。

表2-1　"健康教育需求评估"学习任务单

达成学习目标	• 素质目标：具有良好的人际沟通能力；具有人文关怀精神、严谨求实的工作态度 • 知识目标：能叙述健康教育需求评估内容及方法 • 能力目标：能团队合作对健康状况与健康需求进行全面评估
学习方法建议	• 岗位见习：了解健康状况与健康需求评估内容及方法 • 自主预习：教材和学习通在线课程资源 • 小组探究：分工合作完成小组任务
分组学习任务	• 根据"情境案例"，采用角色扮演或小讲课形式，4人一组完成任务：全面评估某社区学龄儿童及青少年（6~18岁）网络成瘾这一健康问题的健康教育需求 • 录制相关视频，上传到线上学习平台
课堂形式预告	• 班级学生分组进行汇报 • 教师点评 • 完成学生自评、小组互评和教师评价

情境案例

中南大学湘雅医院心理卫生中心于2019年对湖南省660名学龄儿童及青少年（6~18周岁）网络成瘾现状进行调查发现：符合网络成瘾测验得分≥60分（60分及以上考虑网络成瘾）的总检出率为6.2%，10岁以上检出率达到7.1%。分析网络成瘾的相关风险因素发现，男性、抑郁与网络成瘾的发生密切相关。现决定对湖南省某社区学龄儿童及青少年（6~18周岁）予以关注和干预，以预防网络成瘾的发展。

任务：

1. 评估该社区学龄儿童及青少年（6~18周岁）网络成瘾这一健康问题的健康教育需求。
2. 确定该社区学龄儿童及青少年（6~18周岁）网络成瘾这一健康问题的健康教育诊断。

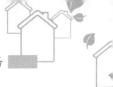

任务分析

社区健康教育是以社区为单位，以社区人群为主要教育对象，以提高居民健康水平为目标，有目的、有计划、有组织、有评价的健康教育活动。健康状况与健康需求的评估是健康教育活动实施的基础，也贯穿于健康教育活动的始终。

一、健康教育评估

社区健康教育评估是指根据教育对象的个体差异，通过各种方法收集教育对象和环境的相关资料，以了解教育对象的健康教育需求、明确教育对象最急需的健康教育的内容，为开展健康教育提供依据。

常用的评估方法有直接评估法和间接评估法。直接评估法包括交谈、问卷调查、焦点人物访谈、召开座谈会、系统的观察等方法，如社区卫生服务中心开展门诊、义诊等医疗服务活动，为社区人群定期进行体格检查，收集居民健康信息，通过交流和观察可探知社区居民健康状况及健康需求。间接评估法包括询问家属、朋友，查阅社区居民健康档案、文献和流行病学调查等方法。

知识链接

社区护理中常用流行病学方法

1. 描述性研究：是流行病学调查的第一步，是将已有的资料或专项调查获得的资料按时间、地区及人群分布特征等分组，对社区人群健康或疾病状态分布情况进行简单的描述，在此基础上提出病因假设。主要包括横断面研究和筛查。

（1）横断面研究（现况研究）：是在特定时间内对确定人群中有代表性的样本或所有个体进行调研。主要包括普查和抽样调查。

（2）筛查：指通过快速的检验、检查或其他措施，筛选出可能患有疾病但表面健康的人。有助于早期发现高危人群或患者。

2. 分析性研究：描述性研究提出病因假设后，需应用分析性研究进一步验证假设。分析性研究是探索疾病或健康问题在人群中分布存在差异的原因或影响因素的方法。最常用的是队列研究和病例对照研究。

（1）队列研究（前瞻性研究、随访研究）：是将研究对象按暴露因素的有无或暴露程度分为若干组，追踪观察一定时间，比较各组研究对象某病发病率或死亡率有无差别及差别的大小，从而判断暴露因素与疾病有无关联。

（2）病例对照研究（回顾性研究）：是从研究人群中选取一定数量的某病患者作为病例组，在同一人群中选择一定数量的非某病患者作为对照组，比较这两组人群既往某些暴露因素出现的频率，并分析其与疾病的联系。

3. 实验性研究（干预研究）：是将研究对象随机分为实验组和对照组，向实验组施加干预措施，对照组则采用空白对照或给予标准化的干预，之后比较两组研究对象的结局，对比分析两组的效应差别，判断干预是否有效。主要用于验证研究假设和考核干预措施效果。根据研究目的和研究对象的不同，通常分为临床试验、现场试验和社区试验三类。

4. 理论性研究（数学流行病学研究）：是在所得资料的基础上，用数学表达式定量地阐述流行过程的特征，模拟流行过程，并按实际的流行过程进行检验和修正，从而建立流行过程的理论，并以正确反映流行过程的数学模型在计算机上预测各种可能发生的流行趋势，提出各种防治措施并加以筛选，从而推进防治理论研究。

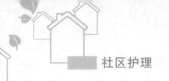

社区护理

二、健康教育诊断

社区健康教育诊断是根据评估收集的资料，进行分析、整理、归纳、推理和判断，针对社区群体共同的健康教育需求，确定健康问题并明确健康教育诊断。

社区健康教育诊断与一般的临床护理诊断不同，其研究对象是社区人群，诊断前需要进行大量的调查研究，诊断的过程比较复杂，所以其诊断通常具有全局性和导向性。

任务实施

健康教育需求评估流程见表 2-2。

表 2-2 健康教育需求评估流程

步骤	内容与方法	要点提示
1. 健康评估	（1）个人：与个人健康问题和疾病相关的资料	包括健康史和目前的身心状况，个人评估需侧重个人意愿、自理能力、是否有人帮助或照顾、社区保健服务资源等
	（2）家庭：与家庭整体健康相关的资料	包括家庭发展阶段、环境、与社会的关系、家庭利用资源状况等，家庭评估需考虑家庭发展的动态变化，以及患者和家庭成员间的关系
	（3）社区：与社区整体健康相关的资料	包括社区人口特征、社区人群健康指标、社区诊断、社区资源、社区保健福利状况等，社区评估重点放在社区的群体健康、社区紧急事件应对上
2. 健康教育需求评估	（1）教育对象评估	健康教育对象包括健康人群、高危人群、患病人群、患者家人及照顾者。社区是社会群体或社会组织聚集在某一地域所形成的一个在生活上相互关联的大集体，有着共同的文化、利益、健康问题及健康需求。社区护士针对教育对象要收集的资料包括：①一般资料，包括教育对象的姓名、性别、年龄、职业、健康状况、民族、家庭成员、宗教信仰、经济收入、住房状况、情感状况等；②健康状况，包括健康史、目前身心状况；③生活方式，包括吸烟、酗酒、食荤食素食甜食咸等饮食习惯、睡眠、休息娱乐、劳动工作、性生活、网络使用、体育锻炼等；④学习能力和态度，包括文化程度、学习经历、学习态度、学习方式、兴趣、理解力、记忆力、心理压力等；⑤对健康知识的认知程度，包括对常见疾病相关知识、预防疾病、急危重症突发病等的应对方法、不良生活方式和生活习惯对疾病的影响、服药注意事项等的认识
	（2）教育者评估	主要从教育能力、教学态度、教学经验、性格、课堂气氛、对健康教育的参与热情等多方面综合评估
	（3）教育环境评估	包括物理环境和社会环境。①物理环境：场地是否安静、宽敞、有足够的空间，采光、照明条件如何，交通是否便利，教学设施是否完备；②社会环境：健康教育实施者与受教育者的态度、观念、信仰、价值系统、行为准则等
	（4）医疗卫生服务资源评估	主要包括医疗卫生机构的数量、地理位置、医疗床位、医疗设备，以及卫生立法与卫生政策等
3. 列出健康教育诊断	针对社区群体共同的健康教育需求，列出健康教育诊断并排列顺序	分析影响健康的主要因素，通过健康教育进行干预的可能性和有效性，按照普遍性、严重性、迫切性、有效性、可接受性、经济性等原则，对健康教育的需求进行分析和排序。具体步骤如下：①列出教育对象现在或潜在的健康问题，了解社区居民的生命统计、健康问题、家庭结构、生活周期及功能。②分析所造成的健康问题对受教育者的威胁程度，了解居民对保健的认识、态度。③分析开展健康教育可利用的资源，根据社区内及教育者本身开展健康教育所具备的人力、物力、财力、信息等资源，决定所开展的健康教育的内容及开展方法。④挑选出能够通过健康教育解决或改善的健康问题。⑤找出与健康问题相关的行为、环境和促进行为改变的因素。⑥确定健康教育的优先顺序，在尊重居民意愿的基础上，可根据社区居民需要的迫切性、重要性、可行性及有效性进行排序。优先解决社区群众目前最关心、易于被社区群众接受、利用现有的健康教育资源通过干预能获得最佳效果的项目

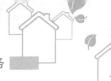

任务评价

"健康教育需求评估"任务考核评价表、学习报告单分别见表2-3和表2-4。

表 2-3 "健康教育需求评估"任务考核评价表

评价内容	内容细化	分值	评分记录			备注
			学生自评	小组互评	教师评价	
工作准备 （15分）	口头汇报：简述情境和需要完成的任务等	8				
	做好个人准备：仪表、着装、头发、指甲、配饰等均符合规范	7				
完成情况 （70分）	能采用合适的方法评估个人、家庭、社区健康问题	15				
	能采用合适的方法评估教育对象的健康教育需求	15				
	能综合评估教育者的情况	10				
	能全面评估教育的物理环境和社会环境	10				
	能全面评估医疗卫生服务资源	10				
	能根据评估情况，列出健康教育诊断	10				
职业素养 （15分）	沟通时语言表达自然、清晰、不产生歧义	5				
	评估时具有耐心、责任心	5				
	综合评估时具有慎独、严谨的工作态度	5				
总评		100				

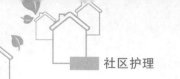

表 2-4 "健康教育需求评估"任务学习报告单

姓名		班级		学号	
任务一			健康教育需求评估		
案例分析					

根据"情境案例",假如你是社区卫生服务中心的护士,请回答:

    1. 请列出该社区学龄儿童及青少年(6~18 周岁)网络成瘾这一健康问题的评估提纲。

    2. 请列出该社区学龄儿童及青少年(6~18 周岁)网络成瘾的健康教育需求评估提纲。

    3. 该社区学龄儿童及青少年(6~18 周岁)网络成瘾健康教育可能存在哪些诊断?

学习感悟	存在问题
参加社区志愿者服务活动记录	
对教学设计、活动安排的合理化建议	

任务二　健康教育服务

学习任务单

"健康教育服务"学习任务单见表2-5。

表2-5　"健康教育服务"学习任务单

达成学习目标	<ul><li>素质目标：具有提高全民健康水平的职业意识，具有严谨认真的工作态度；通过健康教育活动形成职业认同</li><li>知识目标：能说出健康教育的形式及要求</li><li>能力目标：能根据实际情况对服务对象有效实施健康教育</li></ul>
学习方法建议	<ul><li>岗位见习：了解社区健康教育实施的形式</li><li>自主预习：教材和学习通在线课程资源</li><li>小组探究：分工合作完成小组任务</li></ul>
分组学习任务	<ul><li>根据"情境案例"，采用角色扮演或小讲课形式，4人一组完成任务：采用不同形式对服务对象进行健康教育</li><li>录制相关视频，上传到线上学习平台</li></ul>
课堂形式预告	<ul><li>班级学生分组进行汇报</li><li>教师点评</li><li>完成学生自评、小组互评和教师评价</li></ul>

情境案例

　　为使湖南省某工厂职工进一步认识高血压、高血糖、高血脂、高尿酸等"四高"对身体的危害，某街道社区卫生服务中心的护士准备去该厂进行一次健康教育，主要内容是指导职工对高血压、糖尿病、冠心病、痛风进行预防与治疗，有效防治慢性病，并积极宣传戒烟控盐、减轻体重、中医保健等健康生活方式。

　　任务：

　　1. 设置本次健康教育的预期目标。

　　2. 设计实施健康教育的形式及步骤。

任务分析

　　在完成对社区健康教育需求的评估及诊断后，需要根据健康教育的目的、内容、方法、对象、时间等制订健康教育计划。在制订健康教育计划时，应以教育对象为中心，遵循6项设计原则，即目标性原则、整体性原则、前瞻性原则、弹性原则、实际性原则及参与性原则。制订全面而系统的健康教育计划是社区健康教育工作的关键环节，是实施健康教育的基础和必要前提。

一、健康教育计划

考虑到社区工作的不确定性，制订健康教育计划时最好能同时制订几个备用计划，以适应不同情况，保证健康教育活动的顺利开展。

二、健康教育实施

健康教育实施是将计划付诸行动的过程。健康教育实施时要注意：

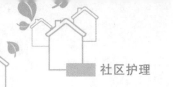

（1）注重信息的双向传播，了解居民对健康教育的信息反馈，及时调整健康教育工作的进度和方式。

（2）适当重复重点内容。

（3）采取多种教育方法和方式，注意内容的吸引力，采取生动活泼的形式，减轻居民的厌倦感和枯燥感。

（4）宣传资料的语言要通俗易懂，最好图文并茂，富有趣味和美感。

三、健康教育评价

评价是贯穿教育始终的重要环节。评价环节是全面监测计划执行情况、实施质量、经费使用，确保计划实施成功的关键，也是评估项目计划是否成功、是否达到预期效果，总结成功经验和失败教训的重要手段。

任务实施

健康教育计划和实施流程见表2-6。

表2-6 健康教育计划和实施流程

步骤	内容与方法	要点提示
1. 健康教育计划	（1）设置目标：分为总体目标和具体目标	目标是期望服务对象在接受干预后所能达到的结果。制定的目标应是可实现的、可观察的、可测量的、有期限的 ①总体目标：指计划理想的最终结果。总体目标是面向未来的，具有一定的导向性和先进性，需要把握未来发展要求，如果目标过低，可能会失去计划的激励功能 ②具体目标：指为实现总体目标设计的具体的、量化的指标。具体目标的描述一般包括教育对象、时间状语、范围及行为标准等。如社区在制订高血压健康教育计划时，可设置如下目标：通过健康教育干预，在2年内（时间状语）本社区（范围）30岁以上居民（教育对象）掌握自测血压法（行为标准）的人数由10%提高到70%以上（程度）
	（2）明确教育者及教育对象	教育者应具备专业知识水平，如是社区护士、全科医师、营养师等。教育者还需具备良好的职业道德，全面的、科学的、与时俱进的相关知识信息，热情参与社区健康教育的工作态度
	（3）明确教育内容	根据不同目标人群的不同信息需求及实际情况来选择教育内容，同时针对目标人群的知识水平、文化背景、接受能力，以及教育的目的和要求来确定
	（4）确定教育材料	根据教育内容选择合适的教育材料，主要包括视听材料和印刷材料两大类。视听材料如幻灯片、电视录像、录音磁带、影碟等；印刷材料如书籍、报纸、杂志、小册子、宣传单等
	（5）确定教育方法	在选择教育方法时，以满足教育对象需求、利用教育对象优势为原则，综合教育内容和教育对象的文化水平、认知特点及学习能力等多方面因素，考虑不同教育方法的优缺点，选择适合的方法
	（6）明确实施的场所与时间	根据教育目的、对象、内容及方法等，结合社区特点及与其他健康教育部门的协作配合，可灵活选择适当的教育场所，如社区卫生服务中心、社区、居民家庭、学校、企业或机构等

续表

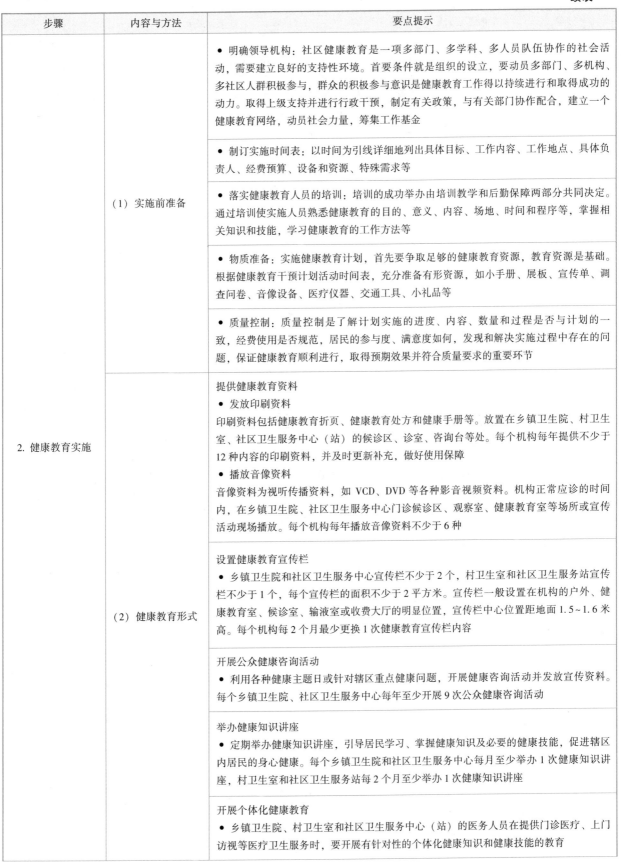

步骤	内容与方法	要点提示
2. 健康教育实施	（1）实施前准备	● 明确领导机构：社区健康教育是一项多部门、多学科、多人员队伍协作的社会活动，需要建立良好的支持性环境。首要条件就是组织的设立，要动员多部门、多机构、多社区人群积极参与，群众的积极参与意识是健康教育工作得以持续进行和取得成功的动力。取得上级支持并进行行政干预，制定有关政策，与有关部门协作配合，建立一个健康教育网络，动员社会力量，筹集工作基金
		● 制订实施时间表：以时间为引线详细地列出具体目标、工作内容、工作地点、具体负责人、经费预算、设备和资源、特殊需求等
		● 落实健康教育人员的培训：培训的成功举办由培训教学和后勤保障两部分共同决定。通过培训使实施人员熟悉健康教育的目的、意义、内容、场地、时间和程序等，掌握相关知识和技能，学习健康教育的工作方法等
		● 物质准备：实施健康教育计划，首先要争取足够的健康教育资源，教育资源是基础。根据健康教育干预计划活动时间表，充分准备有形资源，如小手册、展板、宣传单、调查问卷、音像设备、医疗仪器、交通工具、小礼品等
		● 质量控制：质量控制是了解计划实施的进度、内容、数量和过程是否与计划的一致，经费使用是否规范，居民的参与度、满意度如何，发现和解决实施过程中存在的问题，保证健康教育顺利进行，取得预期效果并符合质量要求的重要环节
	（2）健康教育形式	提供健康教育资料 ● 发放印刷资料 印刷资料包括健康教育折页、健康教育处方和健康手册等。放置在乡镇卫生院、村卫生室、社区卫生服务中心（站）的候诊区、诊室、咨询台等处。每个机构每年提供不少于12种内容的印刷资料，并及时更新补充，做好使用保障 ● 播放音像资料 音像资料为视听传播资料，如 VCD、DVD 等各种影音视频资料。机构正常应诊的时间内，在乡镇卫生院、社区卫生服务中心门诊候诊区、观察室、健康教育室等场所或宣传活动现场播放。每个机构每年播放音像资料不少于6种
		设置健康教育宣传栏 ● 乡镇卫生院和社区卫生服务中心宣传栏不少于2个，村卫生室和社区卫生服务站宣传栏不少于1个，每个宣传栏的面积不少于2平方米。宣传栏一般设置在机构的户外、健康教育室、候诊室、输液室或收费大厅的明显位置，宣传栏中心位置距地面1.5~1.6米高。每个机构每2个月最少更换1次健康教育宣传栏内容
		开展公众健康咨询活动 ● 利用各种健康主题日或针对辖区重点健康问题，开展健康咨询活动并发放宣传资料。每个乡镇卫生院、社区卫生服务中心每年至少开展9次公众健康咨询活动
		举办健康知识讲座 ● 定期举办健康知识讲座，引导居民学习、掌握健康知识及必要的健康技能，促进辖区内居民的身心健康。每个乡镇卫生院和社区卫生服务中心每月至少举办1次健康知识讲座，村卫生室和社区卫生服务站每2个月至少举办1次健康知识讲座
		开展个体化健康教育 ● 乡镇卫生院、村卫生室和社区卫生服务中心（站）的医务人员在提供门诊医疗、上门访视等医疗卫生服务时，要开展有针对性的个体化健康知识和健康技能的教育

步骤	内容与方法	要点提示
3. 健康教育评价	（1）形成评价	是在计划执行前或早期所做的评价。常用的评价指标有现有计划目标是否合理，指标是否恰当，执行人员是否具有完成该计划的能力，支持性环境能否有效建立，等等
	（2）过程评价	指各项活动的跟踪过程，贯穿于计划执行的全过程。主要对设计、组织、实施、管理等各方面进行跟踪评价。监测、评价教育步骤是否按计划执行，以便及时发现执行过程中的问题，并有针对性地对计划中的干预方法和策略等进行修正与优化，使之更符合客观实际，保证计划实施的质量和目标的实现。常用的评价指标包括活动的执行率、居民的参与度及满意度、活动经费的使用等
	（3）效果评价	近期效果是指健康教育使目标人群产生的健康相关行为及其影响因素的变化，如健康知识的知晓率、健康信念及行为的转变等。远期效果是指目标人群健康状况、生活质量的变化，如生活质量指数、生活满意度指数及主观幸福感等
	（4）总结性评价	又称终结性评价、事后评价，是以预先设定的目标为基准，综合形成评价、过程评价、效果评价及各方面资料所做的总结性概括。总结性评价从计划的成本到效益，对各项活动的完成情况做出判断，检验教育的有效性和适当性，综合评定该计划是否有必要重复、扩大或终止
4. 填写活动记录	填写健康教育活动记录表，具体见表2-7	包括活动时间、活动地点、活动形式、活动主题、组织者、主讲人、接受健康教育人员类别及人数、健康教育资料发放种类及数量、活动内容、活动总结评价等

健康教育进中学：
防溺水讲座视频

溺水后心肺复苏
讲座视频

健康教育服务
流程图

表 2-7 健康教育活动记录表

活动时间：	活动地点：
活动形式：	
活动主题：	
组织者：	
主讲人：	
接受健康教育人员类别：	接受健康教育人数：
健康教育资料发放种类及数量：	
活动内容：	
活动总结评价：	
存档材料请附后 □书面材料　□图片材料　□印刷材料　□影音材料　□签到表　□其他材料	

填表人（签字）：　　　　　　　　　负责人（签字）：

填表时间：　　　年　　月　　日

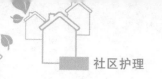

任务评价

"健康教育服务"任务考核评价表、学习报告单分别见表2-8和表2-9。

表2-8 "健康教育服务"任务考核评价表

评价内容	内容细化	分值	评分记录			备注
			学生自评	小组互评	教师评价	
工作准备 （15分）	口头汇报：简述情境和需要完成的任务等	8				
	做好个人准备：仪表、着装、头发、指甲、配饰等均符合规范	7				
完成情况 （70分）	能根据具体情况设置健康教育的总体目标和具体目标	10				
	能根据不同的教育对象和教育内容，选择合适的教育材料、教育方法，以及实施的场所和时间	15				
	能根据具体情况制订健康教育实施时间表并做好物质准备	10				
	能根据具体情况选择合适的健康教育形式，并说出社区卫生服务中心健康教育的服务要求	15				
	能根据实际情况说出健康教育评价方式	10				
	能完整填写活动记录	10				
职业素养 （15分）	具有提高全民健康水平的职业意识和责任感	5				
	计划和实施健康教育时具有严谨认真的职业精神	5				
	通过健康教育活动形成职业认同，提升职业自豪感	5				
总评		100				

《健康中国行动（2019—2030年）》之全方位干预健康影响因素

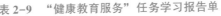

表 2-9 "健康教育服务"任务学习报告单

姓名		班级		学号	
任务二		健康教育服务			
案例分析					

根据"情境案例",假如你是社区卫生服务中心的护士,请回答:

   1. 请为本次健康教育设置一个总体目标和若干具体目标。

   2. 请列出本次健康教育的内容,并针对教育内容选择合适的教育形式。

   3. 你会采用哪些健康教育方法?如何组织?请写出详细步骤。

学习感悟	存在问题

参加社区志愿者服务活动记录	
对教学设计、活动安排的合理化建议	

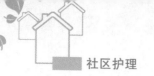

"健康教育服务"项目学习索引及学生自测笔记见表 2-10。

表 2-10   "健康教育服务"项目学习索引及学生自测笔记

姓名			班级			学号	
服务对象							
服务内容及工作流程	提供健康教育资料						
	设置健康教育宣传栏						
	开展公众健康咨询活动						
	举办健康知识讲座						
	开展个体化健康教育						
服务要求							
工作指标							

健康教育案例活动记录

榜样力量：杨辉

学而思

项目三　传染病及突发公共卫生事件报告和处理服务

重大传染病等突发公共卫生事件始终是人类健康的大敌。党的十八大以来，以习近平同志为核心的党中央将加强公共卫生防疫和重大传染病防控作为国家治理体系和治理能力现代化的重要内容，深入推进健康中国建设和爱国卫生运动，公共卫生服务体系建设稳步发展，成功防范和应对了甲型 H1N1 流感、H7N9 禽流感、新型冠状病毒感染等突发传染病疫情。习近平总书记在中央全面深化改革委员会第十二次会议上强调，确保人民群众生命安全和身体健康，是我们党治国理政的一项重大任务，需要完善重大疫情防控体制机制，健全国家公共卫生应急管理体系。健全国家公共卫生应急管理体系，有效预防、控制、化解、消除重大急性传染病等公共卫生事件，是切实履行法定职责的必然要求，是巩固完善国家应急管理体系的基础工程，意义重大。只有切实提高应对突发公共卫生事件的能力，织紧织密"防护网"、筑牢筑实"隔离墙"，把功夫下在平时，才能切实维护人民群众生命安全和身体健康。传染病及突发公共卫生事件报告和处理服务是健全国家公共卫生应急管理体系的重要内容，为提升卫生健康治理能力提供了可靠保障。社区护士要参与社区传染病的预防与控制工作，对社区居民进行传染病预防知识的培训，提供消毒、隔离等护理技术指导，参与传染病的社区监测。

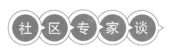

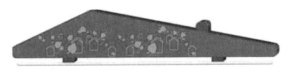

姓　　名：申珍美

工作单位：湘潭市岳塘区岳塘街道社区卫生服务中心

岗　　位：传染病及突发公共卫生事件管理专干

访谈视频

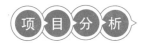

一、岗位描述

1. 工作岗位　传染病及突发公共卫生事件管理专干、公共卫生科社区护士。

2. 主要职责　专干岗位职责主要是：①负责传染病及突发公共卫生事件管理服务工作计划的制订、组织与实施，以及年度总结的撰写。②建立健全本社区传染病诊断、报告、登记和自查等制度。③负责传染病疫情报告的日常管理、审核检查、网络报告和质量控制，收集和报告责任范围内的传染病信息，承担本辖区内传染病信息网络报告。④负责对相关医务人员进行传染病信息报告管理技术的培训。⑤协助区疾控中心开展传染病疫情调查及突发公共卫生事件的处置；及时发现突发公共卫生事件，并及时上报区疾控中心。⑥负责制订突发公共卫生事件应急预案并进行相应培训，一旦发生立即启动应急预

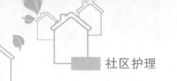

案。⑦保证突发公共卫生事件所需的合格的通信设备、医疗救护设备、医疗器械、防护物品等物资的调配和储备，做好后勤保障工作，服从卫生主管部门应急处理指挥部的统一指挥。公共卫生科社区护士在工作中发现传染病及突发公共卫生事件时应按照管理要求进行报告和处理。

二、服务对象

辖区内服务人口。

三、服务内容

（一）传染病疫情及突发公共卫生事件风险管理

在疾病预防控制机构和其他专业机构指导下，乡镇卫生院、村卫生室和社区卫生服务中心（站）协助开展传染病疫情及突发公共卫生事件风险排查，收集和提供风险信息，参与风险评估和应急预案制（修）订。突发公共卫生事件是指突然发生，造成或者可能造成社会公众健康严重损害的重大传染病疫情、群体性不明原因疾病、重大食物和职业中毒，以及其他严重影响公众健康的事件。

（二）传染病及突发公共卫生事件的发现、登记

乡镇卫生院、村卫生室和社区卫生服务中心（站）应规范填写分诊记录、门诊日志、入/出院登记本、X 线检查和实验室检测结果登记本，或由电子病历、电子健康档案自动生成规范的分诊记录、门诊日志、入/出院登记、检测检验和放射登记。首诊医生在诊疗过程中发现传染病患者及疑似患者后，按要求填写《中华人民共和国传染病报告卡》（简称《传染病报告卡》）或通过电子病历、电子健康档案自动抽取符合交换文档标准的电子传染病报告卡；发现或怀疑为突发公共卫生事件时，按要求填写《突发公共卫生事件相关信息报告卡》。

（三）传染病及突发公共卫生事件相关信息报告

1. 报告程序与方式　具备网络直报条件的机构，在规定时间内进行传染病和/或突发公共卫生事件相关信息的网络直报；不具备网络直报条件的，按相关要求通过电话、传真等方式进行报告，同时向辖区县级疾病预防控制机构报送《传染病报告卡》和/或《突发公共卫生事件相关信息报告卡》。

2. 报告时限　发现甲类传染病和乙类传染病中的肺炭疽、传染性非典型肺炎、埃博拉出血热、人感染禽流感、寨卡病毒病、黄热病、拉沙热、裂谷热、西尼罗病毒等新发输入传染病患者和疑似患者，或发现其他传染病、不明原因疾病暴发和突发公共卫生事件相关信息时，应按有关要求于 2 小时内报告。发现其他乙、丙类传染病患者、疑似患者和规定报告的传染病病原携带者，应于 24 小时内报告。

3. 订正报告和补报　发现报告错误，或报告病例转归或诊断情况发生变化时，应及时对《传染病报告卡》和/或《突发公共卫生事件相关信息报告卡》等进行订正；对漏报的传染病病例和突发公共卫生事件，应及时进行补报。

（四）传染病及突发公共卫生事件的处理

1. 患者医疗救治和管理　按照有关规范要求，对传染病患者、疑似患者采取隔离、医学观察等措施，对突发公共卫生事件伤者进行急救，及时转诊，书写医学记录及其他有关资料并妥善保管，尤其是要按规定做好个人防护和感染控制，严防疫情传播。

2. 传染病密切接触者和健康危害暴露人员的管理　协助开展对传染病接触者及其他健康危害暴露人员的追踪、查找，对集中或居家医学观察者提供必要的基本医疗和预防服务。

3. 流行病学调查　协助对本辖区患者、疑似患者和突发公共卫生事件开展流行病学调查，收集和提供患者、密切接触者、其他健康危害暴露人员的相关信息。

4. 疫点疫区处理　做好医疗机构内现场控制、消毒隔离、个人防护、医疗垃圾和污水的处理工作。协助对被污染的场所进行卫生处理，开展杀虫、灭鼠等工作。

5. 应急接种和预防性服药　协助开展应急接种、预防性服药、应急药品和防护用品分发等工作，并提供指导。

6. **宣传教育**　根据辖区传染病及突发公共卫生事件的性质和特点，开展相关知识技能和法律法规的宣传教育。

（五）协助上级专业防治机构做好结核病和艾滋病患者的宣传、指导服务，以及非住院患者的治疗管理工作，相关技术要求参照有关规定。

四、服务要求

（1）乡镇卫生院、村卫生室和社区卫生服务中心（站）应按照《中华人民共和国传染病防治法》《突发公共卫生事件应急条例》《国家突发公共卫生事件应急预案》等法律法规要求，建立健全传染病及突发公共卫生事件报告管理制度，协助开展传染病及突发公共卫生事件的报告和处置。

（2）乡镇卫生院、村卫生室和社区卫生服务中心（站）要配备专（兼）职人员负责传染病疫情及突发公共卫生报告管理工作，定期对工作人员进行相关知识和技能的培训。

（3）乡镇卫生院、村卫生室和社区卫生服务中心（站）要做好相关服务记录，《传染病报告卡》和《突发公共卫生事件相关信息报告卡》应至少保留 3 年。

五、常用工作指标

（1）传染病疫情报告率=网络报告的传染病病例数/登记传染病病例数×100%。

（2）传染病疫情报告及时率=报告及时的病例数/报告传染病病例数×100%。

（3）突发公共卫生事件相关信息报告率=及时报告的突发公共卫生事件相关信息数/报告突发公共卫生事件相关信息数×100%。

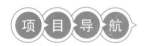

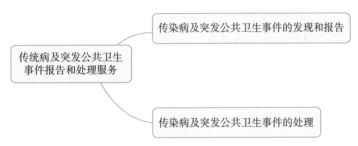

任务一　传染病及突发公共卫生事件的发现和报告

学习任务单

"传染病及突发公共卫生事件的发现和报告"学习任务单见表 3-1。

表 3-1　"传染病及突发公共卫生事件的发现和报告"学习任务单

达成学习目标	• 素质目标：具备较强的法律意识和制度意识；提高应急处理能力 • 知识目标：能描述传染病的种类和报告时限；能说出突发公共卫生事件风险管理的内容和要求；能描述突发公共卫生事件报告流程 • 能力目标：在发现传染病及突发公共卫生事件后，能在规定时间内根据类型按照《中华人民共和国传染病防治法》《突发公共卫生事件应急条例》《国家突发公共卫生事件应急预案》等法律法规要求，完成传染病及突发公共卫生事件的上报

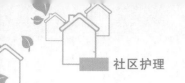

学习方法建议	● 岗位见习：了解传染病及突发公共卫生事件的发现、登记和相关信息报告工作流程 ● 自主预习：教材和学习通在线课程资源 ● 小组探究：分工合作完成小组任务
分组学习任务	● 根据"情境案例"，采用角色扮演或小讲课形式，4 人一组完成任务：及时鉴别传染病及突发公共卫生事件，根据相关要求填写《中华人民共和国传染病报告卡》《突发公共卫生事件相关信息报告卡》完成上报 ● 录制相关视频，上传到线上学习平台
课堂形式预告	● 班级学生分组进行汇报 ● 教师点评 ● 完成学生自评、小组互评和教师评价

情境案例

2021 年 10 月 14 日起，社区管辖内某小学部分学生陆续出现发热、腹泻、呕吐症状。至 20 日 12 时，接到疑似病例 167 例。社区卫生服务中心的王护士接到疑似病例后赶往现场，根据区疾控中心的筛查结果，初步考虑为细菌性痢疾感染引起。

任务：

1. 协助制订风险排查方案，进行风险排查。

2. 根据排查结果，选择合适的上报卡并进行填写，按要求完成上报。

任务分析

由于我国幅员辽阔、人口众多，各地区经济和社会发展水平不平衡，卫生医疗资源分布不均匀，突发公共卫生事件时有发生。传染病疫情报告是为各级政府提供传染病发生、发展信息的重要渠道，是政府决策者准确掌握事件动态、及时正确进行决策，以及有关部门及时采取预防控制措施的重要前提。加强传染病及突发公共卫生事件风险管理与疫情监测信息报告管理工作，提供及时、科学的防治决策信息，可以有效预防、及时控制和消除传染病及突发公共卫生事件的危害，是保障公众身体健康与生命安全的有效措施。

传染病及突发公共卫生事件风险管理，进行登记和相关信息报告的内容为：风险排查，收集、整理信息，发现、登记与报告。

突发公共卫生事件划分为特别重大（Ⅰ级）、重大（Ⅱ级）、较大（Ⅲ级）和一般（Ⅳ级）四级。

（1）有下列情形之一的为特别重大突发公共卫生事件（Ⅰ级）：

①肺鼠疫、肺炭疽在大、中城市发生并有扩散趋势，或肺鼠疫、肺炭疽疫情波及 2 个以上省份，并有进一步扩散趋势。

②发生传染性非典型肺炎、人感染高致病性禽流感病例，并有扩散趋势。

③涉及多个省份的群体性不明原因疾病，并有扩散趋势。

④发生新传染病，或我国尚未发现的传染病发生或传入，并有扩散趋势，或发现我国已消灭的传染病重新流行。

⑤发生烈性病菌株、毒株、致病因子等丢失事件。

⑥周边以及与我国通航的国家和地区发生特大传染病疫情，并出现输入性病例，严重危及我国公共卫生安全的事件。

⑦国务院卫生行政部门认定的其他特别重大突发公共卫生事件。

（2）有下列情形之一的为重大突发公共卫生事件（Ⅱ级）：

①在一个县（市）行政区域内，一个平均潜伏期（6 天）内发生 5 例以上肺鼠疫、肺炭疽病例，或

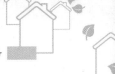

者相关联的疫情波及 2 个以上县（市）。

②发生传染性非典型肺炎、人感染高致病性禽流感疑似病例。

③腺鼠疫发生流行，在一个市（地）行政区域内，一个平均潜伏期内多点连续发病 20 例以上，或流行范围波及 2 个以上市（地）。

④霍乱在一个市（地）行政区域内流行，1 周内发病 30 例以上，或波及 2 个以上市（地），有扩散趋势。

⑤乙类、丙类传染病波及 2 个以上县（市），1 周内发病水平超过前 5 年同期平均发病水平 2 倍以上。

⑥我国尚未发现的传染病发生或传入，尚未造成扩散。

⑦发生群体性不明原因疾病，扩散到县（市）以外的地区。

⑧发生重大医源性感染事件。

⑨预防接种或群体性预防性服药出现人员死亡。

⑩一次食物中毒人数超过 100 人并出现死亡病例，或出现 10 例以上死亡病例。

⑪一次发生急性职业中毒 50 人以上，或死亡 5 人以上。

⑫境内外隐匿运输、邮寄烈性生物病原体、生物毒素造成我境内人员感染或死亡的。

⑬省级以上人民政府卫生行政部门认定的其他重大突发公共卫生事件。

（3）有下列情形之一的为较大突发公共卫生事件（Ⅲ级）：

①发生肺鼠疫、肺炭疽病例，一个平均潜伏期内病例数未超过 5 例，流行范围在一个县（市）行政区域以内。

②腺鼠疫发生流行，在一个县（市）行政区域内，一个平均潜伏期内连续发病 10 例以上，或波及 2 个以上县（市）。

③霍乱在一个县（市）行政区域内发生，1 周内发病 10~29 例或波及 2 个以上县（市），或市（地）级以上城市的市区首次发生。

④一周内在一个县（市）行政区域内，乙、丙类传染病发病水平超过前 5 年同期平均发病水平 1 倍以上。

⑤在一个县（市）行政区域内发现群体性不明原因疾病。

⑥一次食物中毒人数超过 100 人，或出现死亡病例。

⑦预防接种或群体性预防性服药出现群体心因性反应或不良反应。

⑧一次发生急性职业中毒 10~49 人，或死亡 4 人以下。

⑨市（地）级以上人民政府卫生行政部门认定的其他较大突发公共卫生事件。

（4）有下列情形之一的为一般突发公共卫生事件（Ⅳ级）：

①腺鼠疫在一个县（市）行政区域内发生，一个平均潜伏期内病例数未超过 10 例。

②霍乱在一个县（市）行政区域内发生，1 周内发病 9 例以下。

③一次食物中毒人数 30~99 人，未出现死亡病例。

④一次发生急性职业中毒 9 人以下，未出现死亡病例。

⑤县级以上人民政府卫生行政部门认定的其他一般突发公共卫生事件。

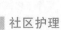

社区护理

任务实施

传染病及突发公共卫生事件的发现和报告流程见表3-2。

表3-2 传染病及突发公共卫生事件的发现和报告流程

实施步骤	具体内容	相关提示
1. 风险管理	在疾病预防控制机构和其他专业机构指导下，乡镇卫生院、村卫生室和社区卫生服务中心（站）协助开展传染病疫情及突发公共卫生事件风险排查、收集和提供风险信息，参与风险评估和应急预案制（修）订	突发公共卫生事件是指突然发生，造成或者可能造成社会公众健康严重损害的重大传染病疫情、群体性不明原因疾病、重大食物和职业中毒，以及其他严重影响公众健康的事件
2. 发现、登记	（1）首诊医生在诊疗过程中发现传染病患者及疑似患者后，按要求填写《中华人民共和国传染病报告卡》（表3-3） （2）发现或怀疑为突发公共卫生事件时，按要求填写《突发公共卫生事件相关信息报告卡》（表3-4）	
3. 初次报告	（1）报告程序与方式：具备网络直报条件的责任报告单位，在规定时间内进行传染病和/或突发公共卫生事件相关信息的网络直报；不具备网络直报条件的责任报告单位，按相关要求通过电话、传真等方式进行传染病和/或突发公共卫生事件相关信息的报告，同时向辖区县级疾病预防控制机构报送《传染病报告卡》和/或《突发公共卫生事件相关信息报告卡》 （2）报告时限：发现甲类传染病和乙类传染病中的肺炭疽、传染性非典型肺炎、埃博拉出血热、人感染禽流感、寨卡病毒病、黄热病、拉沙热、裂谷热、西尼罗病毒等新发输入传染病患者和疑似患者，或发现其他传染病、不明原因疾病暴发和突发公共卫生事件相关信息时，应按有关要求于2小时内报告。发现其他乙、丙类传染病患者、疑似患者和规定报告的传染病病原携带者，应于24小时内报告	• 乡镇卫生院、社区卫生服务中心可在县级疾病预防控制机构的指导下，承担本辖区内不具备网络直报条件的责任报告单位的传染病信息网络报告 • 由于停电、网络设备故障、网络线路不通、改造、迁址等其他原因不能进行网络报告，应及时报告属地县区级疾病预防控制中心进行代报 • 责任报告人在诊疗过程中，对疑似或确诊甲、乙、丙类传染病不按要求报告，瞒报、缓报、谎报，一经查实按《中华人民共和国传染病防治法》等法律法规追究法律责任
4. 订正报告和补报	发现报告错误，或者报告病例转归或诊断情况发生变化时，应及时对《传染病报告卡》和/或《突发公共卫生事件相关信息报告卡》等进行订正；对漏报的传染病病例和/或突发公共卫生事件，应及时进行补报	• 病例发生诊断变更、已报告病例因该病死亡或填卡错误时，应由报告单位及时订正报告，重新填写传染病报告卡或抽取电子传染病报告卡，卡片类别选择订正项，注明原报告疾病名称，并按报告时限要求在网络直报系统中完成订正 • 对报告的疑似病例应及时进行排除或确诊。疑似病例订正为临床诊断或确诊病例，一种传染病订正为另一种传染病（包括病毒性肝炎各型的订正，如未分型肝炎订正为乙肝）应及时更新诊断日期；同一病种由临床诊断订正为确诊病例，诊断日期可不更新

40

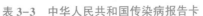

表 3-3　中华人民共和国传染病报告卡

卡片编号：　　　　　　　　　　　　　　　　报卡类别：1. 初次报告　　2. 订正报告

姓名*：_____（患儿家长姓名：_____） 有效证件号*：□□□□□□□□□□□□□□□□□□□性别*：□男　　□女 出生日期*：____年____月____日（如出生日期不详，实足年龄：_____年龄单位：□岁□月□天） 工作单位（学校）：_____联系电话：_____ 患者属于*：□本县区　□本市其他县区　□本省其他地市　□外省　□港澳台　□外籍 现住址（详填）*：____省____市____县（区）____乡（镇、街道）____村____（门牌号） 人群分类*： □幼托儿童、□散居儿童、□学生（大中小学）、□教师、□保育员及保姆、□餐饮食品业、□商业服务、□医务人员、□工人、 □民工、□农民、□牧民、□渔（船）民、□干部职员、□离退人员、□家务及待业、□其他（　　）、□不详 病例分类*：（1）□疑似病例、□临床诊断病例、□确诊病例、□病原携带者 　　　　　　（2）□急性、□慢性（乙型肝炎*、血吸虫病*、丙肝） 发病日期*：____年___月___日 诊断日期*：____年___月___日___时 死亡日期：____年___月___日
甲类传染病*： □鼠疫、□霍乱
乙类传染病*： □传染性非典型肺炎、艾滋病（□艾滋病患者、□HIV）、病毒性肝炎（□甲型、□乙型、□丙型、□丁型、□戊型、□未分型）、 □脊髓灰质炎、□人感染高致病性禽流感、□麻疹、□流行性出血热、□狂犬病、□流行性乙型脑炎、□登革热、炭疽（□肺炭疽、 □皮肤炭疽、□未分型）、痢疾（□细菌性、□阿米巴性）、肺结核（□利福平耐药、□涂阳、□仅培阳、□菌阴、□未痰检）、伤寒 （□伤寒、□副伤寒）、□流行性脑脊髓膜炎、□百日咳、□白喉、□新生儿破伤风、□猩红热、□布鲁氏菌病、□淋病、梅毒（□I期、 □II期、□III期、□胎传、□隐性）、□钩端螺旋体病、□血吸虫病、疟疾（□间日疟、□恶性疟、□未分型）、□人感染 H7N9 禽流 感、□新冠病毒感染性病
丙类传染病*： □流行性感冒、□流行性腮腺炎、□风疹、□急性出血性结膜炎、□麻风病、□流行性和地方性斑疹伤寒、□黑热病、□包虫病、 □丝虫病、□除霍乱、细菌性和阿米巴性痢疾、伤寒和副伤寒以外的感染性腹泻病、□手足口病
其他法定管理以及重点监测传染病：
订正病名：_____　　　　　退卡原因：_____ 报告单位：_____　　　　　联系电话：_____ 填卡医生*：_____　　　　　填卡日期*：____年___月___日
备注：

《中华人民共和国传染病报告卡》填卡说明：

卡片编码：由报告单位自行编制填写。

姓名：填写患者或献血员的名字，姓名应该和身份证上的姓名一致。

家长姓名：14 岁及以下的患儿要求填写患者家长姓名。

有效证件号：必须填写有效证件号，包括居民身份证、护照、军官证、居民健康卡、社会保障卡、新农合医疗卡。尚未获得身份识别号码的人员用特定编码标识。

性别：在相应的性别前打√。

出生日期：出生日期与年龄栏选择一栏填写即可，不必同时填报出生日期和年龄。

实足年龄：对出生日期不详的用户填写年龄。

年龄单位：对于新生儿和只有月龄的儿童，注意选择年龄单位为天或月。

工作单位（学校）：填写患者的工作单位。学生、幼托儿童须详细填写所在学校及班级名称。

联系电话：填写患者的联系方式。

患者属于：在相应的类别前打√。用于标识患者现住地址与就诊医院所在地区的关系。

现住址：至少须详细填写到乡镇（街道）。

现住址：原则上是指患者发病时的居住地，不是户籍所在地址。如患者不能提供本人现住地址，则填写报告单位地址。

职业：在相应的职业名前打√。

病例分类：在相应的类别前打√。

发病日期：填写本次发病日期。病原携带者填初检日期或就诊时间；采供血机构报告填写献血者献血日期。

诊断日期：填写本次诊断日期，需填写至小时。采供血机构填写确认实验日期。

死亡日期：填写病例的死亡时间。

疾病名称：在做出诊断的病名前打√。

其他法定管理以及重点监测传染病：填写纳入报告管理的其他传染病病种名称。

订正病名：订正报告填写订正前的病名。

退卡原因：填写卡片填报不合格的原因。

报告单位：填写报告传染病的单位。

填卡医生：填写传染病报告卡的医生姓名。

填卡日期：填写本卡的日期。

备注：用户可填写文字信息，如最终确诊非法定报告的传染病的病名等。

注：报告卡带"＊"部分为必填项目。

表3-4　突发公共卫生事件相关信息报告卡

□初步报告 □进程报告（　　次）□结案报告

填报单位（盖章）：_____　　填报日期：_____年_____月_____日

报告人：_____联系电话：_____

事件名称：_____

信息类别：1. 传染病；2. 食物中毒；3. 职业中毒；4. 其他中毒事件；5. 环境卫生；6. 免疫接种；7. 群体性不明原因疾病；
　　　　　8. 医疗机构内感染；9. 放射性卫生；10. 其他公共卫生

突发事件等级：1. 特别重大；2. 重大；3. 较大；4. 一般；5. 未分级；6. 非突发事件

初步诊断：_____　　初步诊断时间：_____年_____月_____日

订正诊断：_____　　订正诊断时间：_____年_____月_____日

确认分级时间：_____年_____月_____日　　订正分级时间：_____年_____月_____日

报告地区：_____省_____市_____县（区）

发生地区：_____省_____市_____县（区）_____乡（镇）

详细地点：_____

事件发生场所：1. 学校；2. 医疗卫生机构；3. 家庭；4. 宾馆饭店写字楼；5. 餐饮服务单位；6. 交通运输工具；7. 菜场、商场或超市；8. 车站、码头或机场；9. 党政机关办公场所；10. 企事业单位办公场所；11. 大型厂矿企业生产场所；12. 中小型厂矿企业生产场所；13. 城市住宅小区；14. 城市其他公共场所；15. 农村村庄；16. 农村农田野外；17. 其他重要公共场所；18. 如是医疗卫生机构，则：（1）类别：①公办医疗机构；②疾病预防控制机构；③采供血机构；④检验检疫机构；⑤其他及私立机构；（2）感染部门：①病房；②手术室；③门诊；④化验室；⑤药房；⑥办公室；⑦治疗室；⑧特殊检查室；⑨其他场所；19. 如是学校，则类别：（1）托幼机构；（2）小学；（3）中学；（4）大、中专院校；（5）综合类学校；（6）其他

事件信息来源：1. 属地医疗机构；2. 外地医疗机构；3. 报纸；4. 电视；5. 特服号电话95120；6. 互联网；7. 市民电话报告；8. 上门直接报告；9. 本系统自动预警产生；10. 广播；11. 填报单位人员目睹；12. 其他

事件信息来源详细：_____

事件波及的地域范围：_____

新报告病例数：_____　　新报告死亡数：_____　　排除病例数：_____

累计报告病例数：_____　　累计报告死亡数：_____

事件发生时间：_____年_____月_____日_____时_____分

接到报告时间：_____年_____月_____日_____时_____分

首例患者发病时间：_____年_____月_____日_____时_____分

末例患者发病时间：_____年_____月_____日_____时_____分

主要症状：1. 呼吸道症状；2. 胃肠道症状；3. 神经系统症状；4. 皮肤黏膜症状；5. 精神症状；6. 其他

主要体征：_____

主要措施与效果：_____

注：请在相应选项处画"○"。

《突发公共卫生事件相关信息报告卡》填卡说明：

填报单位（盖章）：填写本报告卡的单位全称。

填报日期：填写本报告卡的日期。

报告人：填写事件报告人的姓名，如事件由某单位上报，则填写单位。

联系电话：事件报告人的联系电话。

事件名称：本起事件的名称，一般不宜超过30字，名称一般应包含事件的基本特征，如发生地，事件类型及级别等。

信息类别：在做出明确的事件类型前画"○"。

突发事件等级：填写事件的级别，未经过分级的填写"未分级"，非突发事件仅适用于结案报告时填写。

确认分级时间：本次报告级别的确认时间。

初步诊断及时间：事件的初步诊断及时间。

订正诊断及时间：事件的订正诊断及时间。

报告地区：至少填写到县区，一般指报告单位所在的县区。

发生地区：须详细填写到乡镇（街道），如发生地区已超出一个乡镇范围，则填写事件的原发地或最早发生的乡镇（街道），也可直接填写发生场所所在的地区。

详细地点：填写事件发生场所所处的详细地点，越精确越好。

事件发生场所：在做出明确的事件类型前画"○"。如是医疗机构，其类别：选择相应类别，并选择事件发生的部门。如是学校，其类别：选择学校类别，如发生学校既有中学，又有小学，则为综合类学校，余类似。

事件信息来源：填写报告单位接收到事件信息的途径。

事件信息来源详细：填写报告单位接收到事件信息的详细来源，机构需填写机构详细名称；报纸需注明报纸名称、刊号、日期、版面；电视需注明哪个电视台、几月几日几时哪个节目；互联网需注明哪个URL地址；市民报告需注明来电号码等个人详细联系方式；广播需注明哪个电台、几时几分哪个节目。

事件波及的地域范围：指传染源可能污染的范围。

新报告病例数：上次报告后到本次报告前新增的病例数。

新报告死亡数：上次报告后到本次报告前新增的死亡数。

排除病例数：上次报告后到本次报告前排除的病例数。

累计报告病例数：从事件发生始到本次报告前的总病例数。

累计报告死亡数：从事件发生始到本次报告前的总死亡数。

事件发生时间：指此起事件可能的发生时间或第一例病例发病的时间。

接到报告时间：指网络报告人接到此起事件的时间。

首例患者发病时间：此起事件中第一例患者的发病时间。

末例患者发病时间：此起事件中到本次报告前最后一例病例的发病时间。

主要症状：填写症状的分类。

主要措施与效果：选择采取的措施与效果。

任务评价

"传染病及突发公共卫生事件的发现和报告"任务考核评价表、学习报告单分别见表3-5和表3-6。

表3-5　"传染病及突发公共卫生事件的发现和报告"任务考核评价表

评价内容	内容细化	分值	评分记录			备注
			学生自评	小组互评	教师评价	
工作准备（15分）	口头汇报：简述情境和需要完成的任务等	8				
	做好个人准备：仪表、着装、头发、指甲、配饰等均符合规范	7				

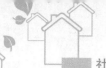

续表

评价内容	内容细化	分值	评分记录			备注
			学生自评	小组互评	教师评价	
完成情况（70分）	能说出传染病的种类和报告流程	5				
	能说出突发公共卫生事件风险管理的内容和要求	5				
	能描述突发公共卫生事件报告流程	10				
	能协助制订风险排查方案	10				
	能说出《中华人民共和国传染病报告卡》的填报内容及要求	10				
	能说出《突发公共卫生事件相关信息报告卡》的填报内容及要求	15				
	信息变更时能及时完成订正报告和补报	15				
职业素养（15分）	面对突发公共卫生事件具备应急处理能力	5				
	具备严格的法律意识和制度意识	5				
	面对突发公共卫生事件具备科学防护意识，并能做好科学防护	5				
总评		100				

传染病防治宣传进幼儿园视频

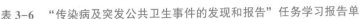

表 3-6 "传染病及突发公共卫生事件的发现和报告"任务学习报告单

姓名		班级		学号	
任务一		传染病及突发公共卫生事件的发现和报告			
案例分析					

根据"情境案例",假如你是社区卫生服务中心的王护士,请回答:

  1. 风险排查的内容和注意事项是什么?

  2. 应该选取哪个报告卡完成上报,并在多长时间内完成?

  3. 怎么样才算上报完成?需要订正报告和补报吗?

学习感悟	存在问题

参加社区志愿者服务活动记录	
对教学设计、活动安排的合理化建议	

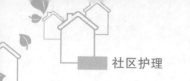

任务二　传染病及突发公共卫生事件的处理

学习任务单

"传染病及突发公共卫生事件的处理"学习任务单见表3-7。

表3-7　"传染病及突发公共卫生事件的处理"学习任务单

达成学习目标	• 素质目标：具有消毒、隔离观念，形成严谨慎独、精益求精的职业素养 • 知识目标：能描述传染病及突发公共卫生事件的处理内容和要求 • 能力目标：能按照《中华人民共和国传染病防治法》《突发公共卫生事件应急条例》《国家突发公共卫生事件应急预案》等法律法规要求，完成传染病及突发公共卫生事件的处理
学习方法建议	• 岗位见习：了解传染病及突发公共卫生事件的处理流程 • 自主预习：教材和学习通在线课程资源 • 小组探究：分工合作完成小组任务
分组学习任务	• 根据"情境案例"，采用角色扮演或小讲课形式，4人一组完成任务 • 录制相关视频，上传到线上学习平台
课堂形式预告	• 班级学生分组进行汇报 • 教师点评 • 完成学生自评、小组互评和教师评价

情境案例

2021年7月28日，张家界魅力湘西发布《关于魅力湘西疫情防控情况通告》称，因7月26日诊断的辽宁省大连市3例无症状感染者、7月27日诊断的大连市1例无症状感染者等病例在时间和空间上有轨迹交集，共同指向张家界7月22日晚魅力湘西剧场，经评估，7月22日晚第一场（18：00—19：00）魅力湘西剧场所有观众属于高风险人群，其中有2位来自湘潭。接上级部门通知，社区护士需要对辖区内居民进行新型冠状病毒感染的风险排查。风险排查后发现核酸阳性者1名，密接者10名，次密接者20名。

任务：

1. 协助制订对新型冠状病毒核酸阳性者的救治和管理计划。
2. 协助制订对传染病密切接触者和健康危害暴露人员的管理计划。

任务分析

突发公共卫生事件都是直接危害居民健康的大事，应急处理就是政府动员各方面力量，为了将事件危害降到最低、对居民健康伤害减到最少，而制定的应急方案和解决机制。基层医疗卫生机构的医务人员在发现这类事件时，要及时上报政府部门，并对事件伤者进行急救、转诊；还要开展相关知识技能和法律法规的宣传，保护其他群众不再受危害，保障广大居民的身体健康。

传染病及突发公共卫生事件的处理的内容为：患者医疗救治和管理，传染病密切接触者和健康危害暴露人员的管理，流行病学调查，疫点疫区处理，应急接种和预防性服药，宣传教育。

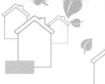

任务实施

传染病及突发公共卫生事件的处理流程见表3-8。

表3-8　传染病及突发公共卫生事件的处理流程

实施步骤	具体内容	相关提示
1. 患者医疗救治和管理	按照有关规范要求，对传染病患者、疑似患者采取隔离、医学观察等措施，对突发公共卫生事件伤者进行急救、及时转诊、书写医学记录及其他有关资料并妥善保管，尤其是要按规定做好个人防护和感染控制，严防疫情传播	• 隔离是将处于传染期的传染病患者、疑似患者安置在指定地点，暂时避免与周围人群接触，以便于治疗和护理，最大限度地减少传染病传播的机会。因此，隔离期至少应与传染期相同 • 按规定做好个人防护和感染控制，严防疫情传播，可详细参考《医院隔离技术规范》
2. 传染病密切接触者和健康危害暴露人员的管理	协助开展对传染病接触者或其他健康危害暴露人员的追踪、查找，对集中或居家医学观察者提供必要的基本医疗和预防服务	医学观察是对密切接触者按照传染病最长潜伏期进行观察和检查，及时发现其感染或疾病状态，而不限制其活动，一旦发现感染或发病，立即采取措施
3. 流行病学调查	协助对本辖区患者、疑似患者和突发公共卫生事件开展流行病学调查，收集和提供患者、密切接触者、其他健康危害暴露人员的相关信息	
4. 疫点疫区处理	做好医疗机构内现场控制、消毒隔离、个人防护、医疗垃圾和污水的处理工作。协助对被污染的场所进行卫生处理，开展杀虫、灭鼠等工作	此部分涉及疫点疫区处理、终末消毒、医疗垃圾和污水处理的内容，可详细参考《消毒技术规范》《医疗废物管理条例》《医疗机构水污染物排放标准》
5. 应急接种和预防性服药	协助开展应急接种、预防性服药、应急药品和防护用品分发等工作，并提供指导	
6. 宣传教育	根据辖区传染病及突发公共卫生事件的性质和特点，开展相关知识技能和法律法规的宣传教育	

《突发公共卫生事件与传染病疫情监测信息报告管理办法》

《国家突发公共卫生事件应急预案》

《中华人民共和国传染病防治法》

任务评价

"传染病及突发公共卫生事件的处理"任务考核评价表、学习报告单分别见表3-9和表3-10。

表3-9 "传染病及突发公共卫生事件的处理"任务考核评价表

评价内容	内容细化	分值	评分记录			备注
			学生自评	小组互评	教师评价	
工作准备（15分）	口头汇报：简述情境和需要完成的任务等	8				
	做好个人准备：仪表、着装、头发、指甲、配饰等均符合规范	7				
完成情况（70分）	能说出传染病患者救治和管理的具体内容和要点	5				
	能说出传染病密切接触者和健康危害暴露人员管理的具体内容和要点	5				
	能协助医生制订对新型冠状病毒核酸阳性者的救治和管理计划	10				
	能协助医生制订对传染病密切接触者和健康危害暴露人员的管理计划	10				
	能协助卫生疾控中心工作人员进行流行病学调查	10				
	能说出疫点疫区处理的要点	10				
	能协助开展应急接种和预防性服药	10				
	能根据辖区传染病及突发公共卫生事件的性质和特点，开展相关知识技能和法律法规的宣传教育	10				
职业素养（15分）	开展宣教时保持科学性和求真意识	5				
	开展宣教时具有法治意识	5				
	在突发公共卫生事件处理过程中能做好个人防护，具有消毒、隔离观念，形成严谨慎独、精益求精的职业素养	5				
总评		100				

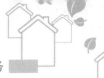

表 3-10　"传染病及突发公共卫生事件的处理"任务学习报告单

姓名		班级		学号	
任务二		传染病及突发公共卫生事件的处理			
案例分析					

根据"情境案例",假如你是社区卫生服务中心的王护士,请回答:

1. 请制订对新型冠状病毒核酸阳性者的救治和管理计划。

2. 请制订对传染病密切接触者和健康危害暴露人员的管理计划。

3. 请对案例中的患者进行健康评估,并根据问题进行健康指导。

学习感悟	存在问题

参加社区志愿者服务活动记录	
对教学设计、活动安排的合理化建议	

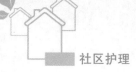

"传染病及突发公共卫生事件报告和处理服务"项目学习索引及学生自测笔记见表3-11。

表3-11 "传染病及突发公共卫生事件报告和处理服务"项目学习索引及学生自测笔记

姓名		班级		学号	
服务对象					
服务内容及工作流程	传染病疫情及突发公共卫生事件的风险管理、发现与登记				
	传染病及突发公共卫生事件相关信息报告				
	传染病及突发公共卫生事件的处理				
服务要求					
工作指标					

传染病管理流程

榜样力量：邹德凤

学而思

项目四 卫生监督协管服务

依据《卫生部关于做好卫生监督协管服务工作的指导意见》（卫监督发〔2011〕82号），卫生监督协管是指乡镇卫生院、村卫生室、社区卫生服务中心（站）等基层医疗卫生机构在相关公共卫生机构的指导下，协助开展巡查（访）、信息收集、信息报告、宣传指导及调查处置等活动。卫生监督协管服务是一项惠及全体居民的基本公共卫生服务政策，是贯彻落实医药卫生体制改革"保基本、强基层、建机制"的重要内容，是实施基本公共卫生服务均等化的重要举措，是国家关爱民生、彰显政府责任的重要体现。卫生监督协管是目前卫生监督在基层重要的"网底"，依托基本公共卫生服务体系，在各乡镇、社区建立卫生监督协管制度，可以解决目前基层卫生监督存在的问题：第一，可以及时发现卫生安全问题与可疑传染病患者，及早处理隐患，保障广大群众公共卫生安全；第二，可以通过对广大居民的宣传、教育，不断提高基层群众健康知识水平和对卫生法律法规的知晓率，提升群众食品安全意识和疾病防控意识，最大限度地减少突发公共卫生事件的发生，切实为广大群众提供健康保障；第三，可以充分发挥卫生监督协管员的前哨作用，通过日常监督、群众举报等方式及时发现违反卫生法规的行为。目前，湖南省已采用"国家卫生健康监督协管报告系统"进行报告，卫生监督协管人员可以通过该系统及时、规范上报辖区内食源性疾病、饮用水卫生、学校卫生以及非法行医和非法采供血等巡查信息，大幅提升了卫生监督执法信息化水平和工作效率，更有助于卫生监督执法机构依法依规对上报的异常情况和线索进行有效处置，实现闭环管理。

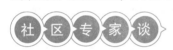

访谈视频

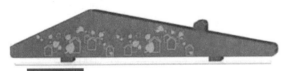

姓　　名：谭育林

工作单位：湘潭市卫生计生综合监督执法局

岗　　位：副局长

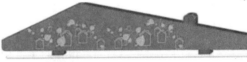

姓　　名：谭利姝

工作单位：湘潭市岳塘区岳塘街道社区卫生服务中心

岗　　位：卫生监督协管专干

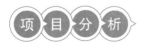

一、岗位描述

1. 工作岗位　卫生监督协管专干。社区护士需要参加上级医疗卫生监督执法机构组织的培训、考核，考取卫生监督协管员证书后才可上岗。

2. 主要职责　专干岗位职责主要是：①负责卫生监督协管服务工作计划制订、组织与实施，以及年度总结的撰写；负责接受专业机构的业务指导，针对存在的问题及时整改，并反馈整改报告。②及时掌

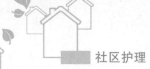

握协管范围内食品安全、学校卫生、传染病防治、饮用水卫生及医疗机构的基本情况，建立底册和管理档案，做到一户一档管理。③开展卫生法律法规及卫生知识的宣传，对从业人员进行卫生法律法规及卫生知识的培训。④实施经常性卫生监督检查和实地巡查，督促行政相对人按照卫生法律法规开展执业活动，并制作检查笔录。对违反法律法规规定的行为，出具《卫生监督意见书》督促其整改。⑤对拒不整改的或违法情节较重的行政相对人，及时上报区卫生监督所，交由卫生监督人员依法处理。⑥受理辖区内相关案件的投诉、举报，经调查核实后，及时向区卫生监督所报告，协助卫生监督员开展相关卫生监督执法工作。

二、服务对象

辖区内居民。

三、服务内容

卫生监督协管服务内容主要包括食源性疾病及相关信息报告、饮用水卫生安全巡查、学校卫生服务、非法行医和非法采供血信息报告及职业卫生监督协管等。

四、服务要求

（1）县（区）级卫生行政部门要建立健全各项协管工作制度和管理规定，为基层医疗卫生机构开展卫生监督协管工作创造良好的条件。

（2）县（区）卫生监督执法机构要采用在乡镇、社区设派出机构或派出人员等多种方式，加强对基层医疗卫生机构开展卫生监督协管的指导、培训并参与考核评估。

（3）乡镇卫生院、社区卫生服务中心要建立健全卫生监督协管服务有关工作制度，配备专（兼）职人员负责卫生监督协管服务工作，明确责任分工。有条件的地区可以实行零报告制度。

（4）要按照国家法律法规及有关管理规范的要求提供卫生监督协管服务，及时做好相关工作记录，记录内容应齐全完整、真实准确、书写规范。

五、常用工作指标

（1）卫生监督协管信息报告率=报告的事件或线索次数/发现的事件或线索次数×100%。

注：报告事件或线索包括食源性疾病、饮用水卫生安全、学校卫生、非法行医和非法采供血等。

（2）协助开展的食源性疾病、饮用水卫生安全、学校卫生、非法行医和非法采供血等实地巡查次数。

计算方法为求某一周期内本辖区实际开展的食源性疾病巡查次数、饮用水卫生安全巡查次数、学校卫生巡查次数、非法行医和非法采供血巡查次数等之和。

其中：①饮用水卫生安全巡查对象为辖区内农村集中式供水设施、城市二次供水设施和学校供水设施。②学校卫生巡查对象为辖区内所有学校。③食源性疾病和非法行医（非法采供血）巡查以辖区内街面全覆盖巡查为单次完成标准。

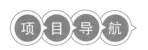

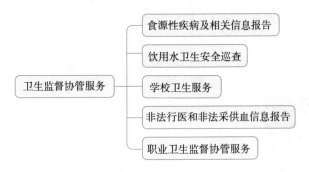

任务一 食源性疾病及相关信息报告

学习任务单

"食源性疾病及相关信息报告"学习任务单见表4-1。

表4-1 "食源性疾病及相关信息报告"学习任务单

达成学习目标	• 素质目标：具有严谨细致的工作作风；具有实事求是的工作态度；具有良好的法律素养，严格依法依规办事 • 知识目标：能说出食源性疾病巡查要点及报告流程 • 能力目标：能开展巡查；能及时登记并完成上报；能对辖区内居民进行相关知识的健康教育
学习方法建议	• 岗位见习：了解食源性疾病巡查要点及报告流程 • 自主预习：教材和学习通在线课程资源 • 小组探究：分工合作完成小组任务
分组学习任务	根据"情境案例"，分成4组分别完成不同的任务（现场小讲课汇报、现场角色扮演、录制视频展示等形式不限） • 第1组：记录信息并初步核实 • 第2组：进一步收集信息 • 第3组：及时将收集到的信息报告给辖区卫生行政部门 • 第4组：协助有关部门开展调查
课堂形式预告	• 班级学生分组进行汇报 • 教师点评 • 完成学生自评、小组互评和教师评价

情境案例

某社区卫生服务中心的李护士是负责卫生监督协管服务工作的兼职人员。近段时间来，李护士一直在对辖区进行卫生安全巡查。今天，巡查过程中群众反映附近居民在某餐馆吃饭后出现发热、腹泻等症状。

任务：

1. 记录信息并初步核实。

2. 填写"卫生监督协管巡查登记表"和"卫生监督协管信息报告登记表"并上报。

任务分析

食源性疾病是指人体摄食食品中致病因素引起的感染性、中毒性等疾病，致病因素包括细菌、病毒、寄生虫、有毒有害化学物质和天然毒素等。食源性疾病的共同特点是：①发病急，食入"有毒食物"后在几分钟到几小时内就发病；②摄入同一食物患者临床表现相似，多以急性胃肠道症状为主；③发病与食入某种食物有关。如发现可疑食源性疾病线索和事件，应该及时报告。如发现或怀疑有食源性疾病、食品污染等对人体健康造成危害或可能造成危害的线索和事件，应填写"卫生监督协管巡查登记表"和"卫生监督协管信息报告登记表"并及时报告。已启用国家卫生健康监督协管报告系统的则通过系统报告（图4-1）。

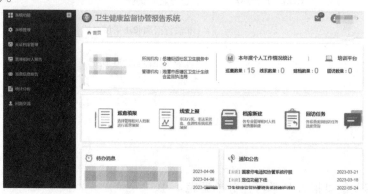

图4-1 卫生健康监督协管报告系统首页

任务实施

食源性疾病及相关信息报告流程见表4-2。

表4-2 食源性疾病及相关信息报告流程

实施步骤	具体内容	相关提示
1. 记录信息并初步核实	记录信息（包括信息来源、时间、地点、症状、人群等）并初步核实具体信息	食品安全事件常分为食物中毒、食源性疾病、食品污染；线索和事件信息来源有以下几种：日常巡访发现、就诊病例发现、群众反映情况等
2. 收集信息并记录	填写"卫生监督协管巡查登记表"（表4-3），主要包括机构名称、巡查地点与内容、发现的主要问题、巡查日期、巡查人等信息，按照实际情况如实填写。序号从1开始逐条依次填写	备注栏填写发现问题后的处置方式（如报告卫生监督机构或帮助整改等）
3. 报告信息	填写"卫生监督协管信息报告登记表"（表4-4），主要包括机构名称、发现时间、信息类别、信息内容、信息获取途径、报告时间、报告人等信息，按照实际情况如实填写。序号从1开始逐条依次填写	发现或怀疑有食源性疾病、食品污染等对人体健康造成危害或可能造成危害的线索和事件，应及时将相关信息报告给辖区卫生行政部门
4. 协助调查	协助有关部门开展调查	

表4-3 卫生监督协管巡查登记表

机构名称（盖章）： 　　　　　　　填表人： 　　　　　　　填报时间：

序号	巡查地点与内容	发现的主要问题	巡查日期	巡查人	备注

注：对食源性疾病、饮用水卫生、学校卫生、非法行医（采供血）和职业卫生开展巡查，填写本表。备注栏填写发现问题后的处置方式（如报告卫生监督机构或帮助整改等）。

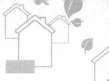

表 4-4　卫生监督协管信息报告登记表

机构名称（盖章）：　　　　　　　　　　填表人：　　　　　　　　　　填报时间：

序号	发现时间	信息类别	信息内容	信息获取途径				报告时间	报告人
				巡查（是/否）	群众投诉举报（是/否）	有关部门通报（是/否）	公共卫生事件发生（是/否）		

注：1. 信息类别：食源性疾病、饮用水卫生、学校卫生、非法行医（采供血）。

　　2. 信息内容：注明发现问题（隐患）的地点、内容等有关情况简单描述。

任务评价

"食源性疾病及相关信息报告"任务考核评价表、学习报告单分别见表 4-5 和表 4-6。

表 4-5　"食源性疾病及相关信息报告"任务考核评价表

评价内容	内容细化	分值	评分记录			备注
			学生自评	小组互评	教师评价	
工作准备（15分）	口头汇报：简述情境和需要完成的任务等	8				
	做好个人准备：仪表、着装、头发、指甲、配饰等均符合规范	7				
完成情况（70分）	能说出食源性疾病巡查要点及报告流程	10				
	能开展巡查	15				
	能与信息提供者进行有效沟通，收集食源性疾病相关信息	10				
	能完成食源性疾病相关信息核查	10				
	能及时进行信息登记并完成上报（包括采用国家卫生健康监督协管报告系统）	10				
	能对辖区内居民开展食源性疾病相关知识的健康教育	15				
职业素养（15分）	具有严谨细致的工作作风	5				
	具有实事求是的工作态度	5				
	具有良好的法律素养，严格依法依规办事	5				
总评		100				

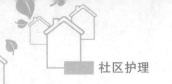

社区护理

表 4-6 "食源性疾病及相关信息报告"任务学习报告单

姓名		班级		学号	
任务一		食源性疾病及相关信息报告			
案例分析					

根据"情境案例",假如你是社区卫生服务中心的李护士,请回答:

　　1. 是否需要记录并核实信息?为什么?

　　2. 如何向辖区内居民宣传食源性疾病报告的重要性?

　　3. 本次食源性疾病报告怎样才算结束?

学习感悟	存在问题

参加社区志愿者服务活动记录	
对教学设计、活动安排的合理化建议	

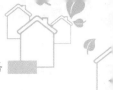

任务二 饮用水卫生安全巡查

学习任务单

"饮用水卫生安全巡查"学习任务单见表4-7。

表4-7 "饮用水卫生安全巡查"学习任务单

达成学习目标	• 素质目标：具有严谨细致的工作作风；具有实事求是的工作态度；具有良好的法律素养，严格依法依规办事 • 知识目标：能说出饮用水卫生安全巡查要点及报告流程 • 能力目标：能对饮用水卫生进行巡查并做好现场笔录；能协助开展饮用水水质卫生现场检测；发现异常能及时登记并完成上报；能协助有关专业机构对供水单位从业人员开展业务培训
学习方法建议	• 岗位见习：了解饮用水卫生安全巡查要点及报告流程 • 自主预习：教材和学习通在线课程资源 • 小组探究：分工合作完成小组任务
分组学习任务	根据"情境案例"，分成4组分别完成不同的任务（现场小讲课汇报、现场角色扮演、录制视频展示等形式不限） • 第1组：饮用水卫生安全巡查 • 第2组：协助完成饮用水水质卫生现场检测 • 第3组：登记相关信息 • 第4组：及时将收集到的信息报告给辖区卫生行政部门
课堂形式预告	• 班级学生分组进行汇报 • 教师点评 • 完成学生自评、小组互评和教师评价

情境案例

　　某社区卫生服务中心的李护士是负责卫生监督协管服务工作的兼职人员。近来，李护士对辖区内进行饮用水卫生安全巡查并对饮用水水质卫生进行现场快速检测，结果发现现场水质检测不合格。

　　任务：

　　1. 填写"卫生监督协管巡查登记表"和"卫生监督协管信息报告登记表"。

　　2. 将收集到的信息报告给辖区卫生行政部门。

任务分析

　　依据《生活饮用水卫生监督管理办法》《生活饮用水集中式供水单位卫生规范》《二次供水设施卫生规范》等法律法规，协助卫生监督执法机构对农村集中式供水、城市二次供水和学校供水进行巡查，协助开展饮用水水质抽检服务，发现异常情况及时报告，并协助有关专业机构对供水单位从业人员开展业务培训。

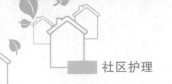

任务实施

饮用水卫生安全巡查流程见表4-8。

表4-8　饮用水卫生安全巡查流程

实施步骤	具体内容	相关提示
1. 饮用水卫生安全巡查	（1）农村集中供水 ①查阅书面资料 • 有效的供水单位卫生许可证，配备专职卫生管理员从事生活饮用水卫生管理工作，直接从事供、管水人员能提供有效健康体检证明 • 卫生管理档案（卫生管理制度和预案、卫生管理人员配备、水质检测记录、设备设施维护保养情况、从业人员健康体检和培训考核记录等） • 定期向卫生部门上报水质检测资料 • 水处理、水消毒相关产品有索证（生产企业卫生许可证、产品安全评价报告、产品安全评价报告备案凭证） ②现场巡查 • 饮用水水源保护区设置保护区范围的告示牌；无有碍水源水质卫生的活动；未修建可能危害水源水质卫生的设施 • 划定生产区，生产区外围30米范围内保持良好卫生状况 • 输水、蓄水和配水设施密封，不与排水设施及非生活饮用水管连接 • 水处理剂和消毒剂的投加和贮存间通风良好，备有安全防范和事故的应急处理设施 （2）城市二次供水 ①查阅书面资料 • 卫生管理制度（包括配备专兼职卫生管理人员）、突发性饮用水卫生应急预案及工作记录资料 • 二次供水水箱卫生管理档案（清洗台账、清洗消毒后的水质检测报告、人员健康证、消毒剂相关索证、清洗单位相关资质材料） • 与水接触的材料有涉水产品卫生许可批件 • 二次供水设施日常巡检制度和巡检记录。一年至少一次的水质化验报告 ②现场巡查 • 高位水箱包括水箱加盖密封性良好的盖板，上锁；溢水管加网，不与污水管直接相连；分别设置进水管、出水管、溢流管、排泥管；与消防水不混用，2米范围内无污水管线 • 低位蓄水池包括水箱加盖密封性良好的盖板，上锁；溢水管加网，不与污水管直接相连；水箱设置进水管、出水管、溢流管、排泥管；周围环境整洁，半径10米内无渗水坑、化粪池、污水沟，未堆放垃圾 （3）学校供水：根据供水方式，分别参考农村集中供水与城市二次供水日常巡查内容	对农村集中供水、城市二次供水及学校供水进行巡查，主要方法有查阅书面资料和现场巡查两种
2. 饮用水水质卫生现场快速检测	• 对供水设施出口进行快速检测 • 对居民家龙头水进行快速检测 • 对学校龙头水进行快速检测	参考《生活饮用水卫生标准》（GB 5749—2022）
3. 发现异常情况	完成现场笔录（包括巡查时间、地点、当事人等信息）	异常情况有：现场水质检测不合格、接到水质感官异常报告、24小时发现3例以上有共同饮水史的疑似病例
4. 收集信息并记录	填写"卫生监督协管巡查登记表"（表4-3），主要包括机构名称、巡查地点与内容、发现的主要问题、巡查日期、巡查人等信息，按照实际情况如实填写。序号从1开始逐条依次填写	备注栏填写发现问题后的处置方式（如报告卫生监督机构或帮助整改等）
5. 报告信息	填写"卫生监督协管信息报告登记表"（表4-4），并填写卫生监督意见书给当事人	• 将信息报告给卫生监督机构 • 将监督意见反馈给当事人

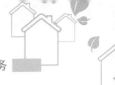

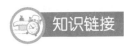 知识链接

《生活饮用水卫生标准》

　　《生活饮用水卫生标准》是从保护人群身体健康和保证人类生活质量出发，对饮用水中与人群健康相关的各种因素（物理、化学和生物），以法律形式做的量值规定，以及为实现量值所做的有关行为规范的规定，经国家有关部门批准，以一定形式发布的法定卫生标准。2006年底，卫生部会同各有关部门完成了对1985年版《生活饮用水卫生标准》的修订工作，并正式颁布了新版《生活饮用水卫生标准》（GB 5749—2006），规定自2007年7月1日起全面实施。2022年3月15日，国家卫生健康委员会发布《生活饮用水卫生标准》（GB 5749—2022），新国标已于2023年4月1日正式实施。

任务评价

　　"饮用水卫生安全巡查"任务考核评价表、学习报告单分别见表4-9和表4-10。

表4-9　"饮用水卫生安全巡查"任务考核评价表

评价内容	内容细化	分值	评分记录			备注
			学生自评	小组互评	教师评价	
工作准备（15分）	口头汇报：简述情境和需要完成的任务等	8				
	做好个人准备：仪表、着装、头发、指甲、配饰等均符合规范	7				
完成情况（70分）	能说出饮用水卫生安全巡查要点及报告流程	10				
	能对饮用水卫生进行巡查并做好现场笔录	10				
	能协助开展饮用水水质卫生现场检测	10				
	能及时发现饮用水卫生异常情况	10				
	能及时进行信息登记并完成上报（包括采用国家卫生健康监督协管报告系统）	15				
	能协助有关专业机构对供水单位从业人员开展业务培训	15				
职业素养（15分）	具有严谨细致的工作作风	5				
	具有实事求是的工作态度	5				
	具有良好的法律素养，严格依法依规办事	5				
总评		100				

饮用水安全执法文书

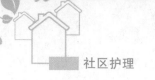

表4-10 "饮用水卫生安全巡查"任务学习报告单

姓名		班级		学号	
任务二		饮用水卫生安全巡查			

案例分析
根据"情境案例",假如你是社区卫生服务中心的李护士,请回答: 1. 应依据哪些法律法规对辖区内的饮用水进行安全巡查?   2. 是否需要将收集到的信息报告给辖区卫生行政部门?为什么?   3. 本次饮用水卫生安全巡查怎样才算结束?

学习感悟	存在问题

参加社区志愿者服务活动记录	
对教学设计、活动安排的合理化建议	

60

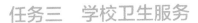

任务三 学校卫生服务

学习任务单

"学校卫生服务"学习任务单见表4-11。

表4-11 "学校卫生服务"学习任务单

达成学习目标	• 素质目标：具有严谨细致的工作作风；具有实事求是的工作态度；具有良好的法律素养，严格依法依规办事 • 知识目标：能说出学校卫生服务巡查要点及报告流程 • 能力目标：能对学校卫生服务进行巡查并做好现场笔录；能及时发现学校卫生服务异常情况并及时上报；能协助开展学生健康教育
学习方法建议	• 岗位见习：了解学校卫生监督协管服务的内容和巡查要点 • 自主预习：教材和学习通在线课程资源 • 小组探究：分工合作完成小组任务
分组学习任务	根据"情境案例"，分成4组分别完成不同的任务（现场小讲课汇报、现场角色扮演、录制视频展示等形式不限） • 第1组：巡查学校卫生室或医务室 • 第2组：填写"卫生监督协管巡查登记表" • 第3组：就传染病防控进行现场指导 • 第4组：及时将收集到的信息报告给辖区卫生监督机构
课堂形式预告	• 班级学生分组进行汇报 • 教师点评 • 完成学生自评、小组互评和教师评价

情境案例

某社区卫生服务中心的张护士是负责卫生监督协管服务工作的兼职人员，主要对接学校卫生监督协管工作。2022年9月6日，张护士巡查某学校卫生室，查阅书面资料时发现该校关于传染病防控有些资料不全。

任务：

1. 确定需要巡查哪些书面资料。
2. 就学校传染病防控工作进行现场指导。

任务分析

依据《学校卫生工作条例》，卫生监督协管员应协助卫生监督执法机构定期对学校传染病防控开展巡访，发现问题隐患及时报告；指导学校设立卫生宣传栏，协助开展学生健康教育；协助有关专业机构对校医（保健教师）开展业务培训。

任务实施

学校卫生监督专项检查表

学校卫生监督流程见表4-12。

表4-12 学校卫生监督流程

实施步骤	具体内容	相关提示
1. 对学校传染病防控开展巡访	（1）建立学校传染病防治管理部门，明确传染病疫情登记报告人员，明确主要领导是传染病防治工作负责人 （2）学生档案建立制度、在校学生健康体检记录及传染病防治宣传教育记录 （3）新生入学预防接种证查验登记与预防接种补漏种补证登记资料 （4）传染病疫情登记与传染病痊愈返校情况登记资料 （5）学生晨检记录资料、学生因病缺课病因追查登记资料	根据《学校卫生工作条例》对学校卫生室或医务室进行巡查，主要查阅书面资料
2. 收集信息并记录	填写"卫生监督协管巡查登记表"（表4-3），并填写学校卫生监督专项检查表	备注栏填写发现问题后的处置方式（如报告卫生监督机构或帮助整改等）
3. 现场指导	发现问题并完成现场指导	
4. 报告信息	填写"卫生监督协管信息报告登记表"（表4-4），并填写学校卫生监督意见书给当事人	• 将信息报告给卫生监督机构 • 将监督意见反馈给当事人

任务评价

学校卫生监督执法文书

"学校卫生服务"任务考核评价表、学习报告单分别见表4-13和表4-14。

表4-13 "学校卫生服务"任务考核评价表

评价内容	内容细化	分值	评分记录			备注
			学生自评	小组互评	教师评价	
工作准备（15分）	口头汇报：简述情境和需要完成的任务等	8				
	做好个人准备：仪表、着装、头发、指甲、配饰等均符合规范	7				
完成情况（70分）	能说出学校卫生监督协管服务的内容和巡查要点	15				
	能对学校卫生服务进行巡查并做好现场笔录	15				
	能及时发现学校卫生服务异常情况	15				
	能及时进行信息登记并完成上报（包括采用国家卫生健康监督协管报告系统）	15				
	能协助开展学生健康教育	10				
职业素养（15分）	具有严谨细致的工作作风	5				
	具有实事求是的工作态度	5				
	具有良好的法律素养，严格依法依规办事	5				
总评		100				

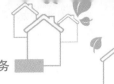

表 4-14 "学校卫生服务"任务学习报告单

姓名		班级		学号	
任务三		学校卫生服务			
案例分析					

根据"情境案例",假如你是社区卫生服务中心的张护士,请回答:

1. 应重点巡查学校卫生服务的哪些具体工作?

2. 应该如何就传染病防控进行现场指导?

学习感悟	存在问题
参加社区志愿者服务活动记录	
对教学设计、活动安排的合理化建议	

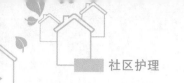

社区护理

任务四　非法行医和非法采供血信息报告

学习任务单

"非法行医和非法采供血信息报告"学习任务单见表4-15。

表4-15　"非法行医和非法采供血信息报告"学习任务单

达成学习目标	• 素质目标：具有严谨细致的工作作风；具有实事求是的工作态度；具有良好的法律素养，严格依法依规办事 • 知识目标：能说出非法行医和非法采供血巡查要点及报告流程 • 能力目标：能对辖区内非法行医和非法采供血情况开展巡查；能及时发现非法行医和非法采供血的异常情况并上报；能进行查处效果监测并报告
学习方法建议	• 岗位见习：了解非法行医和非法采供血问题的信息报告流程 • 自主预习：教材和学习通在线课程资源 • 小组探究：分工合作完成小组任务
分组学习任务	根据"情境案例"，分成4组分别完成不同的任务（现场小讲课汇报、现场角色扮演、录制视频展示等形式不限） • 第1组：收集非法行医、非法采供血违法行为信息 • 第2组：填写"卫生监督协管巡查登记表" • 第3组：及时将收集到的信息报告给辖区卫生监督机构 • 第4组：进行查处效果监测并报告
课堂形式预告	• 班级学生分组进行汇报 • 教师点评 • 完成学生自评、小组互评和教师评价

情境案例

某乡镇卫生院的王护士是负责卫生监督协管服务工作的兼职人员。近段时间来，王护士对辖区内非法行医、非法采供血开展了巡访。

任务：

1. 收集非法行医、非法采供血违法行为信息。
2. 做好信息登记并完成非法行医和非法采供血信息报告。
3. 进行查处效果监测并报告。

任务分析

卫生监督协管服务人员需依据《中华人民共和国医师法》《中华人民共和国基本医疗卫生与健康促进法》《医疗机构临床用血管理办法》，定期对辖区内非法行医、非法采供血开展巡访，发现相关信息应及时向卫生监督执法机构报告。

64

卫生行政执法文书——现场笔录、
卫生监督意见书（医疗机构）

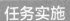

任务实施

非法行医和非法采供血信息报告流程见表4-16。

表4-16 非法行医和非法采供血信息报告流程

实施步骤	具体内容	相关提示
1. 收集信息	（1）通过定期寻访、患者反映等信息收集途径，收集非法行医、非法采供血违法行为信息 （2）填写"卫生监督协管巡查登记表"（表4-3），主要包括机构名称、巡查地点与内容、发现的主要问题、巡查日期、巡查人等信息，按照实际情况如实填写。序号从1开始逐条依次填写	巡查要点： ● 巡查开展医疗诊疗服务的机构是否取得"医疗机构执业许可证" ● 巡查开展采供血服务的机构是否取得"采供血机构执业许可证"或"采供血许可证"
2. 报告信息	（1）填写"卫生监督协管信息报告登记表"（表4-4），并完成医疗执业、传染病防治现场笔录 （2）向辖区卫生监督机构报告非法行医、非法采供血违法行为信息，并发放卫生监督意见书（医疗机构）给当事人	● 将信息报告给卫生监督机构 ● 将监督意见反馈给当事人
3. 查处效果监测及报告	根据卫生监督机构通报的个案查处情况，对被查处地点和人员进行查处效果监测，并将监测结果报告给卫生监督机构	

任务评价

"非法行医和非法采供血信息报告"任务考核评价表、学习报告单分别见表4-17和表4-18。

表4-17 "非法行医和非法采供血信息报告"任务考核评价表

评价内容	内容细化	分值	评分记录			备注
			学生自评	小组互评	教师评价	
工作准备 （15分）	口头汇报：简述情境和需要完成的任务等	8				
	做好个人准备：仪表、着装、头发、指甲、配饰等均符合规范	7				
完成情况 （70分）	能说出非法行医和非法采供血巡查要点及报告流程	15				
	能对非法行医和非法采供血开展巡查	15				
	能及时发现非法行医和非法采供血的异常情况	15				
	能及时进行信息登记并完成上报（包括采用国家卫生健康监督协管报告系统）	15				
	能进行查处效果监测并报告	10				
职业素养 （15分）	具有严谨细致的工作作风	5				
	具有实事求是的工作态度	5				
	具有良好的法律素养，严格依法依规办事	5				
总评		100				

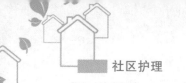

社区护理

表 4-18 "非法行医和非法采供血信息报告"任务学习报告单

姓名		班级		学号	
任务四		非法行医和非法采供血信息报告			

案例分析

根据"情境案例",假如你是乡镇卫生院的王护士,请回答:

1. 作为卫生监督协管员,是否需要对辖区内非法行医、非法采供血开展巡查?为什么?

2. 如何发现辖区内非法行医、非法采供血的违法行为?

3. 发现非法行医、非法采供血违法行为后的处理流程是什么?

学习感悟	存在问题

参加社区志愿者服务活动记录	
对教学设计、活动安排的合理化建议	

任务五　职业卫生监督协管服务

学习任务单

"职业卫生监督协管服务"学习任务单见表4-19。

表4-19　"职业卫生监督协管服务"学习任务单

达成学习目标	• 素质目标：具有严谨细致的工作作风；具有实事求是的工作态度；具有良好的法律素养，严格依法依规办事 • 知识目标：能说出职业卫生监督协管服务的内容和巡查要点 • 能力目标：能进行职业卫生监督协管巡查；能及时发现异常情况并完成上报
学习方法建议	• 岗位见习：了解职业卫生监督协管服务的内容和巡查要点 • 自主预习：教材和学习通在线课程资源 • 小组探究：分工合作完成小组任务
分组学习任务	根据"情境案例"，分成3组分别完成不同的任务（现场小讲课汇报、现场角色扮演、录制视频展示等形式不限） • 第1组：巡查辖区内非煤矿山 • 第2组：填写"职业卫生监督协管巡查工作登记表" • 第3组：及时将收集到的信息报告给辖区卫生监督机构
课堂形式预告	班级学生分组进行汇报 教师点评 完成学生自评、小组互评和教师评价

情境案例

某社区卫生服务中心的张护士是职业卫生监督协管员。2023年5月6日，她对辖区内煤矿、非煤矿山、冶金、建材等行业领域的用人单位开展了职业卫生巡查。

请思考：

1. 巡查的主要内容有什么？
2. 在巡查中发现问题隐患如何及时报告？

任务分析

职业卫生监督协管员的主要职责是按照《中华人民共和国职业病防治法》的要求，巡查辖区内煤矿、非煤矿山、冶金、建材等行业领域的用人单位职业卫生情况，及时报告发现的问题隐患，协助卫生监督执法人员开展职业卫生监督检查和查处违法行为。

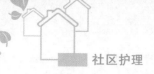

任务实施

职业卫生监督协管流程见表4-20。

表4-20　职业卫生监督协管流程

实施步骤	具体内容	相关提示
1. 开展职业卫生监督协管巡查	（1）职业病危害项目申报情况 （2）建设项目的职业病危害预评价报告、职业病防护设施设计、职业病危害控制效果评价报告完成情况 （3）工作场所职业病危害因素检测与评价情况 （4）劳动者职业健康监护档案情况 （5）工作场所异常情况（粉尘、噪声等） （6）群众投诉举报情况	第1~4项巡查方式为检查资料有无（非建设项目第2项可为合理缺项），第5~6项为发现线索
2. 协查	协助卫生监督执法人员对辖区内职业病危害严重行业的用人单位职业病防治情况进行监督检查；协助卫生监督执法机构对违法行为进行查处	
3. 报告信息	协管员定期进行巡查，按照技术规范的要求填写相关工作表（表4-21、表4-22），签署卫生监督意见书给当事人，发现问题隐患及时报告	● 将信息报告给卫生监督机构 ● 将监督意见反馈给当事人
4. 其他	完成卫生监督执法机构布置的其他工作，如职业病防治知识宣传	

表4-21　职业卫生监督协管巡查个案信息表

用人单位名称		地　　址	
法定代表人		联系电话	
序号	巡查内容		有/无
1	职业病危害项目申报情况		
2	建设项目的职业病危害预评价报告、职业病防护设施设计、职业病危害控制效果评价报告完成情况		
3	工作场所职业病危害因素检测与评价情况		
4	劳动者职业健康监护档案情况		
5	工作场所异常情况		
6	群众投诉举报情况		

用人单位陪同人员签字：　　　　　　协管员签字：

巡查时间：

表 4-22　职业卫生监督协管巡查工作登记表

机构名称（公章）：					年度
序号	巡查地点与内容	发现的主要问题	巡查日期	巡查人	备注

注：此表为协管巡查工作登记表，根据个案信息表汇总形成。备注栏填写发现问题后的处置方式（如报告卫生监督执法机构或协助查处违法行为等）。

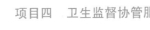

卫生行政执法文书——
卫生监督意见书

任务评价

"职业卫生监督协管服务"任务考核评价表、学习报告单分别见表 4-23 和表 4-24。

表 4-23　"职业卫生监督协管服务"任务考核评价表

评价内容	内容细化	分值	评分记录			备注
			学生自评	小组互评	教师评价	
工作准备 （15 分）	口头汇报：简述情境和需要完成的任务等	8				
	做好个人准备：仪表、着装、头发、指甲、配饰等均符合规范	7				
完成情况 （70 分）	能说出职业卫生监督协管巡查要点	15				
	能说出职业卫生监督协管报告流程	20				
	能与信息提供者进行有效沟通，收集辖区内相关场所职业卫生信息	10				
	能及时进行信息登记并完成上报（包括采用国家卫生健康监督协管报告系统）	15				
	能协助卫生监督执法人员对辖区内职业病危害严重行业的用人单位职业病防治情况进行监督检查	10				
职业素养 （15 分）	具有严谨细致的工作作风	5				
	具有实事求是的工作态度	5				
	具有良好的法律素养，严格依法依规办事	5				
总评		100				

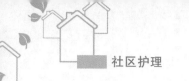

表 4-24 "职业卫生监督协管服务"任务学习报告单

姓名		班级		学号	
任务五		职业卫生监督协管服务			
案例分析					

根据"情境案例",假如你是社区卫生服务中心的张护士,请回答:

1. 作为职业卫生监督协管员,职业卫生巡查的重点是辖区内煤矿、非煤矿山、冶金、建材等行业领域的用人单位,为什么?

2. 如何发现辖区内用人单位职业卫生的问题隐患(以某一个行业领域为例)?

3. 发现职业卫生隐患后的报告流程是什么?

学习感悟	存在问题

参加社区志愿者服务活动记录	
对教学设计、活动安排的合理化建议	

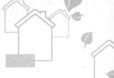

"卫生监督协管服务"项目学习索引及学生自测笔记见表4–25。

表4–25　"卫生监督协管服务"项目学习索引及学生自测笔记

姓名		班级		学号	
服务对象					
服务内容及工作流程	食源性疾病及相关信息报告				
	饮用水卫生安全巡查				
	学校卫生服务				
	非法行医和非法采供血信息报告				
	职业卫生监督协管服务				
服务要求					
工作指标					

卫生监督协管服务流程

榜样力量：周娴君

学而思

模块二　面向特定年龄、性别、人群的公共卫生服务

　　孕产妇、儿童和老年人都是社区卫生服务的重点人群。面向特定年龄、性别、人群的公共卫生服务包括预防接种服务、0~6岁儿童健康管理服务、孕产妇健康管理服务、老年人健康管理服务、中医药健康管理服务。党和国家多次发文提出，要坚持以基层为重点，把工作重点放在社区和农村，把预防摆在更加突出的位置，聚焦孕产妇、儿童、老年人等重点人群的健康管理，优化生命全周期、健康全过程服务。要发挥中医药独特优势，促进中西医相互补充、协调发展。

　　国外有学者认为："个人健康管理是一种对个人及人群的健康危险因素进行全面管理的过程。其宗旨是调动个人及集体的积极性，有效地利用有限的资源来达到最大的健康效果。"我国学者陈君石等将健康管理定义为"对个体或群体的健康进行全面监测、分析、评估，提供健康咨询和指导以及对健康危险因素进行干预的全过程"。其核心是对健康危险因素的管理，具体地说，就是对危险因素进行识别、评估、预测及干预。

　　健康管理是一种前瞻性的卫生服务模式，它以较少的投入获得较大的健康效果，从而提高了医疗服务的效益，也提高了医疗保险的覆盖率并增强了其承受力。一般来说，健康管理主要包括信息采集、身体评估、健康教育和健康干预等步骤。

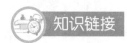 知识链接

国家基本公共卫生服务均等化

　　国家基本公共卫生服务均等化是指每位中华人民共和国的公民，无论性别、年龄、种族、居住地、职业、收入，都能平等地获得基本公共卫生服务。可以理解为人人享有服务的权利是相同的，居民在需要获取相关的基本公共卫生服务时，机会是均等的。但是并不意味着每个人都必须得到完全相同、没有任何差异的基本公共卫生服务。目前国家提供的基本公共卫生服务中很多内容是针对重点人群的，如老年人、孕产妇、0~6岁儿童、高血压等慢性病患者健康管理等，因此，均等化并不是平均化。

项目五 预防接种服务

2019年6月29日，习近平主席签署第三十号中华人民共和国主席令，宣布《中华人民共和国疫苗管理法》自2019年12月1日起施行。该法是为了加强疫苗管理，保证疫苗质量和供应，规范预防接种，促进疫苗行业发展，保障公众健康，维护公共卫生安全而制定的。国家对疫苗实行最严格的管理制度，坚持安全第一、风险管理、全程管控、科学监管、社会共治。

我国是世界上最早发明人痘接种法（图5-1）来预防天花的国家。丝绸之路是中国沟通世界的交通要道，中国医学很早就通过丝绸之路传到阿拉伯地区。人痘接种法就是先传到阿拉伯地区，后又传到土耳其的。英国驻土耳其公使夫人将这种方法带回英国，之后又传到欧洲其他国家，后来传到了美洲。18世纪后半期，人痘接种法在上述地区已普遍施行。但是人痘接种法有一定的缺陷，即毒性难以把控，对于免疫力较弱的人来说，接种有一定的风险。英国乡村医生爱德华·詹纳（Edward Jenner）幼年时就接种过人痘，留下了头痛后遗症。他在行医中发现，接触牛痘病牛的挤奶女工不会患天花。通过20多年的观察和研究，他发现牛痘是比人痘毒性更低的接种材料，于是改进了接种方法并取得了人体试验的成功，由此开始，疫苗学与免疫学诞生。我国发明的人痘接种法和爱德华·詹纳发明的牛痘接种法，都对全球消灭天花发挥了作用。

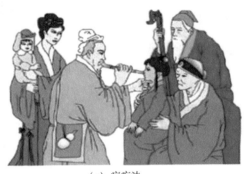 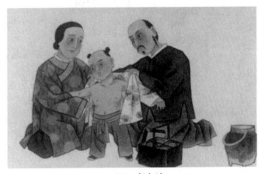

（a）痘痂法 （b）痘衣法

图5-1 中国古代的人痘接种法

预防接种工作是卫生事业成效最为显著、影响最为广泛的工作之一，也是各国预防控制传染病最主要、最经济的手段，在我国取得了巨大的成效。自开始实施免疫规划以来，通过普及儿童免疫，我国麻疹、百日咳、白喉、脊髓灰质炎、结核、破伤风等疾病发病率和死亡率显著降低。2000年我国实现了无脊髓灰质炎目标。疫苗也让我国在乙肝控制上取得了显著效果。从1992年开始，我国实行对新生儿进行乙肝疫苗免疫接种，儿童乙肝感染率显著下降，5岁以下儿童乙肝病毒表面抗原携带率从1992年的9.67%降至2014年的0.32%。乙脑、流脑等发病人数降至历史最低水平。

1986年6月20日，经国务院批准，确定每年的4月25日为"全国儿童预防接种宣传日"，这促进了全国儿童获得高水平的免疫接种。《健康中国行动（2019—2030年）》提出，2030年我国适龄儿童免疫规划疫苗接种率预期值为大于90%。

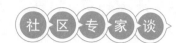

社区专家谈

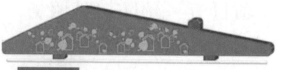

姓　　名：晏　宁

工作单位：湘潭市雨湖区城正街街道
　　　　　社区卫生服务中心

岗　　位：主　任

访谈视频（1）

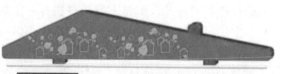

姓　　名：孙　蕾

工作单位：湘潭市雨湖区长城乡
　　　　　卫生院

岗　　位：免疫规划科科长

访谈视频（2）

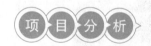

一、岗位描述

1. 工作岗位　预防接种免疫规划管理专干、预防接种岗。

2. 主要职责　专干岗位职责主要是：①及时掌握本辖区人口资料，建立新生儿预防接种登记卡、证，按免疫程序的规定和预防接种工作规范要求，组织开展预防接种工作，实施预防接种的安全注射。②提出疫苗需求计划，建立健全疫苗、一次性注射器领发登记，做好疫苗、一次性注射器管理工作。③做好冷链设备的使用、保养、建档工作，建立冷链运转记录。④统计接种、人口资料，按时上报规定报表。⑤做好免疫规划针对传染病的疫情报告和监测工作，按照《全国疑似预防接种异常反应监测方案》要求对预防接种后不良反应或事故及时处理和报告，并配合进行调查工作。⑥开展预防接种工作的健康教育。⑦定期对辖区内流动儿童进行调查摸底，建立流动儿童预防接种登记簿，及时发现流动人口中的儿童，并按规定给予接种或补种，消除免疫空白点。⑧掌握辖区内托幼机构及小学的儿童预防接种情况，督导开展春季和秋季入托、入学儿童预防接种查验工作，同时做好补证、补种工作，杜绝发生因漏种引发的相关传染病的暴发事件。预防接种岗为预防接种门诊具体实施预防接种的岗位。

二、服务对象

国家基本公共卫生服务预防接种项目服务对象为辖区内0~6岁儿童和其他重点人群，具体包括：

（1）按照国家免疫规划儿童免疫程序，对0~6岁儿童进行常规免疫接种。

（2）按照国家免疫规划儿童免疫程序补种原则，对0~18岁儿童进行查漏补种。

（3）按照国家免疫规划特殊人群免疫程序，在部分省份对重点人群接种出血热疫苗；在重点地区对高危人群实施炭疽疫苗、钩体疫苗应急接种；根据传染病控制需要，对按照实施方案确定的人群进行应急免疫、群体性免疫接种。

三、服务内容

预防接种管理、预防接种实施和疑似预防接种异常反应处理。

四、服务要求

（1）接种单位必须为区县级卫生行政部门指定的预防接种单位，并具备《疫苗储存和运输管理规范》规定的冷藏设施、设备和冷链管理制度，按照要求进行疫苗的领发和冷链管理，保证疫苗质量。

（2）应按照《中华人民共和国疫苗管理法》《疫苗流通和预防接种管理条例》《预防接种工作规范》《全国疑似预防接种异常反应监测方案》等相关规定做好预防接种服务工作，承担预防接种的人员应当具备执业医师、执业助理医师、执业护士或者乡村医生资格，并经过县级或以上卫生行政部门组织的预防接种专业培训，考核合格后持证方可上岗。

（3）基层医疗卫生机构应积极通过公安、乡镇（街道）、村（居）委会等多种渠道，利用提供其他医疗服务、发放宣传资料、入户排查等方式，向预防接种服务对象或其监护人传播相关信息，主动做好辖区内服务对象的发现和管理。

（4）根据预防接种需要，合理安排接种门诊开放频率、开放时间和预约服务的时间，提供便利的接种服务。

《中华人民共和国疫苗管理法》 《疫苗储存和运输管理规范》 《预防接种工作规范》

五、常用工作指标

（1）儿童建证率＝年度辖区内已建立预防接种证人数/年度辖区内应建立预防接种证人数×100%。

（2）国家免疫规划疫苗接种率＝年度辖区内国家免疫规划疫苗实际接种人数/年度辖区内国家免疫规划疫苗应接种人数×100%。

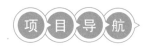

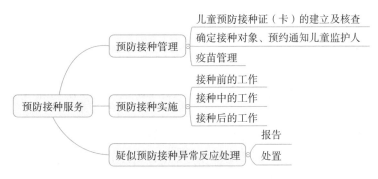

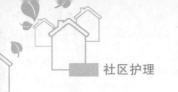

任务一　预防接种管理

学习任务单

"预防接种管理"学习任务单见表 5-1。

表 5-1　"预防接种管理"学习任务单

达成学习目标	<ul><li>素质目标：增强法治意识，依法开展工作；树立将科普宣传、健康教育融入所有工作环节的意识</li><li>知识目标：能描述预防接种管理的内容；能描述冷链管理要点；能描述疫苗接种原则</li><li>能力目标：能进行儿童预防接种证（卡）的建立与管理；能规范开展疫苗冷链管理工作</li></ul>
学习方法建议	<ul><li>岗位见习：了解预防接种管理相关工作内容</li><li>自主预习：教材和学习通在线课程资源</li><li>小组探究：分工合作完成小组任务</li></ul>
分组学习任务	根据"情境案例"，分成 4 组分别完成不同的任务（现场小讲课汇报、现场角色扮演、录制视频展示等形式不限）<ul><li>第 1 组：指导陈女士为宝宝办理预防接种证</li><li>第 2 组：定期告知、督促陈女士带宝宝接受预防接种</li><li>第 3 组：指导陈女士配合做好预防接种工作</li><li>第 4 组：播放小组集体录制的疫苗管理科普视频</li></ul>
课堂形式预告	<ul><li>班级学生分组进行汇报</li><li>教师点评</li><li>完成学生自评、小组互评和教师评价</li></ul>

情境案例

　　某社区卫生服务中心的王护士对辖区内的陈女士进行产后访视，确认宝宝于 2023 年 3 月 28 日在市中心医院出生当天已接受了首针乙肝疫苗和卡介苗注射，尚未办理儿童预防接种证。

　　任务：

　　1. 指导陈女士为宝宝办理预防接种证。

　　2. 定期告知、督促陈女士带宝宝接受预防接种。

　　3. 指导陈女士配合做好预防接种工作。

任务分析

一、接种单位

（一）接种单位条件

（1）取得医疗机构执业许可证。

（2）具有经过县级人民政府卫生健康主管部门组织的预防接种专业培训并考核合格的医师、护士或者乡村医生。

（3）具有符合疫苗储存、运输管理规范的冷藏设施、设备和冷藏保管制度。

（4）县级以上地方人民政府卫生健康主管部门指定符合条件的医疗机构承担责任区域内免疫规划疫苗接种工作。

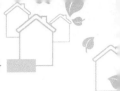

（二）合理安排接种门诊开放频率、开放时间和预约服务的时间

（1）城市地区每个街道至少应指定 1 个门诊。每个门诊的服务半径原则上不超过 5 公里，实行按周（每周≥3 天）开展预防接种服务。根据群众需求，可在周末提供服务。

（2）农村地区每个乡镇至少应指定 1 个门诊。每个门诊的服务半径原则上不超过 10 公里，实行按周（每周≥3 天）或者按月（每月≥2 次）开展预防接种服务。

二、预防接种证（卡）

《中华人民共和国疫苗管理法》第四十七条规定，国家对儿童实行预防接种证制度。接种单位必须按规定为适龄儿童建立预防接种证，作为儿童预防接种的凭证、记录和证明；同时，做好其他适龄人群预防接种的记录工作。

（一）预防接种证、卡（簿）按照受种者的居住地实行属地化管理

在儿童出生后 1 个月内，其监护人应当到儿童居住地承担预防接种工作的接种单位为其办理预防接种证。未按时建立预防接种证或预防接种证遗失者应及时到接种单位补办。接种单位应在接种证上加盖公章。设有产科的医疗卫生单位，要告知新生儿监护人及时到居住地接种单位建立预防接种证、卡（簿）。户籍在外地的适龄儿童寄居当地时间在 3 个月及以上，由现寄居地接种单位及时建立预防接种卡（簿），无预防接种证者需同时建立预防接种证；要向流动儿童监护人宣传，使其及时到寄居地接种单位为儿童办理预防接种证、卡（簿）。

（二）预防接种证的格式

预防接种证由省级卫生行政部门制定，格式和内容示例见图 5-2。

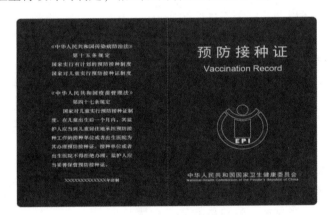

图 5-2　儿童预防接种证

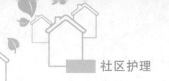

（三）预防接种证、卡（簿）的管理

预防接种证由儿童监护人长期保管。预防接种卡（簿），城市由接种单位保管，农村由乡级预防保健单位保管。

（四）预防接种证、卡（簿）的查验

接种单位在对适龄儿童实施预防接种时，应当查验预防接种证，并按规定做好记录。接种单位至少每半年对责任区内儿童的预防接种卡（簿）进行一次核查和整理。要主动搜索流动人口中的适龄儿童。在儿童入托、入学时开展预防接种证查验补种工作。

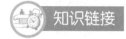

流动儿童预防接种管理

流动儿童是指户籍在外县或无户口，随父母或其他监护人在流入地暂时居住的儿童。

对流动儿童的预防接种实行现居住地管理，流动儿童与本地儿童享受同样的预防接种服务。

1. 在暂住地居住≥3个月的流动儿童，由现居住地接种单位负责预防接种并建立预防接种档案，纳入常住儿童管理与评价，无预防接种证者需同时建立或补办预防接种证。

2. 在暂住地居住<3个月的流动儿童，可由现居住地接种单位提供预防接种服务，并如实记录接种信息。

3. 接种单位应每月开展流动儿童主动搜索工作。

三、疫苗的分类

疫苗分为国家免疫规划疫苗和非国家免疫规划疫苗。

（一）国家免疫规划疫苗

国家免疫规划疫苗包括儿童常规接种疫苗和重点人群接种疫苗。儿童常规接种疫苗包括乙肝疫苗、卡介苗、脊灰灭活疫苗、口服脊灰减毒活疫苗、无细胞百白破疫苗、白破疫苗、麻风减毒活疫苗、麻腮风疫苗、甲肝减毒活疫苗、甲肝灭活疫苗、乙脑减毒活疫苗、乙脑灭活疫苗、A+C群流脑结合疫苗、A群C群流脑多糖疫苗。重点人群接种疫苗包括出血热灭活疫苗、炭疽活疫苗和钩端螺旋体疫苗。

（二）非国家免疫规划疫苗

根据国家制定的第二类疫苗使用指导原则或国家、省级发布的接种第二类疫苗建议信息或疫苗使用说明书接种第二类疫苗。受种者或其监护人在知情同意的情况下，可以自愿自费选择第二类疫苗。例如，流感疫苗、水痘疫苗、肺炎疫苗、腮腺炎疫苗等。

四、接种工作的宣传与管理

（一）常规预防接种宣传工作

基层接种门诊应积极通过公安、乡镇（街道）、村（居）委会、学校及幼儿园等多种渠道，利用诊疗服务、入户排查、健康讲座、发放宣传资料等方式，通过公众号、微信群、接种App等多种形式向预防接种服务对象或其监护人传播相关信息。

（二）重点宣传日主题宣传工作

预防门诊在每年"4·25"全国儿童预防接种宣传日及"7·28"世界肝炎日等重点宣传活动日可以各种群众喜闻乐见的方式开展预防接种宣传工作。

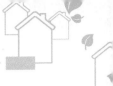

任务实施

预防接种管理流程见表5-2。

表 5-2 预防接种管理流程

实施步骤	具体内容	相关提示
1. 建立儿童预防接种证、卡（簿）	及时为辖区内所有居住满3个月的0~6岁儿童建立预防接种证和预防接种卡（簿）等儿童预防接种档案	• 产科接种单位应在新生儿出生后为其办理预防接种证。未办理预防接种证的，应告知其监护人1个月内到儿童居住地的接种单位为其办理预防接种证 • 逐项填写接种证、卡（簿）内容，预防接种证中的受种者档案基本信息和疫苗接种记录由接种单位人员打印。如手工填写，要求书写工整、内容规范、记录准确、项目齐全、时间（日期）栏（项）填写以公历为准 • 预防接种证上应加盖接种单位的公章，并交由儿童监护人保管；接种证遗失的，由接种单位及时补办。预防接种卡（簿）的保管期限应在儿童满7周岁后再保存不少于15年 • 户籍在外地的适龄儿童暂住在当地时间≥3个月，由暂住地接种单位及时建立预防接种卡（簿）；无接种证者需同时建立、补办接种证
2. 定期清查，告知、督促接种	采取预约、通知单、电话、手机短信、网络、广播通知等适宜方式，通知儿童监护人，告知接种疫苗的种类、时间、地点和相关要求。在边远山区、海岛、牧区等交通不便的地区，可采取入户巡回的方式进行预防接种	确定接种对象：根据国家免疫规划疫苗的免疫程序、群体性预防接种、应急接种或补充免疫方案等，确定受种对象 • 受种对象：包括本次受种对象、上次漏种者和流动人口等特殊人群中的未受种者 • 确定方法：根据预防接种记录核实受种对象，主动搜索流动人口中的受种对象 • 接种通知：用多种途径对应种对象进行接种通知，督促其完成免疫程序 • 每月进行适龄儿童国家免疫规划疫苗查漏补种工作，开展接种率监测工作，每季度进行汇总、统计、上报
3. 定期核查儿童预防接种证、卡（簿）	(1) 卡证核查：接种单位至少每半年对责任区内儿童的预防接种卡（簿）进行一次核查和整理；核卡查漏补种	• 接种单位对适龄儿童实施预防接种时，应当核对预防接种证，并按规定做好记录 • 预防接种证中的受种者档案基本信息和疫苗接种记录由接种单位人员打印。如手工填写，要求书写工整、内容规范、记录准确、项目齐全、时间（日期）栏（项）填写以公历为准 • 预防接种证由受种者或其监护人长期保管 • 接种单位要为无预防接种证儿童或接种证遗失儿童补发预防接种证 • 受种者变更接种单位时，应携带预防接种证，由迁入地接种单位下载并更新预防接种信息，核准预防接种档案和预防接种证一致后完成迁入 • 接种单位利用免疫规划信息系统至少每月对辖区内儿童的预防接种档案进行一次未种通知和查漏分析，对于死亡的儿童或连续12个月失去联系的儿童，可以对其预防接种档案进行迁出标记，不再纳入查漏分析和未种通知范围
	(2) 查验证工作：每学期开展入托、入学儿童查验证工作	接种单位为入托、入学儿童出具预防接种完成情况评价文件，交儿童监护人供托幼机构和学校查验

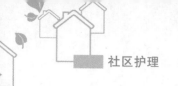

续表

实施步骤	具体内容	相关提示
4. 对疫苗进行安全管理	（1）建立疫苗管理机制；规范疫苗冷链设备管理；严格执行冷链设备温度监测	• 应有专人对冷链设备进行管理与维护。建立健全冷链设备档案，填写"冷链设备档案表"，并通过中国免疫规划信息管理系统进行网络报告 • 冰箱应进行温度监测，同时每天 2 次测温，间隔不少于 6 小时，并填写"冷链设备温度记录表"，温度计应分别放置在医用冰箱冷藏室及冷冻室的中间位置，冰箱温度应控制在规定范围（冷藏室为 2～8 ℃，冷冻室低于 -20 ℃）。发现异常温度记录要及时评估，根据评估结果采取相应措施。所有温度记录应保存 5 年备查 • 冷链设备要有专门房屋安置，保证设备良好。专物专用，不得存放其他物品。冷链设备温度超出疫苗储存要求时，应及时将可以使用的疫苗转移到其他设备中，不能使用的疫苗按照有关规定进行处置。设备异常时，应及时报告、维修、更换，并做好设备维修记录。要求在变更后 15 天内通过中国免疫规划信息管理系统更新报告。冷链设施、设备应定期检查、维护和更新，确保符合规定要求
	（2）疫苗应按品种、批号分类码放	采用冷库和大容量冰箱存放疫苗时，顶部、底部及四周均应留有一定的空间。疫苗要摆放整齐，疫苗与箱壁、疫苗与疫苗之间应留 1～2 cm 的空隙。疫苗不应放置在冰箱门内搁架上，含吸附剂的疫苗不可贴壁放置
	（3）保管好运输中的疫苗	运输疫苗的冷藏箱（包）应根据环境温度、运输条件、使用条件放置适当数量的冰排。一般疫苗都是在 2～8 ℃ 条件下避光储存和运输，脊灰减毒活疫苗（目前使用的是二价脊灰疫苗）在 -20 ℃ 以下保存
	（4）建立疫苗定期清理制度，确保疫苗使用安全	• 疫苗使用遵循"先进先出、近效期先出"原则，严格执行一苗一剂次扫码接种可溯源 • 对存在包装无法识别、储存温度不符合要求、超过有效期等问题的疫苗，采取隔离存放、设置警示标志等措施，按照《医疗废物管理条例》规范处置，并如实记录处置情况

任务评价

"预防接种管理"任务考核评价表、学习报告单分别见表5-3和表5-4。

表5-3 "预防接种管理"任务考核评价表

评价内容	内容细化	分值	评分记录			备注
			学生自评	小组互评	教师评价	
工作准备 （15分）	口头汇报：简述情境和需要完成的任务等	8				
	做好个人准备：仪表、着装、头发、指甲、配饰等均符合规范	7				
完成情况 （70分）	能够说出预防接种管理工作的范畴	10				
	能说出儿童预防接种证、卡（簿）的建立流程	10				
	能开展儿童预防接种证、卡（簿）核查，查漏补种工作	10				
	能够开展儿童疫苗接种通知工作，通过有效告知督促家长及时完成儿童疫苗接种	10				
	能完成入托、入学儿童预防接种证查验及评估工作	10				
	能够进行疫苗安全管理	10				
	能够开展预防接种健康教育工作	10				
职业素养 （15分）	思想端正，爱岗敬业	5				
	仪态端庄，善于沟通，服务热情、耐心、细心、细致	5				
	专业知识过硬，指导尊崇科学	5				
总评		100				

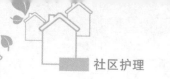

表5-4 "预防接种管理"任务学习报告单

姓名		班级		学号	
任务一			预防接种管理		
案例分析					

根据"情境案例",假如你是社区卫生服务中心的王护士,请回答:

　　1. 陈女士的宝宝是否为社区建证建卡儿童对象?为什么?

　　2. 儿童预防接种证、卡办理流程是什么?

　　3. 应如何向陈女士介绍预防接种的重要性及如何开展接种前预约告知?

学习感悟	存在问题

参加社区志愿者服务活动记录	
对教学设计、活动安排的合理化建议	

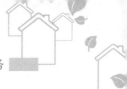

任务二　预防接种实施

学习任务单

"预防接种实施"学习任务单见表5-5。

表5-5　"预防接种实施"学习任务单

达成学习目标	• 素质目标：树立提供依法、规范、优质的预防接种服务的意识 • 知识目标：能说出社区卫生服务中心预防接种工作环境的要求；能描述接种前、接种中、接种后的操作规范；能准确描述"三查七对一验证"的内容 • 能力目标：能按流程模拟完成预防接种；能指导受种者及其监护人配合完成接种并进行健康宣教
学习方法建议	• 岗位见习：了解预防接种真实工作环境和工作流程 • 自主预习：教材和学习通在线课程资源 • 小组探究：分工合作完成小组任务
分组学习任务	根据"情境案例"，分成4组分别完成不同的任务（现场小讲课汇报、现场角色扮演、录制视频展示等形式不限） • 第1组：介绍预防接种门诊工作环境及就诊流程、各岗位基本工作内容 • 第2组：播放小组集体录制的角色扮演的小视频，模拟完成接种台接种工作 • 第3组：播放小组集体录制的接种方法操作视频 • 第4组：播放小组集体录制的预防接种健康宣教科普视频
课堂形式预告	• 班级学生分组进行汇报 • 教师点评 • 完成学生自评、小组互评和教师评价

情境案例

2017年，某地乡镇卫生院发生12名婴儿超剂量接种卡介苗事件。本次疫苗过量接种事件是护士工作疏忽，为当天12名接种卡介苗的孩子各注射了0.5 mL，超量了5倍。当天上午11点过后，当事护士发现疫苗不够用，经检查，发现出现了超量注射的错误，于是立即向卫生院和上级部门进行汇报。卫生院立即联系家长将超量接种的婴儿送往当地市中心医院，该县领导高度重视，成立应急小组并邀请省专家前来处置，到晚上10点40分，在事发后24小时内，对12名婴儿完成了第一次异烟肼环形封闭治疗。部分家长表示孩子过量接种及打封闭针后，出现呕吐、烦躁等症状。

请思考：

1. 疫苗接种应遵循什么样的操作规范？

2. 出现疫苗接种事故后该如何处理？

3. 我们该从中吸取什么教训？

任务分析

一、预防接种场所

（一）预防接种场所的划分

按照服务的对象划分：

（1）儿童接种门诊。设置在符合条件的各级各类医疗机构，为<18周岁未成年人提供免疫规划疫苗和（或）非免疫规划疫苗接种服务，也可兼设成人接种门诊。

（2）成人接种门诊。设置在符合条件的各级各类医疗机构，为≥18周岁人群提供免疫规划疫苗和（或）非免疫规划疫苗接种服务。

（3）产科接种单位。设置在提供助产服务的各级各类医疗机构，为新生儿提供首针乙肝疫苗和卡介苗接种服务。

（4）狂犬病暴露预防处置和外伤后破伤风处置门急诊（外科）。设置在符合条件的各级各类医疗机构，提供人用狂犬病疫苗、破伤风疫苗接种，以及相应的外伤处理和可能需要的被动免疫制剂注射等诊疗服务。

社区卫生服务中心和乡镇卫生院主要承担儿童接种门诊和成人接种门诊任务。

（二）接种人员基本要求

从事受种者健康状况询问与接种禁忌核查、预防接种知情告知、疫苗接种操作等的技术人员应具有医师、护士或者乡村医生资格。从事疑似预防接种异常反应病例救治的技术人员应具备医师资格（出现急性过敏性休克等紧急情况的，接种人员需要实施紧急医学处置）。

预防接种人员均需经过县级卫生健康主管部门或委托疾控机构组织的预防接种相关培训，每2年至少1次，考核合格后，方可上岗从事预防接种相关工作。从事卡介苗接种的技术人员须经卡介苗接种专业培训并考核合格。从事疑似预防接种异常反应处置的医疗卫生人员需要接受预防接种异常反应紧急救治培训并考核合格。

（三）房屋及功能设置

（1）预防接种门诊应避免与普通门诊、注射室、病房、放射科、传染病科（含发热门诊、肠道门诊、传染病病房等）、化验室等存在潜在感染和损害风险的科室共处同一楼层或共用出入口及通道；有条件的医疗机构应将预防接种门诊设置在独立区域。负责预防接种的社区卫生服务站/村卫生室应设独立的疫苗接种区域，与患者临床救治的区域分开。

（2）条件具备的接种门诊应设置8个功能区，包括候诊室区、健康询问室区（最好与儿童保健室毗邻）、登记区、知情告知区、接种区、留观区、疑似预防接种异常反应处置区、冷链区等；条件不具备的接种门诊、负责预防接种的社区卫生服务站/村卫生室应有候诊、健康询问、登记、告知、接种、留观等区域。

（3）预防接种门诊应按照候诊、健康询问、登记、告知、接种、留观的先后顺序合理布局，人员入口、出口尽可能分开设置，使受种者按引导标识实现业务流程单向流动，避免交叉往返。

（四）信息化设备配置

具有使用免疫规划信息系统的设备、设施，如计算机、扫码设备、打印设备，可实现扫码登记、扫码接种、预防接种证信息打印等功能，可通过计算机录入、上报疫苗接种个案相关信息，实现接种单位及接种人员基本信息、冷链设备、冷链温度监测、疫苗出入库、疫苗追溯及疑似预防接种异常反应监测报告等信息化管理功能。

（五）场所公示

预防接种场所要设有醒目标志，各功能室/区有明显标识，疫苗接种室、接种工作台设置醒目标记。在预防接种场所显著位置公示相关资料，包括接种单位及人员资质、预防接种工作流程、免疫规划疫苗的品种、预防疾病的种类、免疫程序、接种方法、接种禁忌等，除上述内容外，非免疫规划疫苗还应公示生产企业、疫苗价格、预防接种服务价格、疫苗接种不良反应等。此外，还需公示预防接种服务时间、咨询电话和监督电话。

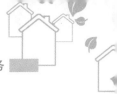

二、数字化预防接种门诊

数字化预防接种门诊是将计算机技术、网络技术，以及互联网、物联网和人工智能等信息技术应用于预防接种的预约、取号、健康询问、登记、候种、接种、留观等环节，实现全流程综合信息管理与服务的预防接种门诊。

三、国家免疫规划疫苗儿童免疫程序

免疫程序是指对某一特定人群（如儿童）预防传染病需要接种疫苗的种类、次序、剂量、部位及有关要求所做的具体规定。只有按照科学、合理的程序进行接种，才能充分发挥疫苗的免疫效果，减少预防接种不良反应的发生，避免人力、物力、财力的浪费，有效地保护易感人群，预防和控制传染病的发生与流行。

（一）国家免疫规划疫苗儿童免疫程序表（表5-6）

表5-6 国家免疫规划疫苗儿童免疫程序表

可预防疾病	疫苗种类	接种途径	剂量	英文缩写	接种年龄															
					出生时	1月	2月	3月	4月	5月	6月	8月	9月	18月	2岁	3岁	4岁	5岁	6岁
乙型病毒性肝炎	乙肝疫苗	肌内注射	10或20 μg	HepB	1	2					3								
结核病[1]	卡介苗	皮内注射	0.1 mL	BCG	1														
脊髓灰质炎	脊灰灭活疫苗	肌内注射	0.5 mL	IPV			1	2											
	脊灰减毒活疫苗	口服	1粒或2滴	bOPV					3								4		
百日咳、白喉、破伤风	百白破疫苗	肌内注射	0.5 mL	DTaP					1	2	3			4					
	白破疫苗	肌内注射	0.5 mL	DT															5
麻疹、风疹、流行性腮腺炎	麻腮风疫苗	皮下注射	0.5 mL	MMR								1		2					
流行性乙型脑炎[2]	乙脑减毒活疫苗	皮下注射	0.5 mL	JE-L								1			2				
	乙脑灭活疫苗	肌内注射	0.5 mL	JE-I								1、2			3		4		
流行性脑脊髓膜炎	A群流脑多糖疫苗	皮下注射	0.5 mL	MPSV-A							1		2						
	A群C群流脑多糖疫苗	皮下注射	0.5 mL	MPSV-AC												3		4	
甲型病毒性肝炎[3]	甲肝减毒活疫苗	皮下注射	0.5或1.0 mL	HepA-L										1					
	甲肝灭活疫苗	肌内注射	0.5 mL	HepA-I										1	2				

注：1. 主要指结核性脑膜炎、粟粒性肺结核等。

2. 选择乙脑减毒活疫苗接种时，采用两剂次接种程序。选择乙脑灭活疫苗接种时，采用四剂次接种程序；乙脑灭活疫苗第1、2剂间隔7~10天。

3. 选择甲肝减毒活疫苗接种时，采用一剂次接种程序。选择甲肝灭活疫苗接种时，采用两剂次接种程序。

如果儿童未按照上述推荐的年龄及时完成接种，应根据补种通用原则和每种疫苗的具体补种要求尽早进行补种。

（二）接种部位

疫苗接种途径通常为口服、肌内注射、皮下注射和皮内注射。注射部位通常为上臂外侧三角肌处和大腿前外侧中部。当多种疫苗同时注射接种（包括肌内、皮下和皮内注射）时，可在左右上臂、左右大腿分别接种，卡介苗选择上臂。

预防接种视频

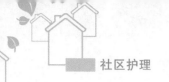

四、疫苗接种原则

（一）同时接种原则

（1）不同疫苗同时接种：两种及以上注射类疫苗应在不同部位接种。严禁将两种或多种疫苗混合吸入同一支注射器内接种。

（2）现阶段的国家免疫规划疫苗均可按照免疫程序或补种原则同时接种。

（3）不同疫苗接种间隔：两种及以上注射类减毒活疫苗如果未同时接种，应间隔不小于 28 天进行接种。国家免疫规划使用的灭活疫苗和口服类减毒活疫苗，如果与其他灭活疫苗、注射或口服类减毒活疫苗未同时接种，对接种间隔不做限制。

（二）补种通用原则

未按照推荐年龄完成国家免疫规划规定剂次接种的小于 18 周岁人群，在补种时掌握以下原则：

（1）应尽早进行补种，尽快完成全程接种，优先保证国家免疫规划疫苗的全程接种。

（2）只需补种未完成的剂次，无须重新开始全程接种。

（3）当遇到无法使用同一厂家同种疫苗完成接种程序时，可使用不同厂家的同种疫苗完成后续接种。

五、流行季节疫苗接种

国家免疫规划使用的疫苗都可以按照免疫程序和预防接种方案的要求，全年（包括流行季节）开展常规接种，或根据需要开展补充免疫和应急接种。

任务实施

预防接种实施流程见表 5-7。

表 5-7　预防接种实施流程

实施步骤	具体内容	相关提示
1. 取号候诊	引导受种者及其监护人预约取号、候诊室候诊	• 受种者监护人可手机预约，也支持现场取号 • 取号显示：支持查看排队序号、受种者姓名、预约疫苗、等待人数、预约时间等信息
2. 健康问询筛查	通过询问、健康检查，筛查受种者有无接种禁忌	• 询问受种者的健康状况：包括是否有发热、咳嗽、腹泻、过敏、癫痫等神经系统疾病、慢性疾病、用药史、过敏史、既往接种异常反应史等，综合判断受种者健康状况 • 核查接种禁忌：进行体温测量、一般情况观察、咽喉检查等，核查接种禁忌并如实记录
3. 候种登记	• 确定受种者，再次确认健康状况，做接种禁忌证排查 • 根据免疫程序提供优化接种方案 • 依法进行接种前知情告知并完成接种通知单签核	• 接种工作人员应查验儿童预防接种证、卡（簿），核对受种者姓名、性别、出生年、月、日及接种记录，确认是否为本次接种对象、接种疫苗的品种。预防接种工作人员发现原始记录中受种者姓名、出生日期、联系方式等基本信息有误或变更的，应及时更新 • 采取面对面的方式告知受种者或其监护人所接种疫苗的品种、作用、禁忌、注意事项、可能出现的不良反应和预防接种异常反应补偿方式等。受种者或其监护人自愿选择非免疫规划疫苗时，接种单位应当告知费用 • 告知后由受种方在书面或电子知情同意书上签名确认，签名资料由接种单位留档保存至疫苗有效期满后不少于 5 年 • 对于因有预防接种禁忌而不能预防接种的受种者，应对受种者或其监护人提出医学建议，并在预防接种证、卡（簿）或儿童预防接种个案信息上记录

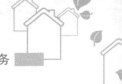

实施步骤		具体内容	相关提示
	接种前	（1）核实受种对象 （2）询问健康状况和核查接种禁忌 （3）再次进行预防接种告知 （4）现场疫苗准备和检查 （5）指导监护人采用正确的"搂抱式"抱娃接种姿势：监护人坐好后，让宝宝坐在其左腿上，用大腿夹住宝宝的小腿；用左臂环抱宝宝，让宝宝的头部靠在其左肩部；将宝宝的右臂放置在其身后，让宝宝的手自然环抱住其后背，同时可以用手臂夹住宝宝的右臂；用右手握住宝宝的左手，以防宝宝在接种过程中乱动。坐好固定住，露出宝宝左上臂接种部位，完成接种。如果接种部位在大腿，也可以使用这个姿势，露出大腿接种部位	● 提前做好相关准备：环境准备、人员准备和物品准备。按受种对象人次数的1.1倍准备相应规格的注射器材；消毒耗材，包括75%乙醇、镊子、棉球杯、无菌干棉球或棉签、治疗盘等；体检器材，包括体温表、听诊器、压舌板、血压计；常用急救药械，包括1：1000肾上腺素、葡萄糖生理盐水、25%~50%葡萄糖注射液、地塞米松、抗过敏药、输液器、止血带和吸氧等急救设备，肾上腺素等急救药械应加强保管，并做好定期检查核对；接种安全器材，包括注射器毁型装置或锐器盒、医疗废物桶等 ● 同时接种几种疫苗时，在接种室/台分别设置醒目的疫苗接种标记，避免错种、重种和漏种
4. 接种实施	接种时	（1）接种工作人员在接种操作时再次进行"三查七对一验证"，无误后予以预防接种 （2）严格按照《预防接种工作规范》规定的接种月（年）龄、接种部位、接种途径、安全注射等要求予以接种	①"三查七对一验证"制度 ● "三查"包括检查受种者健康状况和核查接种禁忌；查对预防接种卡（簿）和预防接种证信息，同时与预防接种档案核对疫苗和接种相关信息；检查疫苗、注射器的外观、批号、有效期 ● "七对"是指核对受种者的姓名、年龄和所接种疫苗的品名、规格、剂量、接种部位、接种途径 ● "一验证"是接种前请受种者或其监护人验证接种疫苗的种类和有效期 ②接种部位要避开疤痕、炎症、硬结和皮肤病变处 ③接种部位消毒：用灭菌镊子夹取75%乙醇棉球或用无菌棉签蘸75%乙醇，由内向外螺旋式对接种部位皮肤进行消毒，涂擦直径≥5 cm，待晾干后立即进行预防接种。禁用2%碘酊进行皮肤消毒 ④遵守安全注射原则 ● 预防接种前方可打开或取出注射器 ● 抽取疫苗后和注射完毕后不得回套针帽，不得用手分离注射器针头，防止被针头误伤 ● 应将使用后的注射器具直接或毁型后投入安全盒或防刺穿的容器内，按照《医疗废物管理条例》统一回收销毁
	接种后	（1）告知儿童监护人，受种者接种后应在留观区医学观察30分钟后方可离开 （2）接种后及时在预防接种证、卡（簿）上记录，登记受种者、疫苗品种、上市许可持有人、批号/追溯码、有效期、接种日期、实施接种的人员等信息 （3）与儿童监护人预约下次接种疫苗的种类、时间和地点 （4）接种后整理：清理器材、处理剩余疫苗、核对预防接种信息、统计疫苗使用数量 （5）录入计算机并进行网络报告	①向受种者或其监护人交代接种后可能出现的反应及家庭处理办法 ②清理器材：清洁冷藏容器，将使用后的自毁型注射器、一次性注射器及其他医疗废物严格按照《医疗废物管理条例》的规定处理 ③记录疫苗的使用及废弃数量，剩余疫苗按以下要求处理：疫苗开启后，减毒活疫苗超过半小时、灭活疫苗超过1小时未用完，应将剩余疫苗废弃，按照医疗废弃物处置方法废弃已开启疫苗瓶的疫苗；冷藏容器内未开启的疫苗做好标记，放冰箱保存，于有效期内在下次预防接种时首先使用

续表

实施步骤	具体内容	相关提示
5. 留观	（1）留观区医学观察 30 分钟无不适方可离开 （2）开展预防接种相关健康教育	受种者在现场留观期间出现预防接种异常反应的，应当按照疑似预防接种异常反应监测与处置相关要求，及时采取救治等措施。出现严重预防接种异常反应的，必要时转院救治

学生角色扮演作品

任务评价

"预防接种实施"任务考核评价表、学习报告单分别见表 5-8 和表 5-9。

表 5-8 "预防接种实施"任务考核评价表

评价内容	内容细化	分值	评分记录			备注
			学生自评	小组互评	教师评价	
工作准备 （15 分）	口头汇报：简述情境和需要完成的任务等	8				
	做好个人准备：仪表、着装、头发、指甲、配饰等均符合规范	7				
完成情况 （70 分）	熟悉预防接种门诊的工作流程，能指导服务对象顺利完成接种	10				
	掌握国家免疫规划疫苗免疫程序及接种原则	10				
	熟练掌握预防接种操作技能	10				
	掌握"三查七对一验证"等预防接种相关制度内容，实施安全接种	20				
	能够规范完成接种信息登记录入及现场疫苗管理	10				
	能够与受种者或其监护人有效沟通，完成接种前健康评估及接种实施前、中、后依法告知，开展预防接种知识宣传指导	10				
职业素养 （15 分）	具有高水平的服务技能	5				
	具有较强的责任心，法规意识强	5				
	沟通能力较好，服从意识强，团队协作能力高	5				
总评		100				

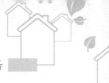

表 5-9　"预防接种实施"任务学习报告单

姓名		班级		学号	
任务二			预防接种实施		

案例分析

根据"情境案例",假如你是社区卫生服务中心的接种护士,请回答:

1. 接种操作前如何排除接种禁忌证?

2. 安全接种的内容有哪些?

3. 应如何向受种者或其监护人告知接种后的注意事项?

学习感悟	存在问题

参加社区志愿者服务活动记录	
对教学设计、活动安排的合理化建议	

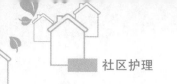

社区护理

任务三　疑似预防接种异常反应处置

学习任务单

"疑似预防接种异常反应处置"学习任务单见表5-10。

表 5-10　"疑似预防接种异常反应处置"学习任务单

达成学习目标	• 素质目标：具有严谨细致的工作作风，处理问题反应迅速 • 知识目标：能准确描述疑似预防接种异常反应（AEFI）的分类及常见异常反应的处置原则 • 能力目标：能熟练模拟进行 AEFI 监测及处置
学习方法建议	• 岗位见习：了解疑似预防接种异常反应处置的相关工作流程 • 自主预习：教材和学习通在线课程资源 • 小组探究：分工合作完成小组任务
分组学习任务	根据"情境案例"，分成 4 组分别完成不同的任务（现场小讲课汇报、现场角色扮演、录制视频展示等形式不限） • 第 1 组：接待张女士及宝宝 • 第 2 组：规范处置 • 第 3 组：依法进行 AEFI 个案上报 • 第 4 组：播放小组集体录制的常见不良反应处置科普视频
课堂形式预告	• 班级学生分组进行汇报 • 教师点评 • 完成学生自评、小组互评和教师评价

情境案例

张女士的宝宝，18 月龄，于 2023 年 2 月 15 日 10：30 在某社区卫生服务中心预防门诊接种了百白破疫苗第 4 剂次，2 月 16 日下午 14：30 因接种部位出现一块 5 cm×5 cm 的红肿至预防门诊就诊处置。预防门诊的刘护士被分派处理此事。

任务：

1. 接待张女士及宝宝。

2. 规范处置。

3. 依法进行 AEFI 个案上报。

任务分析

一、疑似预防接种异常反应

疑似预防接种异常反应是指在预防接种后发生的怀疑与预防接种有关的反应或事件，包括预防接种不良反应、疫苗质量事故、接种事故、偶合症、心因性反应，详见表 5-11。

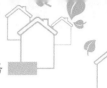

表 5-11 疑似预防接种异常反应分类

AEFI 分类		说明
不良反应（疫苗本身特性引起）	一般反应	指一过性、轻微的机体反应；常见、非严重
	异常反应	指合格的疫苗在实施规范接种过程中或者实施规范接种后造成受种者机体组织器官、功能损害，相关各方均无过错的药品不良反应；罕见、严重
心因性反应		• 在预防接种后，因受种者心理因素发生的反应 • 主要由受种者接受注射时的心理压力和焦虑等所致，与疫苗成分无关 • 年长儿童或者成人出现轻微头疼、头晕、口周和手部发麻等症状，严重者可晕厥（晕针） • 在开展群体性预防接种活动时，可能会出现群体性癔症，要做好防范处理
偶合症		• 受种者在接种时正处于某种疾病的潜伏期或者前驱期，接种后巧合发病 • 常由感染等其他因素导致，不是由疫苗本身特性引起的
接种差错相关反应		• 因接种单位在接种实施过程中违反预防接种工作规范、免疫程序、疫苗使用指导原则、接种方案给受种者造成的健康损害 • 按照预防接种工作规范、免疫程序、疫苗使用指导原则和接种方案实施接种后，受种者出现健康损害的，不属于接种差错相关反应
疫苗质量问题相关反应		• 因疫苗质量问题给受种者造成的健康损害

二、疑似预防接种异常反应报告范围

（1）24 小时内：如过敏性休克、不伴休克的过敏反应（荨麻疹、斑丘疹、喉头水肿等）、中毒性休克综合征、晕厥、癔症等。

（2）5 天内：如发热（腋温≥38.6 ℃）、血管性水肿、全身化脓性感染（毒血症、败血症、脓毒血症）、接种部位发生的红肿（直径>2.5 cm）、硬结（直径>2.5 cm）、局部化脓性感染（局部脓肿、淋巴管炎和淋巴结炎、蜂窝组织炎）等。

（3）15 天内：如麻疹样或猩红热样皮疹、过敏性紫癜、局部过敏坏死反应、热性惊厥、癫痫、多发性神经炎、脑病、脑炎和脑膜炎等。

（4）6 周内：如血小板减少性紫癜、格林巴利综合征、疫苗相关麻痹型脊髓灰质炎等。

（5）3 个月内：如臂丛神经炎、接种部位发生的无菌性脓肿等。

（6）接种卡介苗后 1~12 个月：如淋巴结炎或淋巴管炎、骨髓炎、全身播散性卡介苗感染等。

（7）其他：怀疑与预防接种有关的其他严重疑似预防接种异常反应。

三、报告时间和程序

（1）发现疑似预防接种异常反应后 48 小时内，填写疑似预防接种异常反应个案报告卡，向受种者所在地的县级疾病预防控制机构、卫生行政部门、药品监督管理部门报告。

（2）发现怀疑与预防接种有关的死亡、严重残疾、群体性疑似预防接种异常反应、对社会有重大影响的疑似预防接种异常反应时，在 2 小时内填写疑似预防接种异常反应个案报告卡或群体性疑似预防接种异常反应登记表，向受种者所在地县级疾病预防控制机构、卫生行政部门、药品监督管理部门报告。

任务实施

疑似预防接种异常反应处置流程见表 5-12。

表 5-12　疑似预防接种异常反应处置流程

实施步骤	具体内容	相关提示
1. 异常反应处置前的准备	AEFI室急救设备、药品、物品准备	急救设施设备设置醒目标记。常备 1：1000 肾上腺素、葡萄糖生理盐水、25%~50% 葡萄糖注射液、地塞米松、抗过敏药、输液器、止血带和吸氧等急救设备。肾上腺素等急救药械应加强保管，并做好定期检查核对
2. 发现 AEFI 个案后的评估处置	(1) 对较为轻微的接种局部一般反应和全身性一般反应，可给予一般的处理指导 (2) 对接种后现场留观期间出现的急性严重过敏反应等，应立即组织紧急抢救，必要时转诊治疗 (3) 对其他严重 AEFI，应及时到规范的医疗机构就诊 (4) 对心因性反应和接种差错相关反应，应尽早识别并做好相关处置	①局部一般反应处置原则： • 红肿和硬结直径≤15 mm 的局部反应，一般不需任何处理 • 红肿和硬结直径在 15~30 mm 的局部反应，可用干净的毛巾冷敷红肿处，出现硬结者可热敷，每日数次，每次 10~15 分钟 • 红肿和硬结直径≥30 mm 的局部反应，应及时到医院就诊 • 接种卡介苗出现的局部红肿，不能热敷 ②全身性一般反应处置原则： • 受种者发热≤37.5 ℃时，应加强观察，适当休息，多饮水，防止继发其他疾病 • 受种者发热>37.5 ℃或≤37.5 ℃并伴有其他全身症状、异常哭闹等情况，应及时到医院诊治 ③严重过敏反应处置原则：由于死亡可发生于起病后几分钟内，因此迅速处理十分重要。开始治疗的关键是维持呼吸道通畅和保持有效血液循环。发作早期肌内注射 1：1000（0.01 mg/kg）肾上腺素极为重要，延迟使用肾上腺素可能会增加双向反应的危险。因此，一旦考虑可能为严重急性过敏反应，应立即注射肾上腺素，进行急救处理。有急诊条件的，尽快转急诊处理；无急诊条件的，通过就近医院或呼叫 120 等最快方式立即联系转院治疗。同时，连续、密切评估患者生命指征，如呼吸、心率、血压、意识反应、末梢循环状态等，及时采取相应措施。具体见图 5-3
3. 处置后的工作	(1) 医疗废弃物处置 (2) 对受种者及其监护人开展预防接种知识宣教工作 (3) 根据工作规范要求及时上报个案	对轻度发热、局部疼痛和红肿等预期内常见的、轻微的反应，可不报告。对发热≥38.5 ℃、红肿或硬结直径>2.5 cm 等情形，以及出现相同或类似临床症状的非严重疑似预防接种异常反应明显增多时，均应进行报告

知识链接

晕厥与过敏性休克的鉴别见表 5-13。

表 5-13　晕厥与过敏性休克的鉴别

类别		晕厥	过敏性休克
发病原因		血管迷走神经性反应	抗原-抗体免疫反应
临床各系统表现	皮 肤	苍白，出汗，冰冷，湿黏	潮红，发痒，皮疹，眼面浮肿
	呼 吸	正常，可深呼吸	因气道阻塞而发生有声的呼吸
	心血管	心动过缓，一过性低血压	心动过速，低血压
	胃肠道	恶心，呕吐	腹部疼痛性痉挛
	神 经	头晕，可一过性意识丧失	意识丧失，平卧无应答
处 理		静卧，保温，输氧	肾上腺素为首选急救药

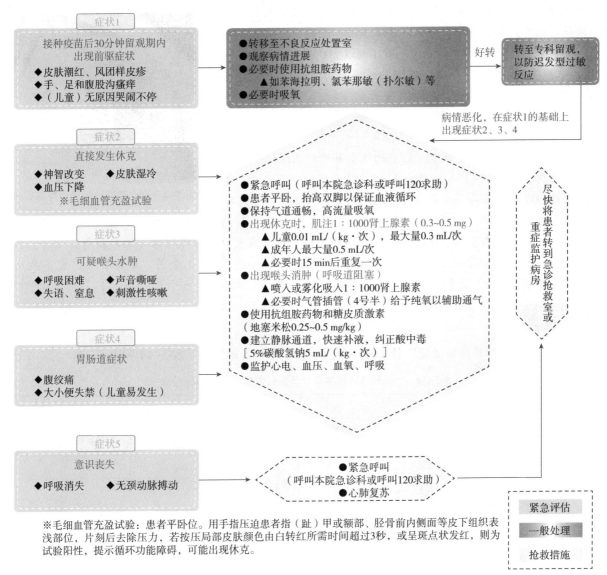

图 5-3　接种后速发型过敏反应处置流程图

知识拓展

卡介苗接种差错及相关反应处置原则

　　受种者常规接种卡介苗（皮内注射）后，接种部位在接种后 2 周左右出现红肿，之后发生硬结，逐渐发展成中心软化、形成脓肿、破溃。

　　卡介苗误种皮下、肌肉，以及超剂量接种可能会导致损害发生，尤其是局部反应。临床表现为：①如果注射深达肌肉，皮肤表面常无明显改变，但在肌层易形成脓肿。接种部位同侧腋窝、锁骨上可伴有淋巴结肿大。②可有体温升高，伴有乏力、烦躁、食欲减退。③个别儿童肺部可闻及干或湿啰音。婴幼儿免疫力正常情况下，一般不会引起结核病。④免疫缺陷、免疫功能低下患儿接种卡介苗后可能会引起严重不良反应。图 5-4 为卡介苗接种后严重局部反应。

　　处置原则：

　　一、局部治疗

　　1. 预防性用药：发现超剂量接种差错后，24 小时内给予局部环形封闭治疗。方法：异烟肼注射液 10～15 mg/kg 加注射用水或利多卡因 1～2 mL，在接种部位底部选择 3 个点作为进针点，避开血管，常规消毒后沿底部边缘进行皮下环形封闭，确保药液均匀分布于包块内，用棉签按压穿刺点，直至不出血为止。每日 1 次，连续 3 次，以后每周 2 次，共计 8 次。异烟肼注射液每日总量不超过 300 mg。

2. 局部对症治疗：当局部出现脓疡时，可用消毒注射器将脓液抽出，一般 2~3 次即可愈合。当脓疡有破溃趋势时，可行切开引流术。

二、全身治疗

对采取封闭治疗后的受种者，应密切观察并进行临床评估，必要时口服异烟肼，儿童 10~15 mg/（kg·日），清晨空腹口服 1 次，每日总量不超过 300 mg，至局部反应消失，定期检查肝肾功能。可同时口

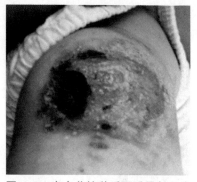
图 5-4　卡介苗接种后严重局部反应

服维生素 C、维生素 B6，以减少异烟肼不良反应。必要时加服利福平，儿童 10~20 mg/（kg·日），清晨空腹口服 1 次，每日总量不得超过 600 mg。胃肠道反应严重者或口服有障碍者可肌肉注射异烟肼，儿童 10~15 mg/（kg·日），每日总量不超过 300 mg，分 1~2 次注射，疗程 1 个月。出现其他严重不良反应的，应给予早期、联合、适量、规律、全程抗结核治疗，用药时间不少于 6 个月。

任务评价

"疑似预防接种异常反应处置"任务考核评价表、学生报告单分别见表 5-14 和表 5-15。

表 5-14　"疑似预防接种异常反应处置"任务考核评价表

评价内容	内容细化	分值	评分记录			备注
			学生自评	小组互评	教师评价	
工作准备 （15分）	口头汇报：简述情境和需要完成的任务等	8				
	做好个人准备：仪表、着装、头发、指甲、配饰等均符合规范	7				
完成情况 （70分）	能评估预防接种异常反应分类及上报时限	10				
	能够说出预防接种后常见异常反应的处置原则、方法	10				
	能够完成 AEFI 室抢救药品准备工作	10				
	能够完成 AEFI 室急救用设备及物品准备工作	10				
	能够正确完成过敏性休克院前急救实施	10				
	能够与受种者及其监护人开展有效沟通，做好异常反应处置政策解释、教育疏通	10				
	能够科学客观地告知服务对象异常反应处置方法及开展康复健康教育指导	10				
职业素养 （15分）	具有敏锐的观察力和较好的沟通技巧	5				
	具有全面的医学知识	5				
	具有较好的心理素质，能从容应对突发事件	5				
总评		100				

表 5-15　"疑似预防接种异常反应处置"任务学习报告单

姓名		班级		学号	
任务三		疑似预防接种异常反应处置			
案例分析					

根据"情境案例",假如你是社区卫生服务中心的护士,请回答:

　1. 在门诊现场该如何规范接待处置本案例描述的情况?

　2. 张女士宝宝的情况是否属于预防接种后的异常反应? 判断依据是什么?

　3. 张女士宝宝的个案是否需要上报疾控中心? 如果需要,上报时限是多久?

学习感悟	存在问题

参加社区志愿者服务活动记录	
对教学设计、活动安排的合理化建议	

社区护理

“预防接种服务”项目学习索引及学生自测笔记见表 5-16。

表 5-16　“预防接种服务”项目学习索引及学生自测笔记

姓名			班级		学号	
服务对象						
服务内容及工作流程	预防接种管理					
	预防接种实施					
	疑似预防接种异常反应处置					
服务要求						
工作指标						

预防接种服务流程　　　　榜样力量：司堃范　　　　学而思

96

项目六　0~6岁儿童健康管理服务

儿童是社区卫生服务的重点人群之一，儿童的健康状况不仅直接影响到家庭及社会的健康水平，而且对整个国家的民族素质和卫生水平有直接影响，受到全社会共同关注。2009年，我国将0~36个月儿童健康管理列入国家基本公共卫生服务项目，并对服务方法、服务内容等做出了具体规定。随着国家对儿童健康管理越来越重视，2011年我国将儿童健康管理的年龄范围扩展到了0~6岁。《中国儿童发展纲要（2021—2030年）》也提出"覆盖城乡的儿童健康服务体系更加完善，儿童医疗保健服务能力明显增强，儿童健康水平不断提高；普及儿童健康生活方式，提高儿童及其照护人健康素养"等具体目标。

0~6岁儿童健康管理能为孩子一生的健康奠定重要的基础。医务人员根据儿童不同时期的生长发育特点，开展一系列儿童保健服务，以保障和促进儿童身心健康，减少疾病的发生。同时，通过对胎儿进行健康监测和重大疾病的筛查，还可以做到出生缺陷早发现、早治疗，预止和控制先天性残疾的发生和发展，从而提高生命质量。

社区医务工作者应通过规范化的服务流程和专业的医学技术，为儿童提供完善的健康管理服务，促进儿童健康成长。在个人、家庭及社区层面形成健康第一理念，可更好地推进国家深化医改及基层医疗服务体系建设，逐步提高全民健康素养和社会福利水平。

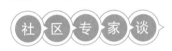

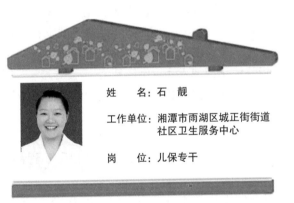

姓　　名：石　靓

工作单位：湘潭市雨湖区城正街街道社区卫生服务中心

岗　　位：儿保专干

访谈视频

项目分析

一、岗位描述

1. 工作岗位　0~6岁儿童保健专干、儿童保健护士。

2. 主要职责　①负责儿童保健工作的计划、组织、实施与总结工作。②对辖区内儿童保健资料进行收集、整理、统计、分析，按照季度上报。③发现高危儿、心理行为异常儿童，需填写"高危儿及心理行为异常儿童登记表"，及时转诊，进行随访。④发现低体重、生长迟缓、消瘦、肥胖、营养性缺铁性贫血及维生素D缺乏性佝偻病儿童，需填写"儿童营养性疾病管理登记表"，及时干预，记录转归；发现中重度营养不良、中重度营养性贫血、活动期佝偻病儿童，需进行专案管理，建立个案，记录建档时间、疾病名称，分析发病因素，制定防治措施，进行随访及转归，不能确诊者，及时转至上级医院。⑤组织科室进行儿童保健业务学习，全面熟悉儿童心理行为和口腔、视力、听力、营养保健专业知识，以及对异常儿童进行转诊、随访的管理要求。⑥负责宣传儿童保健服务，开展妈妈课堂。

儿童保健护士在专干的组织下，参与0~6岁儿童健康管理服务工作。

二、服务对象

辖区内常住的0~6岁儿童。

三、服务内容

新生儿家庭访视、婴儿满月健康管理、婴幼儿健康管理、学龄前儿童健康管理、健康问题处理。

四、服务要求

（1）开展儿童健康管理的乡镇卫生院、村卫生室和社区卫生服务中心（站）应当具备所需的基本设备和条件。

（2）按照国家儿童保健有关规范的要求进行儿童健康管理，从事儿童健康管理工作的人员（含乡村医生）应取得相应的执业资格，并接受过儿童保健专业技术培训。主要执行的规范包括《新生儿访视技术规范》《儿童喂养与营养指导技术规范》《儿童营养性疾病管理技术规范》《儿童眼及视力保健技术规范》《儿童耳及听力保健技术规范》《儿童口腔保健指导技术规范》《儿童心理保健技术规范》等。

（3）乡镇卫生院、村卫生室和社区卫生服务中心（站）应通过妇幼卫生网络、预防接种系统及日常医疗卫生服务等多种途径掌握辖区中的适龄儿童数，并加强与托幼机构的联系，取得配合，做好儿童的健康管理。

（4）加强宣传，向儿童监护人告知服务内容，使更多的儿童家长愿意接受服务。

（5）儿童健康管理服务在时间上应与预防接种时间相结合。鼓励在儿童每次接受免疫规划范围内的预防接种时，对其进行体重、身长（高）测量，并提供健康指导服务。

（6）每次服务后及时记录相关信息，纳入儿童健康档案。

（7）积极应用中医药方法，为儿童提供生长发育与疾病预防等健康指导。

五、常用工作指标

（1）新生儿访视率=年度辖区内按照规范要求接受1次及以上访视的新生儿人数/年度辖区内活产数×100%。

（2）儿童健康管理率=年度辖区内接受1次及以上随访的0~6岁儿童数/年度辖区内0~6岁儿童数×100%。

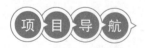

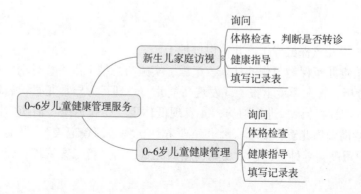

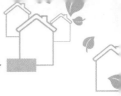

任务一　新生儿家庭访视

学习任务单

"新生儿家庭访视"学习任务单见表6-1。

表6-1　"新生儿家庭访视"学习任务单

达成学习目标	• 素质目标：细心、有耐心、有爱心，在访视过程中保持与新生儿的积极互动，做健康指导时能保持科学性和求真务实 • 知识目标：能说出新生儿访视的内容、流程、转诊标准 • 能力目标：能在老师指导下模拟完成新生儿访视任务
学习方法建议	• 岗位见习：了解新生儿健康管理相关工作内容 • 自主预习：教材和学习通在线课程资源 • 小组探究：分工合作，完成小组任务
分组学习任务	根据"情境案例"，分成4组分别完成不同的任务（现场小讲课汇报、现场角色扮演、录制视频展示等形式不限） • 第1组：与陈女士沟通上门访视并询问新生儿情况 • 第2组：为新生儿进行体格检查 • 第3组：指导陈女士做好新生儿家庭护理 • 第4组：录制新生儿疾病筛查的科普视频
课堂形式预告	• 班级学生分成4组进行汇报 • 教师点评、解析 • 完成学生自评、小组互评和教师评价

情境案例

某社区陈女士，27岁，于一周前在市中心医院顺产生下一名男宝宝，现出院回家。作为一名新手妈妈，陈女士十分担心自己照顾不好宝宝，目前宝宝体重3400 g，身长52 cm，有生理性黄疸，脐带已脱落，脐窝干燥，社区王护士对该新生儿进行家庭访视。

请思考：

1. 王护士进行家庭访视时应与陈女士沟通哪些方面的内容？在沟通过程中应注意什么？
2. 王护士如何为该新生儿进行体格检查？
3. 王护士如何指导陈女士进行该新生儿的居家护理？
4. 该新生儿出现何种情况需要转诊？

任务分析

一、新生儿期特征

自胎儿娩出、脐带结扎至出生后28天为新生儿期。新生儿刚刚脱离母体开始独立生存，所处的内外环境发生了根本性变化，加之其各器官、系统尚未发育完善，对外界环境适应性差，免疫功能低下，易患各种疾病，且病情变化快，发病率和死亡率较高。新生儿期应特别加强保暖、喂养、卫生清洁等方面的护理。

二、新生儿家庭访视

家庭访视是指在服务对象家庭中，为了维持和促进健康而向服务对象提供有目的的交往活动，是社区护士开展家庭护理服务的一种重要方法。社区护士通过访视服务对象的家庭，发现并了解服务对象现存的或潜在的健康问题，了解服务对象的家庭状况，以便依照实际需求和现有资源实施护理活动，维持和促进服务对象及其家庭健康。新生儿家庭访视是指社区妇幼保健人员对辖区内居住的新生儿定期进行健康检查，宣传普及科学育儿知识，指导家长做好新生儿喂养、护理和疾病预防工作，早期发现异常和疾病，及时处理和转诊，降低新生儿患病率和死亡率，促进新生儿健康成长。

（一）访视时间

1. 正常足月新生儿　访视次数不少于 2 次。首次访视在新生儿出院后一周内，由保健人员到新生儿家中进行，同时进行产后访视，如发现问题应酌情增加访视次数，必要时转诊。满月访视在新生儿出生后 28~30 日进行，新生儿满 28 天后，结合接种乙肝疫苗第 2 针，保健人员在乡镇卫生院、社区卫生服务中心进行随访。

2. 高危新生儿　根据具体情况酌情增加访视次数，首次访视在得到高危新生儿出院（或家庭分娩）报告后 3 日内进行。高危新生儿具有下列高危因素：

（1）早产儿（胎龄<37 周）或低出生体重儿（出生体重儿<2500 g）。

（2）宫内、产时或产后窒息儿，缺氧缺血性脑病及颅内出血者。

（3）新生儿有高胆红素血症。

（4）新生儿有肺炎、败血症等严重感染。

（5）新生儿患有各种影响生活能力的出生缺陷（如唇裂、腭裂、先天性心脏病等）及遗传代谢性疾病。

（6）母亲有异常妊娠及分娩史、高龄分娩（≥35 岁）、残疾（视力、听力、智力、肢体、精神残疾等）并影响养育能力者等。

（二）访视工作要求

（1）新生儿访视人员应经过专业技术培训。

（2）访视时应携带新生儿访视包，出示相关工作证件。新生儿访视包内应有体温计、新生儿杠杆式体重秤/电子体重秤、听诊器、手电筒、消毒压舌板、75%酒精、消毒棉签、新生儿访视卡、笔等。

（3）加强宣教和健康指导。告知访视目的和服务内容，反馈访视结果，提供新生儿喂养、护理和疾病防治等健康指导，对新生儿疾病筛查的情况进行随访。

（4）确保医疗安全，预防交叉感染。检查前清洁双手，检查时注意保暖，动作轻柔，使用杠杆式体重秤时注意不要离床或地面过高。

（5）及时转诊。发现新生儿危重征象，应向家长说明情况，立即转上级医疗保健机构治疗。

（6）完整、准确地填写"新生儿家庭访视记录表"。保证工作质量，按要求询问相关信息，认真完成测量、体检和记录表的填写，并纳入儿童健康档案，建立"母子健康手册"和"预防接种卡"。

任务实施

新生儿家庭访视流程见表 6-2。

表 6-2　新生儿家庭访视流程

实施步骤	具体内容	相关提示
1. 沟通上门访视时间	核实信息，解释目的，预约上门时间	• 正常足月新生儿访视次数不少于 2 次，首次访视在出院后一周内进行 • 高危新生儿第一次访视应在拿到出院（或家庭分娩）报告后 3 日内进行

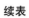

续表

实施步骤	具体内容	相关提示
2. 问诊	（1）孕期及出生情况：母亲妊娠期患病及药物使用情况，孕周、分娩方式，是否双胎或多胎，有无窒息、产伤、畸形等情况，出生体重、身长及新生儿听力筛查、遗传代谢性疾病筛查情况等 （2）一般情况：睡眠，有无呕吐、惊厥，大小便次数、性状，预防接种情况 （3）喂养情况：喂养方式、吃奶次数、奶量及其他问题	• 问诊时注意观察居住环境是否合乎要求 • 从问诊中评估育婴者相关知识、态度、能力
3. 体格检查	（1）测量体重及体温 （2）观察一般情况：精神状态、面色、吸吮行为、哭声等 （3）检查皮肤黏膜、头颈部、眼耳口鼻、胸部、腹部、外生殖器及肛门、脊柱四肢、神经系统等	• 进行体格检查前应洗手，先新生儿，后产妇 • 应在新生儿排空大小便，脱去外衣、袜子、尿布等后测量体重。称重时新生儿取卧位，不接触其他物体。记录时以千克（kg）为单位，数值精确至小数点后2位 • 若新生儿出现下列情况之一，建议立即转诊至上级医疗保健机构：①体温≥37.5℃或≤35.5℃。②反应差伴面色发灰、吸吮无力。③呼吸频率<20次/分钟或>60次/分钟，呼吸困难（鼻翼煽动、呼气性呻吟、胸部凹陷），呼吸暂停伴紫绀。④心率<100次/分钟或>160次/分钟，有明显的心律不齐。⑤皮肤严重黄染（手掌或足跖），苍白，紫绀和厥冷，有出血点和瘀斑，皮肤硬肿，皮肤脓疱达到5个或很严重。⑥惊厥（反复眨眼、凝视、面部肌肉抽动、四肢痉挛性抽动或强直、角弓反张、牙关紧闭等），囟门张力高。⑦四肢无自主运动，双下肢/双上肢活动不对称；肌张力消失或无法引出握持反射等原始反射。⑧有眼窝或前囟凹陷、皮肤弹性差、尿少等脱水征象。⑨眼睑高度肿胀，结膜重度充血，有大量脓性分泌物；耳部有脓性分泌物。⑩腹胀明显伴呕吐。⑪脐部脓性分泌物多，有肉芽或黏膜样物，脐轮周围皮肤发红和肿胀 • 若新生儿出现下列情况之一，建议转诊至上级医疗保健机构：①喂养困难。②躯干或四肢皮肤明显黄染、皮疹，指（趾）甲周围红肿。③单眼或双眼溢泪，黏性分泌物增多或红肿。④颈部有包块。⑤心脏杂音。⑥肝脾肿大。⑦首次发现五官、胸廓、脊柱、四肢畸形且未到医院就诊 • 在检查中若发现其他任何不能处理的情况，均应建议转诊并在妇幼保健系统、母子保健手册等中做好记录，新生儿家长签名 • 对全身皮肤及巩膜黄染者可用经皮黄疸仪测量其黄疸指数，若黄疸指数超过204 μmol/L，应建议家长带新生儿去医院进一步检查

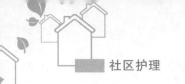

续表

实施步骤	具体内容	相关提示
4. 指导	（1）保持适宜的居室环境：新生儿房间应空气清新，阳光充足，室内温度以 22~26°C 为宜，湿度以55%~65%为宜 （2）喂养：鼓励和支持母乳喂养。观察和评估母乳喂养的体位，新生儿含接及吸吮情况等，喂养前母亲可洗手后将手指放入新生儿口中，刺激和促进吸吮反射的建立，以便新生儿主动吸吮乳头。母乳确实不足或无法进行母乳喂养者，应指导新生儿母亲采用科学的人工喂养方法 （3）护理：衣着宽松，质地柔软，保持皮肤清洁。脐带未脱落前，每天用75%酒精擦拭脐部一次，保持脐部干燥清洁。若有头部血肿、口炎或鹅口疮、皮肤皱褶处潮红或糜烂现象，则给予针对性指导。对生理性黄疸、生理性体重下降、"马牙"及"螳螂嘴"、乳房肿胀、假月经等现象无须特殊处理 （4）疾病预防：注意并保持家庭卫生，接触新生儿前要洗手，减少探视，家人发生呼吸道感染时要戴口罩，以避免交叉感染。若新生儿未接种卡介苗和第1剂乙肝疫苗，提醒家长尽快补种。若新生儿未接受新生儿疾病筛查，告知家长到具备筛查条件的医疗保健机构补筛 （5）伤害预防：注意喂养姿势、喂养后的体位，防止新生儿将乳汁吸入气管而发生窒息。保暖时避免烫伤，防止伤害事故发生 （6）促进神经心理发展：提倡母婴同室，鼓励家长拥抱和抚摸新生儿，给予各种良性刺激，建立情感连接，培养亲子感情	• 给予产妇及其家人指导 • 根据新生儿的情况确定下次随访的日期，并告知家长
5. 记录	及时填写"新生儿家庭访视记录表"（表6-3）并签名	0~6岁儿童的"新生儿家庭访视记录表"可视为健康档案中的"个人基本信息表"，填写档案封面后等同建档，纳入辖区内居民建档体系

表6-3 新生儿家庭访视记录表

姓名：　　　　　　　　　　　　　　　　　　　　　　　　　　　　　编号□□□-□□□□□

性　别	1男　2女　9未说明的性别 0未知的性别	□	出生日期	□□□□ 年　□□ 月　□□ 日		
身份证号			家庭住址			
父　亲	姓名	职业	联系电话		出生日期	
母　亲	姓名	职业	联系电话		出生日期	
出生孕周		周	母亲妊娠期患病情况　1无　2糖尿病　3妊娠期高血压　4其他_____			□
助产机构名称：			出生情况	1顺产　2胎头吸引　3产钳　4剖宫 5双多胎　6臀位　7其他_____		□/□
新生儿窒息　1无　2有 （Apgar评分：1分　5分　不详）		□	畸形　1无　2有			□
新生儿听力筛查：1通过　2未通过　3未筛查　4不详						□

新生儿疾病筛查：1 未进行　2 检查均阴性　3 甲低　4 苯丙酮尿症　5 其他遗传代谢病				□/□
新生儿出生体重	kg	目前体重	kg	出生身长　　　　cm
喂养方式　1 纯母乳　2 混合　3 人工　□		吃奶量　　　　　mL/次		吃奶次数　　　　次/日
呕吐　1 无　2 有　□		大便　1 糊状　2 稀　3 其他　□		大便次数　　　　次/日
体温　　　℃		心率　　　　　次/分钟		呼吸频率　　　　次/分钟
面色　1 红润　2 黄染　3 其他＿＿＿　□		黄疸部位　1 无　2 面部　3 躯干　4 四肢　5 手足　□/□/□/□		
前囟　＿＿cm×＿＿cm　1 正常　2 膨隆　3 凹陷　4 其他				□
眼睛　　　1 未见异常　2 异常　□		四肢活动度　1 未见异常　2 异常		□
耳外观　　1 未见异常　2 异常　□		颈部包块　1 无　2 有		□
鼻　　　　1 未见异常　2 异常　□		皮肤　　　1 未见异常　2 湿疹　3 糜烂　4 其他		□
口腔　　　1 未见异常　2 异常　□		肛门　　　1 未见异常　2 异常		□
心肺听诊　1 未见异常　2 异常　□		胸部　　　1 未见异常　2 异常		□
腹部触诊　1 未见异常　2 异常　□		脊柱　　　1 未见异常　2 异常		□
外生殖器　1 未见异常　2 异常　□				
脐带　　1 未脱　2 脱落　3 脐部有渗出　4 其他				□
转诊建议　　1 无　2 有　　　原因： 机构及科室：				□
指导　1 喂养指导　2 发育指导　3 防病指导　4 预防伤害指导　5 口腔保健指导　6 其他				□/□/□/□/□
本次访视日期　　　　　年　月　日		下次随访地点		
下次随访日期　　　　　年　月　日		随访医生签名		

填表说明：

（1）0~6岁儿童的"新生儿家庭访视记录表"可视为健康档案中的"个人基本信息表"，填写档案封面后等同建档，纳入辖区内居民建档体系。

（2）姓名：填写新生儿的姓名。如没有取名则填写母亲姓名+"之男"或"之女"。若首次健康管理时间超过新生儿期，例如新生儿是40天时来检查的，则信息填写至该表"出生情况"一栏，后面新生儿信息不用填写，按照检查时新生儿的月龄填写其他检查记录表。

（3）编号：8位，按照健康档案的建档编号填写。

（4）下次随访日期：根据儿童情况确定下次随访的日期，并告知家长。

（5）随访医生签名：一定要签名，不能空缺。

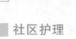

任务评价

"新生儿家庭访视"任务考核评价表、学习报告单分别见表6-4和表6-5。

表6-4 "新生儿家庭访视"任务考核评价表

评价内容	内容细化	分值	评分记录			备注
			学生自评	小组互评	教师评分	
工作准备 (15分)	口头汇报：简述情境和需要完成的任务等	8				
	做好个人准备：仪表、着装、头发、指甲、配饰等均符合规范	7				
完成情况 (70分)	能说出新生儿家庭访视的时间和流程	10				
	能与新生儿照顾者进行有效沟通，收集新生儿及其母亲的健康信息	10				
	能完成新生儿体格检查，操作规范、无漏项	10				
	能说出新生儿转诊指征与流程	10				
	能有效评估新生儿照顾者的照顾技能并给予针对性指导	10				
	能完成新生儿照顾者常规居家照顾指导	10				
	能为新生儿建立健康档案，记录完整、准确	10				
职业素养 (15分)	与新生儿照顾者沟通时表达自然、清晰、不产生歧义	5				
	访视时对新生儿有耐心、爱心且细心	5				
	健康指导具有科学性并保持求真意识	5				
总评		100				

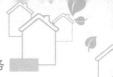

表 6-5 "新生儿家庭访视" 任务学习报告单

姓名		班级		学号	
任务一	新生儿家庭访视				

案例分析

根据 "情境案例",假如你是社区卫生服务中心的王护士,请回答:

  1. 在家庭访视时与陈女士沟通的内容及注意事项有哪些?

  2. 你如何为新生儿进行体格检查?

  3. 新生儿出现何种情况需要立即转诊?

  4. 为陈女士进行的新生儿居家护理健康教育主要内容是什么?

学习感悟	存在问题

参加社区志愿者服务活动记录	
对教学设计、活动安排的合理化建议	

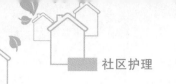

任务二 0~6岁儿童健康管理

"0~6岁儿童健康管理"学习任务单见表6-6。

表6-6 "0~6岁儿童健康管理"学习任务单

达成学习目标	• 素质目标：具有较强的沟通技巧，关心儿童健康成长 • 知识目标：能说出0~6岁儿童健康管理的内容、流程 • 能力目标：能在老师指导下模拟完成0~6岁儿童健康管理
学习方法建议	• 岗位见习：了解0~6岁儿童健康管理相关工作内容 • 自主预习：教材和学习通在线课程资源 • 小组探究：分工合作，完成小组任务
分组学习任务	根据"情境案例"，分成4组分别完成不同的任务（现场小讲课汇报、现场角色扮演、录制视频展示等形式不限） • 第1组：指导阳阳爸爸带阳阳完成儿童保健体检 • 第2组：为阳阳进行生长发育评估 • 第3组：指导阳阳爸爸进行儿童健康管理 • 第4组：录制儿童意外伤害预防的科普视频
课堂形式预告	• 班级学生分成4组进行汇报 • 教师点评、解析 • 完成学生自评、小组互评和教师评价

情境案例

阳阳，男，18个月20天，偏瘦，体重9.1 kg，身长81.2 cm，已断奶，平日有点儿挑食，不爱吃肉类。阳阳活泼好动，好奇心强，由爷爷奶奶照护。平时都是阳阳妈妈带阳阳到社区进行儿童保健体检，此次由于妈妈工作繁忙，阳阳由爸爸带至社区卫生服务中心进行保健体检。

请思考：

1. 王护士如何指导阳阳爸爸带阳阳完成儿童保健体检？
2. 王护士如何为阳阳进行生长发育评估？
3. 王护士如何对阳阳爸爸进行阳阳的家庭养育指导？
4. 阳阳存在哪些意外风险？应如何进行防范？

任务分析

一、婴幼儿期、学龄前期儿童特征

（一）婴幼儿期

此期儿童生长发育迅速，对营养需求高，但由于消化和吸收功能未发育完善，加之从母体获得的免疫力逐渐消失，自身免疫力低下，因此易发生消化不良、营养失衡及感染性疾病。另外，此期儿童神经心理发育迅速，语言和动作能力明显提高，与外界环境接触的机会增多，但对各种危险事物的识别能力差，缺乏自我保护意识，容易发生意外事故。此期的保健要点是提倡母乳喂养，按时添加辅食，按免疫程序做好预防接种，注重口腔卫生，预防各种感染性和传染性疾病；培养婴幼儿良好的生活习惯、饮食习惯和卫生习惯，遵循其身心发展规律，促进其神经心理发育，使其养成诚实、活泼、开朗的良好性格。

（二）学龄前期

3周岁后到入小学前（6~7周岁）的时期为学龄前期。此期儿童身高每年增长6~7 cm，体重年增长均值为2 kg，语言发育已经基本完成，能讲述简单的故事；4岁时听觉发育完善；开始有初步抽象思维，想象力萌芽，记忆力好，好发问；对周围人和环境的反应能力更趋于完善。此期儿童体格发育速度减慢，但智力发育更趋完善，求知欲强、好学、好问、好模仿，知识面迅速拓宽，可塑性强。虽防病能力有所增强，但因接触面广和受环境影响，此期儿童易患传染病、发生各种事故及外伤，一些免疫反应性疾病（如急性肾炎、风湿热等）的患病率开始增加。此期的保健重点是培养儿童良好的个性，培养群体意识，加强学前教育，重视潜在能力的开发，促进沟通能力发展，培养良好的品德、情感、行为和良好的生活、学习习惯，为入学做好准备；同时，积极做好安全护理及疾病预防保健。

二、0~6岁儿童健康管理

（一）满月健康管理

婴儿出生28~30天，结合接种乙肝疫苗第2针，在乡镇卫生院、社区卫生服务中心进行随访。重点询问和观察婴儿的喂养、睡眠、大小便、黄疸等情况，对其进行体重、身长、头围测量及体格检查，对家长进行喂养、发育、防病指导。

（二）满月后婴幼儿健康管理

1. 服务次数　满月后的随访服务均应在乡镇卫生院、社区卫生服务中心进行，偏远地区可在村卫生室、社区卫生服务站进行，时间分别在婴幼儿3、6、8、12、18、24、30、36月龄时，共8次。有条件的地区，建议结合儿童预防接种时间增加随访次数。

2. 服务内容　包括询问上次随访到本次随访这段时间的婴幼儿喂养、患病等情况，进行体格检查、生长发育评价和心理行为发育评估，给予科学喂养（合理膳食）、生长发育、疾病预防、预防伤害、口腔保健等健康指导。在婴幼儿6~8、18、30月龄时分别进行1次血常规（或血红蛋白）检测，在6、12、24、36月龄时使用行为测听法分别进行1次听力筛查。每次进行预防接种前均要检查有无禁忌证，若无，则体检结束后接种疫苗。

（三）学龄前儿童健康管理

1. 服务次数　每年为4~6岁儿童提供一次健康管理服务。散居儿童的健康管理服务应在乡镇卫生院、社区卫生服务中心进行，集居儿童的健康管理服务可在托幼机构进行。

2. 服务内容　包括询问上次随访到本次随访这段时间儿童的膳食、患病等情况，进行体格检查和心理行为发育评估、血常规（或血红蛋白）检测和视力筛查，给予合理膳食、生长发育、疾病预防、预防伤害、口腔保健等健康指导。每次进行预防接种前均要检查有无禁忌证，若无，则体检结束后接种疫苗。

三、儿童生长发育评价

（一）体格生长评价

1. 评价指标　最重要和常用的形态指标为身高（长）和体重，3岁以下儿童应常规测量头围，其他常用的形态指标有坐高（顶臀长）、胸围、上臂围、皮褶厚度等。

2. 监测频率　见表6-7。

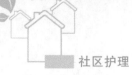

表6-7　儿童体格生长评价监测频率

年龄	频率/（月·次⁻¹）		体重		身长		头围		身高的体重		体质指数	
	正常儿童	高危儿ᵃ	正常儿童	高危儿ᵃ	正常儿童	高危儿ᵃ	正常儿童	高危儿ᵃ	正常儿童	高危儿ᵃ	正常儿童	高危儿ᵃ
<6月龄	1	0.5~1	√	√	√	√	√	√	√	√		
6~12月龄	2	1	√	√	√	√	√	√	√	√		
1~3岁	3	1~2	√	√	√	√					√（≥2岁）	√（≥2岁）
3~6岁	6	2~3	√	√	√	√					√	√
≥6岁	12	3~6	√	√	√	√					√	√

说明：高危儿ᵃ指产前、产时和产后存在危险因素的儿童，危险因素包括早产儿、极低体重儿、小于胎龄儿；新生儿严重疾病，持续头颅B超、CT或MRI异常；使用体外膜肺氧合（ECMO），慢性肺部疾病，呼吸机辅助治疗，等等；持续性喂养问题，持续性低血糖，高胆红素血症，家庭或社会环境差，等等；母亲孕期TORCH感染等医学情况。"√"为应检查项目。

《7岁以下儿童生长标准》（WS/T 423—2022）

3. 评价内容　包括生长水平（横断面资料）、生长速度（纵向资料）和匀称度（身体各部比例关系）评价。

（1）生长水平评价：生长水平是指将测量值与参照值比较，获得该儿童在同种族同年龄同性别人群中所处的位置。

（2）生长速度评价：对某一单项体格生长指标定期连续测量，所获得的该项指标在一定时间内的增长值即为该儿童此项体格生长指标的速率。以生长曲线表示生长速度最简单、直观。将个体儿童不同年龄时点的测量值在生长曲线图上描记并连成一条曲线，与生长曲线图中的参照曲线比较，即可判断该儿童在此段时间的生长速度是正常的，还是增长不良或增长过速。纵向观察儿童生长速度可掌握个体儿童自身的生长轨迹。①正常增长：与参照曲线相比，儿童自身的生长曲线平行上升即为正常增长。②增长不良：与参照曲线相比，儿童自身的生长曲线上升缓慢（增长不足：增长值为正数，但低于参照标准）、持平（不增：增长值为零）或下降（增长值为负数）。③增长过速：与参照曲线相比，儿童自身的生长曲线上升迅速（增长值超过参照标准）。

（3）匀称度：生长过程中身体比例或匀称性有一定规律，评估包括体型与身材匀称度。

体型匀称度：①身高别体重（W/H）：提供相对于目前身高的体重信息，间接反映身体的密度与充实度。W/H的优点是不依赖于年龄，是判断2岁以内儿童营养不良和超重肥胖最常用的指标之一。②体质指数（BMI）：BMI＝体重（kg）/身高的平方（m²），其实际含义是单位面积内所含的体重数，表示一定身高的相应体重增长范围，间接反映体型和身材的匀称度。BMI是另一种利用身高、体重评价营养状况的方法，与身体脂肪存在高度的相关性，对2岁及以上儿童超重肥胖的判断优于身高别体重。

身材匀称度：以坐高（顶臀长）与身高（长）的比值与参照人群值比较，反映儿童下肢生长情况，小于等于参照值即为匀称，否则为不匀称度。

4. 儿童体格生长监测流程　见图6-1。

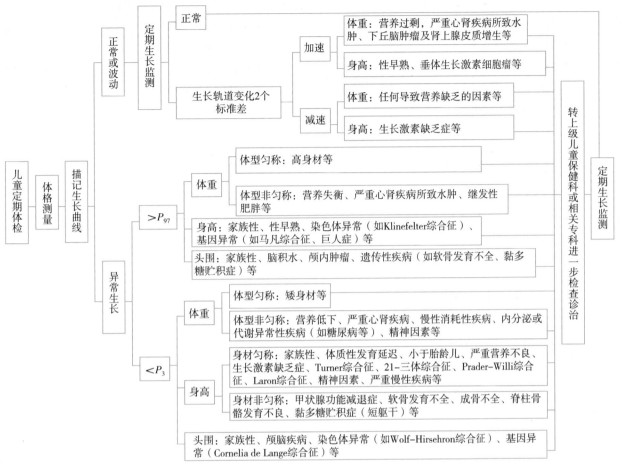

注：P为百分位数。

图 6-1　儿童体格生长监测流程

(二) 心理行为发育评估

1. 发育筛查　采用儿童神经心理发育预警征象监测儿童心理行为发育情况，每个年龄段用4个问题进行筛查，未通过者，需进行心理行为发育筛查或转诊。发现发育问题在相应序号后打"√"。该年龄段任何一条预警征象阳性，均提示有发育偏异的可能（表6-8）。

表 6-8　儿童心理行为发育评估

年龄	预警征象		年龄	预警征象	
3月	1 对很大声音没有反应	☐	6月	1 发音少，不会笑出声	☐
	2 逗引时不发音或不会微笑	☐		2 不会伸手抓物	☐
	3 不注视人脸，不追视移动的人或物品	☐		3 紧握拳松不开	☐
	4 俯卧时不会抬头	☐		4 不能扶坐	☐
8月	1 听到声音无应答	☐	12月	1 呼唤名字无反应	☐
	2 不会区分生人和熟人	☐		2 不会模仿"再见"或"欢迎"动作	☐
	3 双手间不会传递玩具	☐		3 不会用拇、食指对捏小物品	☐
	4 不会独坐	☐		4 不会扶物站立	☐

续表

年龄	预警征象		年龄	预警征象	
18月	1 不会有意识叫"爸爸"或"妈妈"	☐	24月	1 不会说3个物品的名称	☐
	2 不会按要求指人或物	☐		2 不会按吩咐做简单的事情	☐
	3 与人无目光交流	☐		3 不会用勺吃饭	☐
	4 不会独走	☐		4 不会扶栏上楼梯/台阶	☐
30月	1 不会说2~3个字的短语	☐	36月	1 不会说自己的名字	☐
	2 兴趣单一、刻板	☐		2 不会玩"拿棍当马骑"等假想游戏	☐
	3 不会示意大小便	☐		3 不会模仿画圆	☐
	4 不会跑	☐		4 不会双脚跳	☐
4岁	1 不会说带形容词的句子	☐	5岁	1 不能简单叙说事情经过	☐
	2 不能按要求等待或轮流	☐		2 不知道自己的性别	☐
	3 不会独立穿衣	☐		3 不会用筷子吃饭	☐
	4 不会单脚站立	☐		4 不会单脚跳	☐
6岁	1 不会表达自己的感受或想法	☐			
	2 不会玩角色扮演的集体游戏	☐			
	3 不会画方形	☐			
	4 不会奔跑	☐			

2. 儿童心理行为发育监测流程 见图6-2。

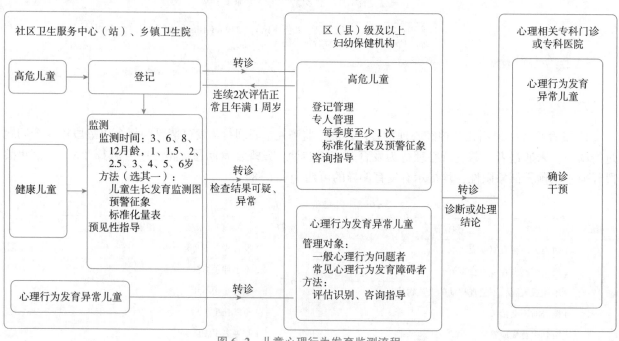

图6-2 儿童心理行为发育监测流程

110

任务实施

0~6岁儿童健康管理流程见表6-9。

表6-9 0~6岁儿童健康管理流程

实施步骤	具体内容	相关提示
1. 沟通健康管理服务时间	（1）通过电话、短信等多种途径告知辖区内儿童的监护人服务时间与内容 （2）监护人通过公众号或网站预约，与监护人确定具体检查时间 （3）社区医务人员核实信息，解释目的，告知检查流程	• 加强宣传，向儿童监护人告知服务内容，使更多的儿童监护人愿意接受服务 • 儿童健康管理服务在时间上应与预防接种时间相结合。鼓励每次在儿童接受免疫规划范围内的预防接种时，对其进行体重、身长（高）测量，并提供健康指导服务
2. 问诊	（1）喂养及饮食史：喂养方式，食物转换（辅食添加），食物品种、餐次和量，饮食行为及环境，营养素补充剂的添加等情况 （2）生长发育史：体格生长、心理行为发育情况 （3）生活习惯：睡眠、排泄、卫生习惯等情况 （4）过敏史：药物、食物等过敏情况 （5）患病情况：2次健康检查之间的患病情况	根据问诊评估监护人相关知识、态度、能力
3. 体格测量	（1）测体重 （2）测身长（高） （3）3岁以内测量头围	• 每次测量体重前需校正体重秤零点。儿童脱去外衣、鞋、袜、帽，排空大小便，婴儿去掉尿布。冬季注意保持室内温暖，让儿童仅穿单衣裤，准确称量并减去测量衣服重量。体重记录以千克（kg）为单位，婴儿称重应精确到0.01 kg，儿童精确至0.1 kg • 3岁及以下儿童仰卧位测量身长，3岁以上者立位测量身高。测量前应脱去外衣、鞋、袜、帽，记录以厘米（cm）为单位，测量时读数精确到0.1 cm • 头围即自眉弓上缘经枕骨粗隆最高点绕头一周的长度，读数精确到0.1 cm
4. 协助医生完成体格检查	（1）一般情况：观察儿童精神状态、面容、表情和步态 （2）检查皮肤、淋巴结、头颈部、眼、耳、鼻、口腔、胸部、腹部、外生殖器、脊柱、四肢、神经系统 （3）实验室及其他检查 • 血常规（或血红蛋白）检查：分别在6~8月龄、18月龄、30月龄、3岁、4岁、5岁、6岁各免费检查1次 • 听力筛查：在儿童6、12、24和36月龄使用行为测听法各进行1次听力筛查 • 视力检查：从4岁开始每年测视力1次，使用国际视力表或对数视力表均可 （4）心理行为发育评估：采用儿童神经心理发育预警征象监测儿童心理行为发育	• 进行体格检查前后应洗手，检查时应保持微笑和耐心，尽量取得儿童的配合 • 冬季进行体格检查时注意保持室内温暖，避免儿童受凉 • 使用行为测听法进行听力筛查时应避开小儿的视线，分别从不同的方向给予不同强度的声音，观察孩子的反应，大致估测听力正常与否 • 做心理行为发育评估时，每个年龄段选择4个问题进行筛查，未通过者，需进行心理行为发育筛查或转诊 • 对健康管理中发现的有低体重、生长迟缓、消瘦、肥胖、营养不良、贫血等情况的儿童应当分析其形成原因，给出指导或转诊的建议。发现儿童有心理行为发育偏异、口腔发育异常（唇腭裂、诞生牙）、龋齿、视力异常或听力异常等情况时应及时转诊并跟踪随访转诊后结果

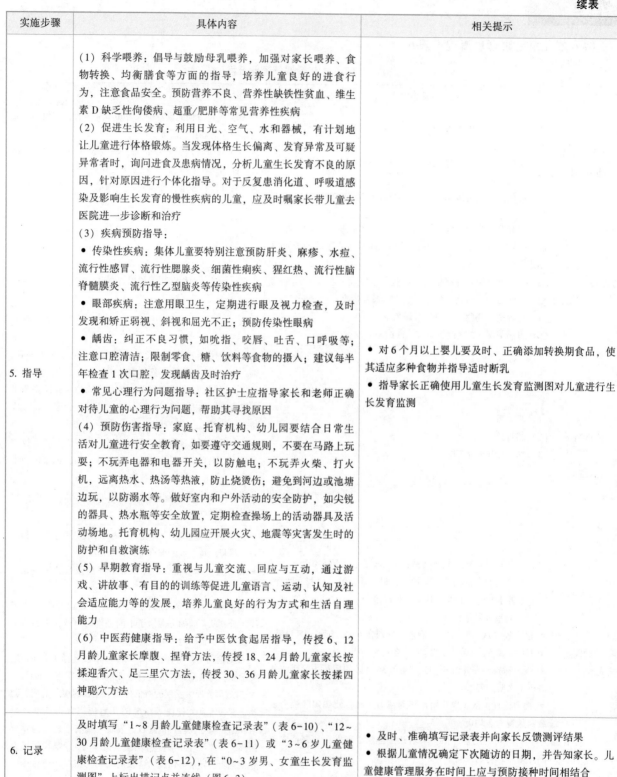

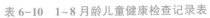

表6-10 1~8月龄儿童健康检查记录表

姓名：　　　　　　　　　　　　　　　　　　　　　　　　　　　　　　　　　　　　　编号□□□-□□□□□

月　龄		满　月	3月龄	6月龄	8月龄
随访日期					
体　重/kg		_____上 中 下	_____上 中 下	_____上 中 下	_____上 中 下
身　长/cm		_____上 中 下	_____上 中 下	_____上 中 下	_____上 中 下
头　围/cm					
体格检查	面　色	1 红润 2 黄染 3 其他	1 红润 2 黄染 3 其他	1 红润 2 其他	1 红润 2 其他
	皮　肤	1 未见异常 2 异常	1 未见异常 2 异常	1 未见异常 2 异常	1 未见异常 2 异常
	前　囟	1 闭合 2 未闭 ____cm×____cm	1 闭合 2 未闭 ____cm×____cm	1 闭合 2 未闭 ____cm×____cm	1 闭合 2 未闭 ____cm×____cm
	颈部包块	1 有 2 无	1 有 2 无	1 有 2 无	—
	眼　睛	1 未见异常 2 异常	1 未见异常 2 异常	1 未见异常 2 异常	1 未见异常 2 异常
	耳	1 未见异常 2 异常	1 未见异常 2 异常	1 未见异常 2 异常	1 未见异常 2 异常
	听　力	—	—	1 通过 2 未通过	—
	口　腔	1 未见异常 2 异常	1 未见异常 2 异常	出牙数____（颗）	出牙数____（颗）
	胸　部	1 未见异常 2 异常	1 未见异常 2 异常	1 未见异常 2 异常	1 未见异常 2 异常
	腹　部	1 未见异常 2 异常	1 未见异常 2 异常	1 未见异常 2 异常	1 未见异常 2 异常
	脐　部	1 未脱 2 脱落 3 脐部有渗出 4 其他	1 未见异常 2 异常	—	—
	四　肢	1 未见异常 2 异常	1 未见异常 2 异常	1 未见异常 2 异常	1 未见异常 2 异常
	可疑佝偻病症状	—	1 无 2 夜惊 3 多汗 4 烦躁	1 无 2 夜惊 3 多汗 4 烦躁	1 无 2 夜惊 3 多汗 4 烦躁
	可疑佝偻病体征	—	1 无 2 颅骨软化	1 无 2 肋骨串珠 3 肋软骨沟 4 鸡胸 5 手足镯 6 颅骨软化 7 方颅	1 无 2 肋骨串珠 3 肋软骨沟 4 鸡胸 5 手足镯 6 颅骨软化 7 方颅
	肛门/外生殖器	1 未见异常 2 异常	1 未见异常 2 异常	1 未见异常 2 异常	1 未见异常 2 异常
	血红蛋白值			_____g/L	_____g/L
户外活动		_____小时/日	_____小时/日	_____小时/日	_____小时/日
服用维生素 D		_____IU/日	_____IU/日	_____IU/日	_____IU/日
发育评估		—	1 对很大声音没有反应 2 逗引时不发音或不会微笑 3 不注视人脸，不追视移动的人或物品 4 俯卧时不会抬头	1 发音少，不会笑出声 2 不会伸手抓物 3 紧握拳松不开 4 不能扶坐	1 听到声音无应答 2 不会区分生人和熟人 3 双手间不会传递玩具 4 不会独坐
两次随访间患病情况		1 无 2 肺炎____次 3 腹泻____次 4 外伤____次 5 其他	1 无 2 肺炎____次 3 腹泻____次 4 外伤____次 5 其他	1 无 2 肺炎____次 3 腹泻____次 4 外伤____次 5 其他	1 无 2 肺炎____次 3 腹泻____次 4 外伤____次 5 其他
转诊建议		1 无 2 有 原因： 机构及科室：	1 无 2 有 原因： 机构及科室：	1 无 2 有 原因： 机构及科室：	1 无 2 有 原因： 机构及科室：
指　导		1 科学喂养 2 生长发育 3 疾病预防 4 预防伤害 5 口腔保健 6 其他	1 科学喂养 2 生长发育 3 疾病预防 4 预防伤害 5 口腔保健 6 其他	1 科学喂养 2 生长发育 3 疾病预防 4 预防伤害 5 口腔保健 6 其他	1 科学喂养 2 生长发育 3 疾病预防 4 预防伤害 5 口腔保健 6 其他
下次随访日期					
随访医生签名					

113

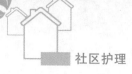

表 6-11　12~30 月龄儿童健康检查记录表

姓名：　　　　　　　　　　　　　　　　　　　　　　　　　　　　　　　　　　　　　　编号 □□□-□□□□□

月（年）龄		12 月龄	18 月龄	24 月龄	30 月龄
随访日期					
体重/kg		＿＿＿＿上 中 下	＿＿＿＿上 中 下	＿＿＿＿上 中 下	＿＿＿＿上 中 下
身长（高）/cm		＿＿＿＿上 中 下	＿＿＿＿上 中 下	＿＿＿＿上 中 下	＿＿＿＿上 中 下
体格检查	面 色	1 红润　2 其他	1 红润　2 其他	1 红润　2 其他	1 红润　2 其他
	皮 肤	1 未见异常　2 异常	1 未见异常　2 异常	1 未见异常　2 异常	1 未见异常　2 异常
	前 囟	1 闭合　2 未闭 ＿＿cm×＿＿cm	1 闭合　2 未闭 ＿＿cm×＿＿cm	1 闭合　2 未闭 ＿＿cm×＿＿cm	—
	眼 睛	1 未见异常　2 异常	1 未见异常　2 异常	1 未见异常　2 异常	1 未见异常　2 异常
	耳外观	1 未见异常　2 异常	1 未见异常　2 异常	1 未见异常　2 异常	1 未见异常　2 异常
	听 力	1 通过　2 未通过	—	1 通过　2 未通过	—
	出牙/龋齿数（颗）	＿＿/＿＿	＿＿/＿＿	＿＿/＿＿	＿＿/＿＿
	胸 部	1 未见异常　2 异常	1 未见异常　2 异常	1 未见异常　2 异常	1 未见异常　2 异常
	腹 部	1 未见异常　2 异常	1 未见异常　2 异常	1 未见异常　2 异常	1 未见异常　2 异常
	四 肢	1 未见异常　2 异常	1 未见异常　2 异常	1 未见异常　2 异常	1 未见异常　2 异常
	步 态	—	1 未见异常　2 异常	1 未见异常　2 异常	1 未见异常　2 异常
	可疑佝偻病体征	1 无　2 肋骨串珠 3 肋软骨沟 4 鸡胸　5 手足镯 6 "O"形腿 7 "X"形腿	1 无　2 肋骨串珠 3 肋软骨沟 4 鸡胸　5 手足镯 6 "O"形腿 7 "X"形腿	1 无　2 肋骨串珠 3 肋软骨沟 4 鸡胸　5 手足镯 6 "O"形腿 7 "X"形腿	—
	血红蛋白值	—	＿＿＿＿g/L	—	＿＿＿＿g/L
户外活动		＿＿＿＿小时/日	＿＿＿＿小时/日	＿＿＿＿小时/日	＿＿＿＿小时/日
服用维生素 D		＿＿＿＿IU/日	＿＿＿＿IU/日	＿＿＿＿IU/日	—
发育评估		1 呼唤名字无反应 2 不会模仿"再见"或"欢迎"动作 3 不会用拇食指对捏小物品 4 不会扶物站立	1 不会有意识叫"爸爸"或"妈妈" 2 不会按要求指人或物 3 与人无目光交流 4 不会独走	1 不会说 3 个物品的名称 2 不会按吩咐做简单的事情 3 不会用勺吃饭 4 不会扶栏上楼梯/台阶	1 不会说 2~3 个字的短语 2 兴趣单一、刻板 3 不会示意大小便 4 不会跑
两次随访间患病情况		1 无 2 肺炎＿＿＿次 3 腹泻＿＿＿次 4 外伤＿＿＿次 5 其他	1 无 2 肺炎＿＿＿次 3 腹泻＿＿＿次 4 外伤＿＿＿次 5 其他	1 无 2 肺炎＿＿＿次 3 腹泻＿＿＿次 4 外伤＿＿＿次 5 其他	1 无 2 肺炎＿＿＿次 3 腹泻＿＿＿次 4 外伤＿＿＿次 5 其他
转诊建议		1 无　2 有 原因： 机构及科室：	1 无　2 有 原因： 机构及科室：	1 无　2 有 原因： 机构及科室：	1 无　2 有 原因： 机构及科室：
指 导		1 科学喂养 2 生长发育 3 疾病预防 4 预防伤害 5 口腔保健 6 其他	1 科学喂养 2 生长发育 3 疾病预防 4 预防伤害 5 口腔保健 6 其他	1 合理膳食 2 生长发育 3 疾病预防 4 预防伤害 5 口腔保健 6 其他	1 合理膳食 2 生长发育 3 疾病预防 4 预防伤害 5 口腔保健 6 其他
下次随访日期					
随访医生签名					

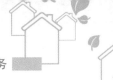

表 6-12　3~6 岁儿童健康检查记录表

姓名：　　　　　　　　　　　　　　　　　　　　　　　　　　　　　　　　　　　编号□□□-□□□□□

年　龄	3 岁	4 岁	5 岁	6 岁
随访日期				
体重/kg	＿＿＿＿＿上 中 下	＿＿＿＿＿上 中 下	＿＿＿＿＿上 中 下	＿＿＿＿＿上 中 下
身高/cm	＿＿＿＿＿上 中 下	＿＿＿＿＿上 中 下	＿＿＿＿＿上 中 下	＿＿＿＿＿上 中 下
体重/身高	＿＿＿＿＿上 中 下	＿＿＿＿＿上 中 下	＿＿＿＿＿上 中 下	＿＿＿＿＿上 中 下
体格发育评价	1 正常　2 低体重 3 消瘦　4 生长迟缓 5 超重	1 正常　2 低体重 3 消瘦　4 生长迟缓 5 超重	1 正常　2 低体重 3 消瘦　4 生长迟缓 5 超重	1 正常　2 低体重 3 消瘦　4 生长迟缓 5 超重
体格检查 视　力	—			
听　力	1 通过　2 未过	—	—	—
牙数（颗）/龋齿数	/	/	/	/
胸　部	1 未见异常　2 异常	1 未见异常　2 异常	1 未见异常　2 异常	1 未见异常　2 异常
腹　部	1 未见异常　2 异常	1 未见异常　2 异常	1 未见异常　2 异常	1 未见异常　2 异常
血红蛋白值	＿＿＿＿＿g/L	＿＿＿＿＿g/L	＿＿＿＿＿g/L	＿＿＿＿＿g/L
其　他				
发育评估	1 不会说自己的名字 2 不会玩"拿棍当马骑"等假想游戏 3 不会模仿画圆 4 不会双脚跳	1 不会说带形容词的句子 2 不能按要求等待或轮流 3 不会独立穿衣 4 不会单脚站立	1 不能简单叙说事情经过 2 不知道自己的性别 3 不会用筷子吃饭 4 不会单脚跳	1 不会表达自己的感受或想法 2 不会玩角色扮演的集体游戏 3 不会画方形 4 不会奔跑
两次随访间患病情况	1 无 2 肺炎＿＿＿＿次 3 腹泻＿＿＿＿次 4 外伤＿＿＿＿次 5 其他	1 无 2 肺炎＿＿＿＿次 3 腹泻＿＿＿＿次 4 外伤＿＿＿＿次 5 其他	1 无 2 肺炎＿＿＿＿次 3 腹泻＿＿＿＿次 4 外伤＿＿＿＿次 5 其他	1 无 2 肺炎＿＿＿＿次 3 腹泻＿＿＿＿次 4 外伤＿＿＿＿次 5 其他
转诊建议	1 无　2 有 原因： 机构及科室：	1 无　2 有 原因： 机构及科室：	1 无　2 有 原因： 机构及科室：	1 无　2 有 原因： 机构及科室：
指　导	1 合理膳食 2 生长发育 3 疾病预防 4 预防伤害 5 口腔保健 6 其他	1 合理膳食 2 生长发育 3 疾病预防 4 预防伤害 5 口腔保健 6 其他	1 合理膳食 2 生长发育 3 疾病预防 4 预防伤害 5 口腔保健 6 其他	1 合理膳食 2 生长发育 3 疾病预防 4 预防伤害 5 口腔保健 6 其他
下次随访日期				
随访医生签名				

高危儿童管理及转诊制度

儿童眼及视力保健转诊和随访制度

社区护理

填表说明：

(1) 填表时，按照项目栏的文字表述，在对应的选项上画"√"。若有其他异常，请具体描述。"—"表示本次随访时该项目不用检查。若失访，在随访日期处写明失访原因；若死亡，写明死亡日期和死亡原因。

(2) 体重、身长：检查时实测的具体数值，并根据国家卫生健康委员会选用的儿童生长发育评价标准判断儿童体格发育情况，在相应的"上""中""下"上画"√"。

(3) 下次随访日期：根据儿童情况确定下次随访的日期，并告知家长。

(4) 时间段说明：满月（出生后 28~30 天）；3 月（满 3 个月至 3 个月 29 天）；6 月（满 6 个月至 6 个月 29 天）；8 月（满 8 个月至 8 个月 29 天）；12 月（满 12 个月至 12 个月 29 天）；18 月（满 18 个月至 18 个月 29 天）；24 月（满 24 个月至 24 个月 29 天）；30 月（满 30 个月至 30 个月 29 天）；3 岁（满 3 周岁至 3 周岁 11 个月 29 天）；4 岁（满 4 周岁至 4 周岁 11 个月 29 天）；5 岁（满 5 周岁至 5 周岁 11 个月 29 天）；6 岁（满 6 周岁至 6 周岁 11 个月 29 天）。其他年龄段可以根据健康检查内容增加健康检查记录表，标注随访月（年）龄和随访时间。

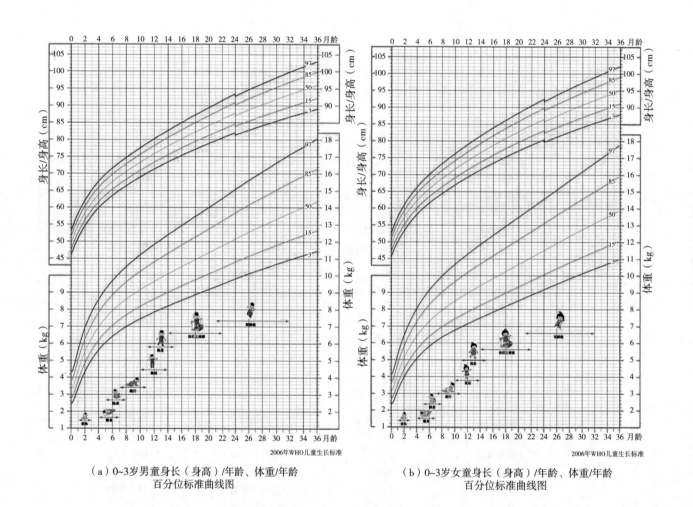

　　（a）0~3岁男童身长（身高）/年龄、体重/年龄　　　　　（b）0~3岁女童身长（身高）/年龄、体重/年龄
　　　　　　百分位标准曲线图　　　　　　　　　　　　　　　　　　百分位标准曲线图

图 6-3　0~3 岁男、女童生长发育监测图

116

任务评价

"0~6岁儿童健康管理"任务考核评价表、学习报告单分别见表6-13和表6-14。

表6-13　"0~6岁儿童健康管理"任务考核评价表

评价内容	内容细化	分值	评分记录			备注
			学生自评	小组互评	教师评分	
工作准备（15分）	口头汇报：简述情境和需要完成的任务等	8				
	做好个人准备：仪表、着装、头发、指甲、配饰等均符合规范	7				
完成情况（70分）	能说出0~6岁儿童健康管理服务次数、内容与流程	10				
	能指导0~6岁儿童及其照顾者完成健康体检	10				
	能完成0~6岁儿童体格检查，操作规范、无漏项	10				
	能正确评价0~6岁儿童体格生长、发育水平	10				
	能针对收集的健康资料发现0~6岁儿童存在的健康问题并给予针对性指导	10				
	能为0~6岁儿童及其照顾者进行常规居家照顾的健康指导	10				
	能及时、准确填写健康检查记录表	10				
职业素养（15分）	具有较强的沟通技巧	5				
	具有意外伤害风险识别与防范意识	5				
	关心儿童健康成长	5				
总评		100				

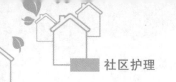
社区护理

表 6-14 "0~6 岁儿童健康管理" 任务学习报告单

姓名		班级		学号	
任务二		0~6 岁儿童健康管理			

案例分析					

根据"情境案例",假如你是社区卫生服务中心的王护士,请回答:

1. 儿童保健体检的流程是怎样的? 你如何指导阳阳爸爸带阳阳顺利完成体检?

2. 你如何为阳阳进行生长发育评估?

3. 你将从哪些方面进行阳阳的家庭养育指导?

4. 阳阳存在的意外风险有哪些? 如何进行防范?

学习感悟	存在问题

参加社区志愿者服务活动记录	
对教学设计、活动安排的合理化建议	

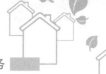

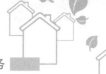

"0~6 岁儿童健康管理服务"项目学习索引及学生自测笔记见表 6-15。

表 6-15 "0~6 岁儿童健康管理服务"项目学习索引及学生自测笔记

姓名		班级		学号	
服务对象					
服务内容及工作流程	新生儿家庭访视				
	新生儿满月健康管理				
	婴幼儿健康管理				
	学龄前儿童健康管理				
	健康问题处理				
服务要求					
工作指标					

0~6 岁儿童健康管理服务流程

榜样力量：王琇瑛

学而思

项目七 孕产妇健康管理服务

孕产妇健康管理是指从怀孕开始到产后42天的各个阶段，为辖区内的孕产妇及围生儿全面实施健康管理。预防为主，防治结合，提高孕产妇保健管理率，减少孕产期合并症、并发症，降低难产的发病率及孕产妇、围生儿死亡率，提高出生人口素质。

孕产期是女性生命周期中非常重要的阶段，将孕产妇及早纳入规范的健康管理，可避免致畸因素和疾病对胚胎的不良影响，降低畸形儿的发生率，使不适宜妊娠者及早终止妊娠。随访孕产妇的健康情况和胎儿生长发育情况，认识合并症和并发症的表现和特征，做到早发现、早诊断、早治疗。做好孕期保健指导，提高孕妇的自我保健能力，通过加强指导和随访，保证母婴安全。做好产妇产褥期保健、母乳喂养和新生儿护理指导，保证母婴健康。

近年来，为保障母婴安全，提高出生人口素质，降低出生缺陷，党和政府高度重视，相关部门颁布及修订了多项法律法规，使孕产妇健康管理工作有法可依。

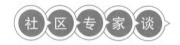

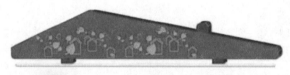

姓　　名：夏荟琼

工作单位：湘潭市雨湖区城正街街道
社区卫生服务中心

岗　　位：妇保专干

访谈视频

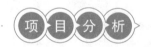

一、岗位描述

1. 工作岗位　孕产妇健康管理专干。

2. 主要职责　①全面负责孕产妇健康管理工作，完成年度工作计划、方案及总结。②完成辖区内15~64岁妇女摸底及动态管理、免费妇科病普查工作；青春期妇女保健指导及宣教；新婚妇女摸底及免费婚检、孕前优生检查宣教。③负责孕产妇管理，包括叶酸免费发放，免费建立母子保健手册，免费产检，免费艾滋病、梅毒、乙肝母婴阻断首诊；督促产前筛查，完成产前筛查高风险人群随访，指导产前诊断；组织高危孕产妇筛查，一对一随访，建立高危个案卡，做好转诊工作；免费产后上门访视，进行产妇及新生儿护理指导、产后避孕等围产期保健宣教；落实流动孕产妇管理，做好随访及转诊工作；完成死胎死产情况上报，艾滋病、梅毒孕产妇随访工作；开办孕妇学校。④做好各类信息报表，按时上报。⑤每月配合公安、医院及疾控中心计免科做好孕产妇质控工作。

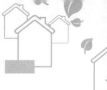

二、服务对象

辖区内常住的孕产妇，即在辖区内居住半年以上的户籍和非户籍孕产妇。孕产妇是指从怀孕开始到产后42天这段时期的妇女。

三、服务内容

孕产妇健康管理服务内容主要包括孕早期健康管理、孕中期健康管理、孕晚期健康管理、产后访视及产后42天健康检查。

四、服务要求

（1）按照国家孕产妇保健有关规范要求，进行孕产妇全程跟踪与管理工作。

（2）加强与村（居）委会、妇联相关部门的联系，掌握辖区内孕产妇人口信息。

（3）加强宣传，在基层医疗卫生机构公示免费服务内容，使更多的育龄妇女愿意接受服务，提高早孕建册率。

（4）每次服务后及时记录相关信息，纳入孕产妇健康档案。

（5）积极运用中医药方法（如饮食起居、情志调摄、食疗药膳、产后康复等），开展孕期、产褥期、哺乳期保健服务。

五、常用工作指标

1. 早孕建册率＝辖区内孕13周之前建册并进行第一次产前检查的产妇人数/该地该时间内活产数×100%。

2. 产后访视率＝辖区内产妇出院后28天内接受过产后访视的产妇人数/该地该时间内活产数×100%。

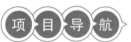

项目导航

（思维导图：孕产妇健康管理 → 孕早期健康管理（建立母子健康手册（第一次产前保健服务）、孕早期妇女健康评估、进行孕早期健康指导、孕早期异常情况处理）；孕中、晚期健康管理（孕中期保健指导、孕晚期保健指导）；产后访视（告知、评估、实施、评价）；产后42天健康检查（询问、观察、一般检查、妇科检查、辅助检查、评估与分类、保健指导、处理））

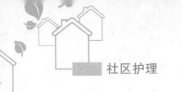

任务一　孕早期健康管理

学习任务单

"孕早期健康管理"学习任务单见表 7-1。

表 7-1　"孕早期健康管理"学习任务单

达成学习目标	• 素质目标：具有严谨细致的工作作风 • 知识目标：知晓孕早期健康管理的内容和方法 • 能力目标：能完成孕早期常见健康问题的处理与保健指导
学习方法建议	• 岗位见习：了解孕早期健康管理相关工作内容 • 自主预习：教材和学习通在线课程资源 • 小组探究：分工合作，完成小组任务
分组学习任务	• 根据"情境案例"，采用角色扮演或小讲课形式，4 人一组完成任务：孕早期建立母子健康手册，进行第 1 次产前检查 • 录制相关视频上传到线上学习平台
课堂形式预告	• 分组汇报 • 教师点评、解析 • 完成学生自评、小组互评和教师评价

情境案例

某社区王女士，32 岁，G3P1，宫内妊娠 10 周。今日，王女士在丈夫的陪同下来到辖区内的社区卫生服务中心建立母子健康手册，社区伍护士热情接待，完成建档后予以孕早期妇女健康评估及相关健康指导。

任务：

1. 伍护士为王女士建立母子健康手册。

2. 伍护士根据评估结果，发现健康问题并进行指导。

任务分析

孕早期是胚胎、胎儿分化发育的关键时期，易受外界因素及孕妇疾病的影响，导致流产或胎儿畸形。因此，孕早期的健康管理尤为重要。从怀孕开始到怀孕 13 周前（12^{+6} 周前）的孕妇为孕早期健康管理对象。孕早期保健指导主要包括：

1. 休息与睡眠　起居规律、睡眠充足，避免过度劳累。

2. 饮食与营养　有些孕妇可能会出现恶心、呕吐等妊娠反应，因此，孕早期宜少量多餐，吃清淡又有营养的食物，保证一定热量、蛋白质的摄入，多吃新鲜蔬菜水果，少吃油腻食物。如呕吐剧烈，无法进食，应及时就医。

3. 避免接触不良因素　孕早期是胎儿各种器官的形成期，也是胎儿最脆弱的时期，易发生流产、胎儿畸形。应避免接触放射线及有毒有害物质；远离有噪声、振动及高温、极低温的工作环境；不要密切接触宠物；戒烟戒酒；在医生的指导下用药。

4. 运动指导　保持适量运动，一次活动不超过 20 分钟。运动后脉搏、呼吸加快，但休息 15 分钟后可恢复即为适量。运动时不能空腹，要多饮水，如有不适及时停止。

5. 检查指导　早期、定期进行产前检查，及时建立母子健康手册，进行高危妊娠初筛并及时治疗各种内科合并症。口服叶酸 0.4~0.8 mg/d 至孕 3 个月。

6. 心理指导　保持心情舒畅，如有心理不适及时咨询与就诊。

7. 口腔保健　孕期口腔保健不容忽视，每日两次有效刷牙，饭后漱口，有条件者孕早期即开始口腔检查，针对性地进行牙病预防及诊治，做好孕期口腔保健。

8. 常见健康问题的处理与指导　①恶心、呕吐：大多数孕妇在妊娠 6 周左右出现早孕反应，12 周左右消失。在此期间应避免空腹，清晨起床后先吃几块饼干或面包；每天进食 5~6 餐，少量多餐，两餐之间进食流质饮食；食物清淡，避免吃油炸、刺激、不易消化的食物；给予孕妇精神鼓励与支持，以消除其心理困惑，减轻焦虑。②尿频：由增大的子宫压迫膀胱所致。12 周左右，增大的子宫进入腹腔，症状自然消失。

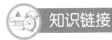 知识链接

预防出生缺陷有三道防线

第一道防线：婚检、孕前优生检查。特别是有家族遗传史的人群，应在怀孕前 3~6 个月做孕前检查和异常染色体筛查，并做怀孕评估。孕前女性应接种风疹疫苗，若发现有生殖道感染或某些严重慢性疾病，应治疗后再受孕。

第二道防线：血清学筛查、B 超筛查。在怀孕 12~14 周、20~24 周各做一次 B 超，在怀孕 15~20 周做一次血清学筛查，70% 以上的出生缺陷可以检测出来。

第三道防线：产后新生儿筛查。医生会在新生儿足跟采集三滴血做检测，目前筛查内容包括新生儿苯丙酮尿症、先天性甲状腺功能减退症两种疾病。

任务实施

孕早期健康管理流程见表 7-2。

表 7-2　孕早期健康管理流程

实施步骤	具体内容	相关提示
1. 建立母子健康手册	及时为辖区内孕 13 周前（12⁺⁶ 周前）的孕妇建立母子健康手册	• 办理时应逐项填写母子健康手册的内容 • 母子健康手册上加盖办理单位的公章，并交由孕妇保管 • 服务对象为辖区内居住的孕产妇，包括常住人口和流动人口
2. 孕早期妇女健康评估	询问既往史、家族史、个人史等，观察体态、精神等，并进行一般检查、妇科检查和血常规、尿常规、血型、肝功能、肾功能、乙型肝炎检查，有条件的地区建议进行血糖测定、阴道分泌物检查、梅毒血清学试验、HIV 抗体检测等实验室检查。给予个人卫生、心理和营养保健指导	• "第一次产前检查记录表"（表 7-3）：逐项填写检查结果（按填表说明），如未建立居民健康档案，同时建立 • 转诊：对于具有妊娠危险因素和可能有妊娠禁忌证或严重并发症的孕妇，及时转诊到上级医疗卫生机构 • 随访：2 周内随访转诊结果
3. 进行孕早期健康指导	（1）给予孕早期生活方式、心理和营养保健指导 （2）强调避免致畸因素和疾病对胚胎的不良影响 （3）告知和督促孕妇进行产前筛查和产前诊断	• 指导内容主要为孕早期个人卫生、心理和营养保健 • 重点内容：强调避免致畸因素和疾病对胚胎的不良影响，同时进行产前筛查和产前诊断的宣传告知 • 服务人员要求：熟悉孕产期保健的指导内容及方法；熟悉产前筛查、产前诊断的对象及辖区开展此项工作的服务流程
4. 孕早期异常情况处理	发现有异常情况的孕妇，要及时转至上级医疗卫生机构。发现有危急征象的孕妇，要立即转至上级医疗卫生机构。要告知不宜妊娠者及时终止妊娠。2 周内随访转诊结果	

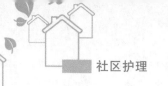

表 7-3 第一次产前检查记录表

姓名：　　　　　　　　　　　　　　　　　　　　　　　　　　　　　　　编号□□□-□□□□□

填表日期		年　月　日	孕　周		周
孕妇年龄					
丈夫姓名		丈夫年龄		丈夫电话	
孕　次		产　次	阴道分娩_____次　剖宫产_____次		
末次月经	年　月　日或不详	预　产　期	年　月　日		
既往史	1 无　2 心脏病　3 肾脏疾病　4 肝脏疾病　5 高血压　6 贫血　7 糖尿病　8 其他_____				□/□/□/□/□/□/□
家族史	1 无　2 遗传性疾病史　3 精神疾病史　4 其他_____				□/□/□
个人史	1 无特殊　2 吸烟　3 饮酒　4 服用药物　5 接触有毒有害物质 6 接触放射线　7 其他_____				□/□/□/□/□/□
妇产科手术史	1 无　2 有				□
孕产史	1 自然流产_____　2 人工流产_____　3 死胎_____　4 死产_____　5 新生儿死亡_____　6 出生缺陷儿_____				
身　高		cm	体重		kg
体质指数（BMI）		kg/m²	血压		/　　mmHg
听　诊	心脏：1 未见异常　2 异常_____　　　　□		肺部：1 未见异常　2 异常		□
妇科检查	外阴：1 未见异常　2 异常_____　　　　□		阴道：1 未见异常　2 异常		□
	宫颈：1 未见异常　2 异常_____　　　　□		子宫：1 未见异常　2 异常		□
	附件：1 未见异常　2 异常				□
辅助检查	血常规	血红蛋白_____g/L　白细胞计数_____/L 血小板计数_____/L　其他_____			
	尿常规	尿蛋白_____　尿糖_____　尿酮体_____　尿潜血_____　其他_____			
	血型 / ABO				
	血型 / Rh*				
	血糖*	_____mmol/L			
	肝功能	血清谷丙转氨酶_____U/L　血清谷草转氨酶_____U/L 白蛋白_____g/L　总胆红素_____μmol/L　结合胆红素_____μmol/L			
	肾功能	血清肌酐_____μmol/L　血尿素_____mmol/L			
	阴道分泌物*	1 未见异常　2 滴虫　3 假丝酵母菌　4 其他_____　　□/□/□			
		阴道清洁度：1 Ⅰ度　2 Ⅱ度　3 Ⅲ度　4 Ⅳ度　　　　　　□			
	乙型肝炎	乙型肝炎表面抗原_____　乙型肝炎表面抗体*_____ 乙型肝炎 e 抗原*_____　乙型肝炎 e 抗体*_____ 乙型肝炎核心抗体*_____			
	梅毒血清学试验*	1 阴性　2 阳性　　　　　　　　　　　　　　　　　□			
	HIV 抗体检测*	1 阴性　2 阳性　　　　　　　　　　　　　　　　　□			
	B 超*				
	其他*				
总体评估	1 未见异常　2 异常_____				□
保健指导	1 生活方式　2 心理　3 营养　4 避免致畸因素和疾病对胚胎的不良影响 5 产前筛查宣传告知　6 其他_____				□/□/□/□/□
转诊　1 无　2 有 原因：_____机构及科室：_____					□
下次随访日期	年　月　日		随访医生签名		

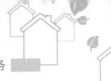

填表说明：

1. 本表由医生在第一次接诊孕妇（尽量在孕13周前）时填写。若未建立居民健康档案，需同时建立。随访时填写各项目对应情况的数字。

2. 孕周：填写此表时孕妇的怀孕周数。

3. 孕次：怀孕的次数，包括本次妊娠。

4. 产次：指此次怀孕前，孕期超过28周的分娩次数。

5. 末次月经：此次怀孕前最后一次月经第一天的日期。

6. 预产期：可按照末次月经推算，末次月经日期的月份加9或减3，为预产期月份数；天数加7，为预产期日。

7. 既往史：孕妇曾经患过的疾病，可以多选。

8. 家族史：指孕妇父亲、母亲、丈夫、兄弟姐妹或其他子女是否曾患遗传性疾病或精神疾病，若有，请具体说明。

9. 个人史：可以多选。

10. 妇产科手术史：孕妇曾经接受过的妇科手术和剖宫产手术。

11. 孕产史：根据具体情况填写，若有，填写次数；若无，填写"0"。

12. 体质指数（BMI）＝体重（kg）／身高的平方（m^2）。

13. 体格检查、妇科检查及辅助检查：进行相应检查，并填写检查结果。标有＊的项目尚未纳入国家基本公共卫生服务项目，其中梅毒血清学试验、HIV抗体检测为重大公共卫生服务免费检查项目。

14. 总体评估：根据孕妇总体情况进行评估，若发现异常，具体描述异常情况。

15. 保健指导：填写相应的保健指导内容，可以多选。

16. 转诊：若有需转诊的情况，具体填写。

17. 下次随访日期：根据孕妇情况确定下次随访日期，并告知孕妇。

18. 随访医生签名：随访完毕，核查无误后随访医生签署其姓名。

任务评价

"孕早期健康管理"任务考核评价表、学习报告单分别见表7-4和表7-5。

表7-4 "孕早期健康管理"任务考核评价表

评价内容	内容细化	分值	评分记录			备注
			学生自评	小组互评	教师评分	
工作准备（15分）	口头汇报：简述情境和需要完成的任务等	8				
	做好个人准备：仪表、着装、头发、指甲、配饰等均符合规范	7				
完成情况（70分）	能说出开展孕产妇健康管理的意义	10				
	能说出孕产妇健康管理的服务对象	10				
	能建立母子健康手册	15				
	能对孕早期妇女进行健康评估	10				
	能对孕早期妇女进行健康指导	10				
	能对孕早期妇女的常见健康问题进行处理	15				
职业素养（15分）	具有较好的沟通能力	5				
	在进行孕早期健康管理中具有严谨求实的工作态度	5				
	具有预防为主的大健康观	5				
总评		100				

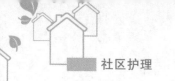

社区护理

表 7-5　"孕早期健康管理"任务学习报告单

姓名		班级		学号	
任务一		孕早期健康管理			

| 案例分析 | | | | | |

根据"情境案例"，假如你是社区卫生服务中心的伍护士，请回答：

 1. 王女士是否为健康管理对象，理由是什么？

 2. 怎样才算为王女士成功建立母子健康手册？

 3. 如何对王女士进行健康评估和健康指导？

学习感悟	存在问题

参加社区志愿者服务活动记录	
对教学设计、活动安排的合理化建议	

126

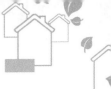

任务二　孕中、晚期健康管理

学习任务单

"孕中、晚期健康管理"学习任务单见表 7-6。

表 7-6　"孕中、晚期健康管理"学习任务单

达成学习目标	● 素质目标：具有以人为本的理念 ● 知识目标：说出孕中、晚期健康管理的内容和方法 ● 能力目标：能完成孕中、晚期常见健康问题的处理与保健指导
学习方法建议	● 岗位见习：了解孕中、晚期健康管理相关工作内容 ● 自主预习：教材和学习通在线课程资源 ● 小组探究：分工合作，完成小组任务
分组学习任务	● 根据"情境案例"，采用角色扮演或小讲课形式，4 人一组完成任务：提供健康管理服务 ● 录制相关视频上传到线上学习平台
课堂形式预告	● 教师抽查 1~2 组任务视频 ● 教师点评、解析 ● 完成学生自评、小组互评和教师评价

情境案例

某社区孕妇陈女士，32 岁，G3P1，宫内妊娠 26 周，瘢痕子宫，自妊娠 24 周以来，血压偏高。社区伍护士得知情况后，为其提供孕期的健康指导，并在三级妇幼保健信息管理平台上报信息，上级妇幼保健机构进行高危分级，将其纳入孕产妇高危分级管理对象。期间伍护士定期进行随访，陈女士按照高危孕产妇要求进行产前检查。目前陈女士血压控制可，无并发症发生。

任务：

1. 伍护士指导陈女士进行胎动自我监测。

2. 伍护士针对陈女士目前出现的健康问题进行健康指导。

任务分析

孕中期是妊娠过程中较为稳定的时期，也是胎儿生长发育较快的时期。孕晚期是胎儿生长发育最快的时期，孕妇易发生一些合并症和并发症。因此，孕中、晚期健康管理工作尤为重要。

妊娠 13 周到 27 周末的孕妇为孕中期健康管理对象，妊娠 28 周及以后的孕妇为孕晚期健康管理对象。

一、孕中期健康指导的内容

1. 营养指导　饮食宜新鲜、多样化。多食新鲜蔬菜、水果、肉、鱼等；少食腌制食品、罐头食品等。

2. 运动指导　坚持每天做孕妇体操，活动关节、锻炼肌肉。做操最好安排在早晨和傍晚。做操前应排尿、便，一般不宜进食，锻炼结束 30 分钟后再进食。有先兆流产史、早产史，此次妊娠有多胎、羊水过多、前置胎盘、严重内科合并症情况者不宜做孕妇体操。

3. 检查指导　进行胎儿超声检查、妊娠糖尿病筛查、出生缺陷筛查。对有异常情况、胎儿疑有畸形，或有遗传病及高龄的孕妇需进一步做产前诊断和治疗。

4. 胎儿生长发育监测　测量宫底高度和腹围、胎心率。从耻骨联合到子宫底的距离是反映胎儿生长发育情况较敏感的指标。孕 20~24 周，宫底高度平均每周增加 1 cm，孕 34 周后增加速度较慢，宫底高度在 30 cm 以上表示胎儿已成熟。胎心率的正常值为 110~160 次/分钟。

5. 胎动出现时间　通常初产妇在孕 20 周、经产妇在孕 18 周左右感觉到胎动，但首次感到胎动的时间因人而异。

6. 常见健康问题的处理与保健指导

（1）便秘：孕激素水平升高，导致胃肠道蠕动减慢，发生便秘。指导孕妇多食纤维素含量高的食物，如小麦等，多吃水果、蔬菜，多饮水。未经医生允许，不能随便使用大便软化剂或轻泻剂。

（2）静脉曲张：指导孕妇避免长时间站立或行走，并注意经常抬高下肢，促进下肢静脉血液回流；会阴部静脉曲张者，臀部垫枕，抬高臀部休息。

（3）腰背痛：大部分孕妇在孕 5~7 个月时出现腰背痛。应指导孕妇在日常生活中注意保持良好的姿势，避免过度疲劳；穿平跟鞋；在俯视或抬举物品时，保持上身直立，弯曲膝部，以保持脊柱平直。疼痛严重者，卧床休息。

（4）下肢肌肉痉挛：指导孕妇在饮食中增加钙的摄入，必要时按医嘱补钙；避免穿高跟鞋，以降低腿部肌肉的紧张度；避免腿部疲劳、受凉；下肢肌肉痉挛时，应背屈肢体或站直前倾以伸展痉挛的肌肉，或局部热敷按摩。

二、孕晚期健康指导的内容

1. 营养指导　确保食物中蛋白质、维生素、微量元素、矿物质等各方面均衡。监测孕妇血红蛋白是否正常，体重是否每天增加 0.5 kg 左右。

2. 胎儿生长发育监测　孕 28 周后，胎儿体重平均每 4 周增加 700 g，身长平均每 4 周增加 5 cm。若间隔 2 周、连续 2 次，孕妇宫底高度和腹围无明显增长，应警惕胎儿生长发育受限；若增长过快，应考虑羊水过多和巨大儿的可能，需进一步检查。

3. 胎动监测　嘱孕妇每天在同一时间计数胎动，每次计数 10 次胎动并记录所用时间。若用时超过 2 小时，建议就医检查；临近预产期时，孕妇可能感觉胎动略有减少，若计数 2 小时胎动不足 10 次，可变换体位，如左侧卧位，再计数 2 小时，若仍少于 10 次，应及时就医检查。

4. 心理指导　孕晚期孕妇易出现情绪不稳定、精神压抑的情况，对即将面临的分娩感到紧张、焦虑、恐惧，担心母子能否平安、胎儿有无出生缺陷，担心产后工作，等等。社区护士应鼓励孕妇表达内心感受，有针对性地进行心理护理。

5. 母乳喂养准备指导　通过宣传教育使孕妇及其家属充分理解母乳喂养的好处、掌握正确的喂养方法等，树立孕妇母乳喂养的信心。同时做好乳房准备，若乳头平坦、凹陷，应进行乳头牵拉与伸展练习，但有早产危险者禁用。用温热的毛巾擦洗乳头乳晕，按摩乳房，促进乳房血液循环。穿柔软的棉布乳罩将乳房托起，不要束胸，以减少衣服对乳房的摩擦。

6. 先兆临产的识别　在分娩前，孕妇常有胎儿下降感，出现假临产、见红的情况。胎儿下降感是指随着胎先露下降入盆，子宫底随之下降，多数孕妇感觉上腹部变得舒适，呼吸轻快，常有尿频症状。假临产的特点是宫缩持续时间短、不规律，宫缩强度不高，常在夜间出现、清晨消失。见红是指在分娩前 24~48 小时内，阴道排出少量血液。

7. 分娩准备　分娩前充分的准备是保证分娩顺利进行的必要条件。

（1）指导产妇从心理上、身体上做好迎接新生儿的准备。

（2）分娩时体力消耗较大，因此须保证充足的睡眠。

（3）准备好分娩时所需的母婴物品及相关医疗证件等。

8. 常见健康问题的处理与保健指导

（1）腰背痛：由于子宫增大，孕妇重心前移，脊柱过度前凸，背伸肌持续紧张加上关节松弛造成腰

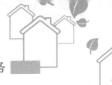

背痛；或者是由缺钙引起的腰背部肌肉酸痛。日常走路、站立、坐着、提物等时，孕妇尽量保持腰背挺直；轻轻按摩酸痛肌肉；注意休息，严重者应卧床；注意补钙。

（2）胸闷：妊娠的最后几周，增大的子宫上推膈肌，引起呼吸困难。孕妇在上楼或提重物时，会感到呼吸困难。这种情况下，应注意休息，卧床休息时，头部多垫一个枕头。

（3）水肿：孕妇易出现下肢水肿症状，休息后可消退，属正常现象。出现凹陷性水肿或经休息后仍未消退者，应警惕合并其他疾病，查明病因后及时治疗。孕妇睡眠时应取左侧卧位，下肢垫高15°以改善下肢血液循环。

9. 危急征象　孕中、晚期的孕妇出现胎动不正常或消失、阴道大出血或伴休克、胸闷、气急、不能平卧、上腹痛或伴黄疸、高血压伴头昏眼花、视物不清、无原因的恶心或咳嗽、抽搐和昏迷等情况，应急诊入院。

任务实施

孕中、晚期健康管理流程见表7-7。

表7-7　孕中、晚期健康管理流程

实施步骤	具体内容	相关提示
1. 第二次产前保健服务（孕16~20周）	（1）询问生理、心理有无异常及特殊情况，了解胎动出现时间 （2）观察体态，步态，营养状况，精神状态，腹部大小、形状 （3）一般检查和产科检查：测体重、量血压、测量宫底高度、听胎心 （4）实验室检查：尿蛋白检测 （5）识别需要做产前筛查和产前诊断的孕妇 （6）必要时进行心理量表测定	• 未发现问题时进行常规的孕中期保健指导 • 识别需要做产前筛查和产前诊断的孕妇，给予知情选择权，并转上级医疗机构 • 按要求填写手册、健康档案和登记本 • 有危急征象的孕妇急诊转上级医疗机构
2. 第三次产前保健服务（孕21~24周）	（1）询问（关注产前筛查B超大畸形筛查结果） （2）观察 （3）一般检查 （4）实验室检查（同第二次产前保健服务）	• 坚持定期产前检查 • 告知转诊预约的相关事项 • 告知孕28周转上级医院，落实分娩地点 • 关注孕妇的心理状况，加强孕妇心理保健指导，鼓励丈夫参与及家庭社会的支持 • 多做孕期体操、胎教等
3. 孕晚期保健服务	（1）询问孕妇有无头晕、头痛或视物模糊，有无胎动异常情况 （2）观察体态，步态，营养状态，精神状态，腹部大小、形状 （3）一般检查和产科检查：测量血压、体重；测量宫底高度、腹围；监测胎心率；检查有无下肢水肿；四步触诊检查胎方位、胎先露及胎先露入盆情况；孕28周时测量骨盆，估计胎儿大小 （4）辅助检查：基本检查、血红蛋白测定、尿常规 （5）建议检查：肝肾功能、B超、胎心监护	• 未发现问题时进行常规的孕晚期保健指导 • 若发现孕妇有异常情况，则让其到产科特殊门诊或住院治疗，排除异常情况 • 关注孕妇的心理状况，加强孕妇心理保健指导，鼓励丈夫参与及家庭社会的支持 • 有危急征象的孕妇急诊转上级医疗机构 • 按要求填写手册、健康档案和登记本

孕产妇五色分级管理

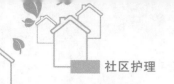

任务评价

"孕中、晚期健康管理"任务考核评价表、学习任务单分别见表7-8和表7-9。

表7-8 "孕中、晚期健康管理"任务考核评价表

评价内容	内容细化	分值	评分记录			备注
			学生自评	小组互评	教师评分	
工作准备 (15分)	口头汇报：简述情境和需要完成的任务等	8				
	做好个人准备：仪表、着装、头发、指甲、配饰等均符合规范	7				
完成情况 (70分)	能说出开展孕中期、孕晚期健康管理的服务对象	10				
	能说出孕中期、孕晚期健康指导的内容	15				
	能对孕中期、孕晚期常见健康问题进行处理	15				
	能进行第二次产前保健服务	10				
	能进行第三次产前保健服务	10				
	能进行孕晚期保健服务	10				
职业素养 (15分)	具有较好的沟通能力	5				
	具有严谨求实的工作态度	5				
	具有以人为本的服务观念	5				
总评		100				

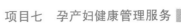
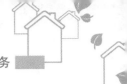

表 7-9 "孕中、晚期健康管理" 任务学习报告单

姓名		班级		学号	
任务二		孕、中晚期健康管理			
案例分析					

根据 "情境案例",假如你是社区卫生服务中心的伍护士,请回答:

1. 怎样指导陈女士进行孕晚期胎儿监护?

2. 孕晚期健康管理的内容有哪些?

3. 如何指导陈女士处理孕晚期的健康问题?

学习感悟	存在问题

参加社区志愿者服务活动记录	
对教学设计、活动安排的合理化建议	

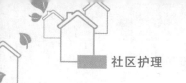

任务三 产后访视

学习任务单

"产后访视"学习任务单见表7-10。

表7-10 "产后访视"学习任务单

达成学习目标	• 素质目标：具有关爱妇女、为人民服务的职业精神 • 知识目标：熟知产后访视的流程和注意事项 • 能力目标：能运用所学知识与团队成员合作完成产后访视
学习方法建议	• 岗位见习：了解产后访视相关工作内容 • 自主预习：教材和学习通在线课程资源 • 小组探究：分工合作，完成小组任务
分组学习任务	根据"情境案例"，3~4人一组，分组完成任务（现场小讲课汇报、现场角色扮演、录制视频展示等形式不限）
课堂形式预告	• 班级分组进行汇报 • 教师点评、解析 • 完成学习自评、小组互评和教师评价

情境案例

某社区产妇陈女士，30岁，8天前自然分娩一活女婴，现母女已出院回家。产妇和新生儿主要由产妇丈夫杨先生及婆婆照顾。

任务：

1. 请完成对产妇的评估。

2. 请为产妇及其家庭成员提供保健指导。

任务分析

产褥期是产妇分娩后身心恢复、新生儿快速生长发育的重要时期。了解产褥期保健的相关知识，为产褥期妇女及新生儿提供护理，对促进产妇的康复和新生儿的发育非常重要。社区卫生服务中心（站）和乡镇卫生院、村卫生室在收到分娩医院转来的产妇分娩信息后应于产妇出院后1周内到产妇家中进行产后访视，进行产褥期健康管理，加强母乳喂养和新生儿护理指导，同时进行新生儿访视。产褥期主要卫生问题有以下几点。

（一）晚期产后出血

晚期产后出血是指分娩24 h后，在产褥期内发生的子宫大出血。多发生于产后1~2周，但也有延迟至产后6周发病者。子宫出血可呈持续性或间歇性，也可表现为急骤大量出血。产妇多伴有寒战、低热，且常因失血过多导致严重贫血或失血性休克。

晚期产后出血的常见原因有胎盘、胎膜、蜕膜残留，子宫胎盘附着部位感染或复旧不全，剖宫产术后子宫伤口裂开，子宫滋养细胞肿瘤及子宫黏膜下肌瘤，等等。

（二）产褥感染

产褥感染是指产前、产时或产后有病原体侵入生殖道引起局部和全身的炎性变化。产褥病是指分娩24 h以后到产后10天内，每日测量口表温度4次，体温有2次达到或超过38 ℃。产褥感染与产褥病是不同的两个概念，造成产褥病的原因以产褥感染为主，但也包括产后生殖道以外的其他感染，如上呼吸

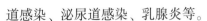

道感染、泌尿道感染、乳腺炎等。

（三）产后抑郁症

产后抑郁症常于产后6周内发病，亦有8%~15%的产妇在产后2~3个月内发病。产后抑郁症至今尚无统一诊断标准。美国精神病学会在《精神障碍诊断与统计手册》一书中制定了产后抑郁症的诊断标准，即产妇在产后4周内发病，具备下列症状的5条或5条以上，且持续2周以上：①出现忧郁情绪；②几乎对所有事物失去兴趣；③食欲改变（大增或大减）；④睡眠不足或严重失眠；⑤精神焦虑不安或呆滞；⑥疲劳或虚弱；⑦不恰当的自责或自卑感，缺乏自信心；⑧思想不集中，综合能力差；⑨有反复自杀企图。

积极预防产后抑郁症，应注意：①对妊娠不同时期具有特殊心理状态的孕妇进行安慰及劝导。②鼓励孕妇到孕妇学校上课，增进对分娩知识的了解，消除对分娩的恐惧。③进行孕期精神疾病的筛查，注意心理健康状态，仔细询问病史。④对有内外科合并症的孕妇，应掌握其妊娠指征，帮助孕妇树立信心。⑤掌握药物应用指征，不能滥用成瘾药物。

爱丁堡产后
抑郁量表

任务实施

产后访视流程见表7-11。

表7-11　产后访视流程

实施步骤	具体内容	相关提示
1. 告知	核实信息，解释目的，预约上门时间	访视时间为产妇出院后1周内
2. 评估	（1）访视环境：注意安全性、隐私性 （2）一般情况：孕周、孕产次、分娩方式、产程、双胎或多胎情况、分娩时出血量等 （3）产妇支持系统（配合程度） （4）照顾者评估	• 注意保护产妇的安全及隐私 • 先洗手，后检查；先新生儿，后产妇
3. 实施	（1）观察：产妇面色、精神状态、是否有产后抑郁症状及产妇喂奶全过程 （2）询问：新生儿基本情况，产妇分娩日期及出院日期，会阴切开或腹部伤口情况，有无产后出血及感染等异常情况 （3）体检：测量体温、脉搏、血压；检查乳房、乳头外观及乳汁分泌量；检查宫底高度、硬度及有无压痛；查看会阴或腹部伤口恢复情况；观察恶露的量、性状和气味 （4）指导：包括个人卫生、心理、营养、产后运动、母乳喂养、新生儿护理与喂养等 （5）整理：洗手、记录（表7-12），做好产后抑郁症筛查，填写母子保健手册，签约家庭医生服务，按规定处置医疗废弃物	• 如发现有产褥感染、产后出血、子宫复旧不佳、妊娠并发症未恢复及产后抑郁等问题的产妇，做好记录并及时转诊至分娩医院或上级医疗机构进一步检查、诊断和治疗，两周内随访 • 如产妇有产后喂养困难、便秘、痔疮、会阴或腹部伤口感染等情况，及时给予指导 • 产妇的心理指导：帮助产妇正确地建立母子依附关系，对产妇的抑郁情绪施以正确疏导，鼓励产妇家人和产妇沟通交流 • 产褥期内禁忌性交，产后42天起应采取避孕措施，原则是哺乳者以工具避孕为宜，不哺乳者可选用药物避孕
4. 评价	（1）产妇母乳喂养成功，掌握产褥期自身护理和婴儿护理的知识与技巧 （2）家庭支持，产妇心理健康、精神愉快 （3）访视护士与产妇及其家属建立良好的互信关系，签约家庭医生服务	

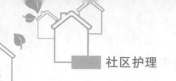

社区护理

表 7-12 产后访视记录表

姓名：　　　　　　　　　　　　　　　　　　　　　　　　　　　　　编号□□□-□□□□□

随访日期				年　月　日
分娩日期	年　月　日	出院日期		年　月　日
体　温（℃）				
一般健康情况				
一般心理状况				
血　压（mmHg）				
乳　房	1 未见异常　2 异常			□
恶　露	1 未见异常　2 异常			□
子　宫	1 未见异常　2 异常			□
伤　口	1 未见异常　2 异常			□
其　他				
分　类	1 未见异常　2 异常			□
指　导	1 个人卫生 2 心理 3 营养 4 母乳喂养 5 新生儿护理与喂养 6 其他 _____			□/□/□/□/□
转　诊	1 无　2 有 原因：_____ 机构及科室：_____			□
下次随访日期				
随访医生签名				

填表说明：

1. 本表为产妇出院后一周内由医务人员到产妇家中进行产后检查时填写。

2. 一般健康状况：对产妇一般情况进行检查，具体描述并填写。

3. 一般心理状况：评估产妇是否有产后抑郁的症状。

4. 血压：测量产妇血压，填写具体数值。

5. 乳房、恶露、子宫、伤口：对产妇进行检查，若有异常，具体描述。

6. 分类：根据此次随访情况，对产妇进行分类，若有异常，具体写明情况。

7. 指导：可以多选，表中未列出的其他指导请具体填写。

8. 转诊：若有需转诊的情况，具体填写。

9. 随访医生签名：随访完毕，核查无误后随访医生签名。

134

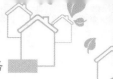

任务评价

"产后访视"任务考核评价表、学习报告单分别见表7-13和表7-14。

表7-13　"产后访视"任务考核评价表

评价内容	内容细化	分值	评分记录			备注
			学生自评	小组互评	教师评分	
工作准备（15分）	口头汇报：简述情境和需要完成的任务等	8				
	做好个人准备：仪表、着装、头发、指甲、配饰等均符合规范	7				
完成情况（70分）	能说出产后访视的时间	15				
	能和产妇完成产后访视的预约	10				
	能完成对产妇的评估	15				
	能对产妇进行观察、询问和体检	10				
	能为产妇及其家属提供保健指导	10				
	能说出转诊的指征	10				
职业素养（15分）	具有较好的沟通能力	5				
	能和产妇及其家属建立良好的互信关系	5				
	关爱妇女和新生儿	5				
总评		100				

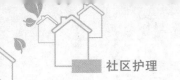

表 7-14　"产后访视"任务学习报告单

姓名		班级		学号	
任务三		产后访视			
案例分析					

根据"情境案例",假如你是社区卫生服务中心的护士,请回答:

　　1. 怎样完成对产妇的评估?

　　2. 如何为产妇及其家庭成员提供保健指导?

学习感悟	存在问题

参加社区志愿者服务活动记录	.
对教学设计、活动安排的合理化建议	

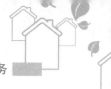

任务四　产后 42 天健康检查

学习任务单

"产后 42 天健康检查"学习任务单见表 7-15。

表 7-15　"产后 42 天健康检查"学习任务单

达成学习目标	• 素质目标：具有爱岗敬业、乐于奉献的精神 • 知识目标：能阐述产后 42 天健康检查的内容和流程；熟知产后保健知识 • 能力目标：能运用所学知识协助医生进行产后 42 天健康检查
学习方法建议	• 岗位见习：了解产后 42 天健康检查的相关工作内容 • 自主预习：教材和学习通在线课程资源 • 小组探究：分工合作，完成小组任务
分组学习任务	根据"情境案例"，3~4 人一组，分组完成任务（现场小讲课汇报、现场角色扮演、录制视频展示等形式不限）
课堂形式预告	• 班级分组进行汇报 • 教师点评、解析 • 完成学生自评、小组互评和教师评价

情境案例

某社区产妇陈女士，30 岁，8 天前自然分娩一活女婴，现母女已出院回家。产妇和新生儿主要由产妇丈夫杨先生及婆婆照顾。

任务：

1. 协助医生完成陈女士产后 42 天健康检查。

2. 请为陈女士及其家庭成员提供保健指导。

任务分析

正常产妇在产后 42 天应到居住地的乡镇卫生院或社区卫生服务中心（站）做产后健康检查，异常产妇到原分娩医疗卫生机构检查。

任务实施

产后 42 天健康检查流程见表 7-16。

表 7-16　产后 42 天健康检查流程

实施步骤	具体内容	相关提示
1. 询问	分娩日期及出院日期，产后康复及母乳喂养情况，患有内科合并症者的症状	• 产妇妊娠期、分娩期及产褥期情况 • 产妇的一般情况、恶露情况，有无不适症状及心理状况 • 新生儿的一般情况及喂养状况
2. 观察	产妇的面色、精神状态，以及是否有产后抑郁症状	• 测量血压、脉搏、体温 • 观察产妇的面色、情绪、营养状况 • 检查乳房、伤口，行妇科检查了解生殖器官恢复情况 • 了解产妇妊娠期或分娩期的合并症是否治愈，若未治愈，则复查合并症

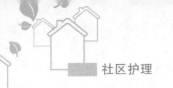

社区护理

续表

实施步骤	具体内容	相关提示
3. 一般检查	量血压，检查乳房，为剖宫产者检查腹部切口	查看伤口愈合情况
4. 妇科检查	了解会阴伤口愈合情况、阴道分泌物情况、子宫是否恢复至非孕状态等	
5. 辅助检查	必要时完善血常规、妇科彩超检查	
6. 评估与分类	通过询问、观察及检查等对产妇的恢复情况进行评估	若发现异常及时转诊
7. 保健指导	给予产妇心理保健、性保健与避孕、预防生殖道感染、纯母乳喂养 6 个月、产妇和婴幼营养等方面的指导	• 对抑郁症产妇予以正确疏导 • 产褥期内禁止性交，产后 42 天可恢复性生活，但应避孕。哺乳者以工具避孕为宜，不哺乳者可选用口服避孕药。高危产妇已不宜再妊娠者，应做好避孕，必要时可行绝育术。剖宫产者至少在严格避孕 2 年后才可再次妊娠 • 产妇的饮食应富含营养、足够热量和水分，哺乳期应多进蛋白质和汤汁食物，同时补充维生素和铁剂，推荐补充铁剂 3 个月
8. 处理	若产妇已恢复正常，进行健康指导，填写"产后 42 天健康检查记录表"（表 7-17）并结案。若生殖系统尚未恢复正常或检查中发现异常情况，需转诊至分娩或上级医疗卫生机构，2 周内随访转诊结果	

表 7-17　产后 42 天健康检查记录表

姓名：　　　　　　　　　　　　　　　　　　　　　　　　　编号□□□-□□□□□

随访日期					年　　月　　日		
分娩日期		年　　月　　日		出院日期		年　　月　　日	
一般健康情况							
一般心理状况							
血　压（mmHg）							
乳　房	1 未见异常　2 异常						□
恶　露	1 未见异常　2 异常						□
子　宫	1 未见异常　2 异常						□
伤　口	1 未见异常　2 异常						□
其　他							
分　类	1 未见异常　2 异常						□
指　导	1 心理保健 2 性保健与避孕 3 婴儿喂养 4 产妇营养 5 其他						□/□/□/□/□
处　理	1 结案 2 转诊 原因： 机构及科室：						□
随访医生签名							

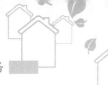

填表说明：

1. 一般健康状况：对产妇一般情况进行检查，具体描述并填写。
2. 一般心理状况：评估产妇是否有产后抑郁的症状。
3. 血压：如有必要，测量产妇血压，填写具体数值。
4. 乳房、恶露、子宫、伤口：对产妇进行检查，若有异常，具体描述。
5. 分类：根据此次随访情况，对产妇进行分类，若有异常，具体写明情况。
6. 指导：可以多选，表中未列出的其他指导请具体填写。
7. 处理：若产妇已恢复正常，则结案；若有需转诊的情况，具体填写。
8. 随访医生签名：检查完毕，核查无误后随访医生签名。
9. 若失访，在随访日期处写明失访原因；若死亡，写明死亡日期和死亡原因。

任务评价

"产后 42 天健康检查"任务考核评价表、学习报告单分别见表 7-18 和表 7-19。

表 7-18　"产后 42 天健康检查"任务考核评价表

评价内容	内容细化	分值	评分记录			备注
			学生自评	小组互评	教师评分	
工作准备 （15 分）	口头汇报：简述情境和需要完成的任务等	8				
	做好个人准备：仪表、着装、头发、指甲、配饰等均符合规范	7				
完成情况 （70 分）	能说出产后 42 天健康检查的意义及检查项目	10				
	能对产后 42 天的妇女进行询问和观察	10				
	能指导产后 42 天的妇女进行一般体检和妇科检查	10				
	能对产后 42 天的妇女进行评估和分类	10				
	能对产后 42 天的妇女进行健康指导	10				
	能填写产后 42 天健康检查记录表	10				
	能说出转诊的指征	10				
职业素养 （15 分）	具有较好的沟通能力	5				
	具有团队协作精神	5				
	具有人文关怀精神	5				
总评		100				

孕产妇健康教育处方资料

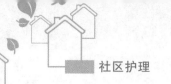

社区护理

表 7-19　"产后 42 天健康检查"任务学习报告单

姓名		班级		学号	
任务四		产后 42 天健康检查			

案例分析

根据"情境案例",假如你是社区卫生服务中心的护士,请回答:

　　1. 怎样完成陈女士的产后 42 天健康检查?

　　2. 如何为陈女士及其家庭成员提供保健指导?

学习感悟	存在问题

参加社区志愿者服务活动记录	
对教学设计、活动安排的合理化建议	

140

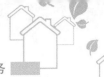

"孕产妇健康管理服务"项目学习索引及学生自测笔记见表 7-20。

表 7-20 "孕产妇健康管理服务"项目学习索引及学生自测笔记

姓名		班级		学号	
服务对象					
服务内容及工作流程	孕早期健康管理				
	孕中、晚期健康管理				
	产后访视				
	产后 42 天健康检查				
服务要求					
工作指标					

孕产妇健康管理流程图

榜样力量：梁季华

学而思

项目八　老年人健康管理服务

人口老龄化是世界人口发展的必然趋势，我国是世界上老年人口最多的国家。随着年龄的增长，老年人的心、脑、肝、肾等各个脏器生理功能退化，代谢功能紊乱，免疫力低下，易患高血压、糖尿病、冠心病及肿瘤等各种慢性疾病。这些慢性疾病的致残率及病死率极高，不仅使老年人的生活质量降低，而且严重危害老年人的健康。

党的二十大报告提出，实施积极应对人口老龄化国家战略，发展养老事业和养老产业，优化孤寡老人服务，推动实现全体老年人享有基本养老服务；坚持预防为主，加强重大慢性病健康管理，提高基层防病治病和健康管理能力；健全基本公共服务体系，提高公共服务水平，增强均衡性和可及性，扎实推进共同富裕。老年人健康管理服务是国家基本公共卫生服务的重要内容之一，为老年人提供综合、连续、协同、规范、免费的公共卫生服务。每年为辖区内65岁及以上常住居民提供健康管理服务，包括生活方式和健康状况评估、体格检查、辅助检查和健康指导。帮助老年人尽早发现健康风险因素，早期发现疾病并进行针对性治疗，以有效控制其发生发展，减少并发症发生，有效降低致残率及病死率，规避"因病致残""因病致贫"的风险，帮助解决老年人"长寿不健康"问题，减轻个人、家庭、社会的多重负担。引导老年人将"维护机体功能，保持自主生活能力"作为健康目标，树立"自己是健康第一责任人"的意识。

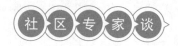

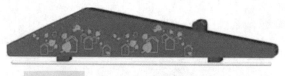

姓　　　名：彭辉群

工作单位：湘潭市岳塘区岳塘街道
　　　　　社区卫生服务中心

岗　　　位：全科护士长

访谈视频

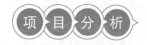

一、岗位描述

1. 工作岗位　老年人健康管理专干。社区护士和全体医务人员都是老年人健康管理的执行者。

2. 主要职责　①负责65岁及以上老年人健康管理服务工作计划制订、组织与实施，以及年度总结的撰写。②负责组织核实辖区内65岁及以上老年人口基本情况，登记入册，掌握其个人基本信息和健康状况，建立健康档案。③负责组织辖区内65岁及以上老年人每年进行一次免费的健康体检。④负责组织及时反馈老年人年度体检结果，并针对体检结果给予相应健康指导。⑤负责组织对辖区内65岁及以上老

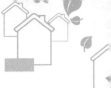

年人开展健康生活方式、疫苗接种、骨质疏松预防、防跌倒措施、意外伤害预防和自救、老年人中医药养生保健等健康知识的宣传和指导工作。⑥负责将老年人健康管理服务工作原始资料整理归档，并将老年人年度体检表录入电子系统，做好质量控制。⑦负责组织辖区内参与老年人健康管理工作的所有医务人员开展业务培训，并整理留存图片、签到、课件等资料。

二、服务对象

辖区内 65 岁及以上常住老年人（不限户籍）。

（1）65 岁及以上老年人，只要居住在本辖区半年以上，无论是否有户籍都应纳入健康管理。

（2）65 岁及以上老年人，如果户籍在辖区，但不居住在本辖区，不属于健康管理对象。

三、服务内容

每年为老年人提供 1 次健康管理服务，包括生活方式和健康状况评估、体格检查、辅助检查和健康指导。

四、服务要求

（1）开展老年人健康管理服务的乡镇卫生院和社区卫生服务中心（站）应当具备服务内容所需的基本设备和条件。

（2）加强与村（居）委会、派出所等相关部门的联系，掌握辖区内老年人口信息变化情况。加强宣传，告知服务内容，使更多的老年人愿意接受服务。

（3）每次健康检查后及时将相关信息录入健康档案。具体内容详见《居民健康档案管理服务规范》健康体检表。对于已纳入相应慢性病健康管理的老年人，本次健康管理服务可作为一次随访服务。

（4）积极应用中医药方法为老年人提供养生保健、疾病防治等健康指导。

五、常用工作指标

老年人健康管理率＝年内接受健康管理人数/年内辖区内 65 岁及以上常住居民数×100%。

接受健康管理是指建立了健康档案，完成了健康体检、健康指导，健康体检表填写完整。

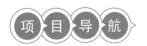

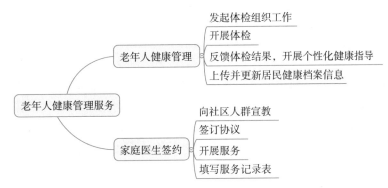

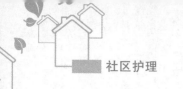

任务一　老年人健康管理

学习任务单

"老年人健康管理"学习任务单见表8-1。

表8-1　"老年人健康管理"学习任务单

达成学习目标	• 素质目标：具有人文精神、尊老爱老的职业精神；具有良好的团队协作意识 • 知识目标：能描述老年人健康管理服务的内容和方法 • 能力目标：能全面评估老年人生活方式和健康状况，协助医生进行体格检查和辅助检查，正确填写健康体检表的相关内容
学习方法建议	• 岗位见习：了解老年人健康管理服务的内容 • 自主预习：教材和在线课程资源 • 小组探究：分工合作，完成小组任务
分组学习任务	• 根据"情境案例"，采用角色扮演或小讲课形式，4人一组完成任务：对老年人生活方式和健康状况进行全面评估，协助医生进行体格检查和辅助检查，填写健康体检表的相关内容 • 录制相关视频，上传到线上学习平台
课堂形式预告	• 教师抽查1~2组任务视频 • 教师点评、解析 • 完成学生自评、小组互评和教师评价

情境案例

李奶奶，67岁，为本辖区内常住居民，经预约前来社区卫生服务中心接受一年一次的老年人健康体检。

任务：

1. 对该居民进行老年人生活方式和健康状况、生活自理能力评估，并协助医生进行体格检查和辅助检查。

2. 予以针对性的健康指导。

任务分析

一、老年人健康管理的目的

（1）鼓励并帮助老年人建立有利于健康的生活行为方式，以维持、增进身心健康。

（2）协助老年人预防疾病，减轻痛苦。

（3）促进患病老年人康复，减少其功能丧失的情况发生，提高其生活自理能力。

（4）关注老人的心理健康，在其因身体器官老化引起各系统衰退的过程中，给予安慰和支持。

二、老年人健康管理的特点

1. "全人"照顾　老年人的健康需求包括生理、心理、社会、精神和文化等多个层面的需求。因此，对老年人的保健服务也应该是多方面的，不仅要照顾老年人的身体，也应重视老年人的心理健康，提高其社会适应能力和生活质量。

2. 防治结合　不仅仅重视疾病的治疗，更应重视疾病的预防、功能的恢复和健康促进。

3. 全面覆盖　保健工作应面向全体老年人，包括社区内健康的、患病的、有残疾的、体弱的、家庭

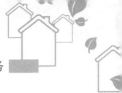

中的、养老机构中的所有老年人。

65 岁及以上的老年人可享受国家提供的免费的老年人健康管理服务，社区卫生服务机构在提供老年人健康管理服务时需对老年人进行生活方式和健康状况评估、生活自理能力评估、体格检查、辅助检查，再给予老年人健康评估结果反馈和一对一个性化健康指导，并在其居民健康档案的健康体检表上填写相应内容，10 个工作日内录入信息系统。

任务实施

老年人健康管理流程见表 8-2。

表 8-2　老年人健康管理流程

步骤	内容与方法		要点提示
1. 发起体检组织工作	掌握辖区内常住老年人信息，分工负责各管辖区域符合服务条件的老年人的体检组织工作，加强宣传落实		对于高龄、行动不便的老年人，可指导其预约上门健康体检服务，还可以在其他社区卫生服务过程中进行体检组织工作
2. 知情同意	向老年人及其监护人宣传老年人健康管理服务的益处，取得老年人及其监护人的知情同意		老年人健康管理率要求达到 67% 以上，对于经引导后仍不同意参加老年人健康管理服务的辖区内老年人，可以在信息系统中勾选"拒绝"
3. 健康评估和体检	（1）生活方式和健康状况评估		通过问诊及老年人健康状态自评了解其基本健康状况，以及其体育锻炼、饮食、吸烟、饮酒、慢性疾病常见症状、既往所患疾病、治疗及目前用药等情况
	（2）生活自理能力评估		"老年人生活自理能力评估表"（表 8-3）
	（3）体格检查		包括体温、脉搏、呼吸、血压、身高、体重、腰围、皮肤、浅表淋巴结、肺部、心脏、腹部等常规体格检查，并对口腔、视力、听力和运动功能等进行粗测
	（4）辅助检查		包括血常规、尿常规、肝功能（血清谷草转氨酶、血清谷丙转氨酶和总胆红素）、肾功能（血清肌酐和血尿素）、空腹血糖、血脂（总胆固醇、甘油三酯、低密度脂蛋白胆固醇、高密度脂蛋白胆固醇）、心电图和腹部 B 超（肝胆胰脾）检查
4. 健康评估结果反馈	（1）发现确诊或疑似原发性高血压和 2 型糖尿病等患者，视情况进行管理		● 凡吸烟者应指导戒烟；不良饮酒者应指导健康饮酒。已经纳入管理的高血压、2 型糖尿病和严重精神障碍患者，应继续纳入慢性病患者健康管理 ● 体检新发现的确诊高血压患者、2 型糖尿病患者或严重精神障碍患者，应纳入相应的健康管理 ● 对首次发现血压高、血糖高者，需要复查或转诊，待确诊后方可纳入管理
	（2）发现患有其他疾病（非高血压或糖尿病）的患者，应及时治疗或转诊		
	（3）发现健康状况异常的老年人，建议其定期复查或向上级医疗机构转诊		

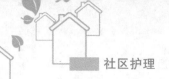

社区护理

续表

步骤	内容与方法	要点提示
5. 给予一对一个性化健康指导	（1）倡导健康生活方式。积极应用中医药方法为老年人提供养生保健、疾病防治、康复调理等健康指导	情绪平稳、合理饮食、适当运动、戒烟限酒限盐、生活规律。例如： ● 应指导 BMI 大于 24 者减重。根据居民或患者的具体情况，制定下次体检之前减重的目标值，是减到××千克（kg），不是减少××kg（减重的范围一般为一年内 2~5 kg） ● 应指导中心性肥胖者减腰围，可填写在其他项 ● 凡不能坚持每天锻炼者，应指导其锻炼（特殊情况除外） ● 凡喜荤食、嗜盐、嗜糖、嗜油者，均应指导其合理饮食 ● 应指导吸烟者戒烟；指导不良饮酒者健康饮酒
	（2）疫苗接种	根据传染病流行季节实际情况，预防接种气管炎疫苗（哮喘疫苗）、流感疫苗等
	（3）骨质疏松预防	参加体育运动，合理膳食，防止跌倒，在医生指导下选用保健品或药物。培养良好生活习惯，如有不适及时就医
	（4）预防意外伤害	预防烫伤、窒息、走失等
	（5）预约下一次健康管理服务	告知或预约下一次健康管理服务的时间
6. 填写或上传所评估的资料到居民健康档案中的健康体检表	（1）填写老年人个人基本信息表	
	（2）填写或上传居民健康档案中的健康体检表	开展老年人健康管理的基层卫生医疗机构应建立并逐步完善健康档案信息化系统，及时、准确记录老年人健康管理信息

表 8-3　老年人生活自理能力评估表

该表为自评表，根据下表中的 5 个方面进行评估，将各方面评分汇总，0~3 分者为可自理，4~8 分者为轻度依赖，9~18 分者为中度依赖，≥19 分者为不能自理。

评估事项、内容与评分	程度等级				判断评分
	可自理	轻度依赖	中度依赖	不能自理	
（1）进餐：使用餐具将饭菜送入口、咀嚼、吞咽等活动	独立完成	—	需要协助，如切碎、搅拌食物等	完全需要帮助	
评分	0	0	3	5	
（2）梳洗：洗头、梳头、洗脸、刷牙、剃须、洗澡等活动	独立完成	能独立地洗头、梳头、洗脸、刷牙、剃须等；洗澡需要协助	在协助下和适当的时间内，能完成部分梳洗活动	完全需要帮助	
评分	0	1	3	7	
（3）穿衣：穿衣裤、袜子、鞋子等活动	独立完成	—	需要协助，在适当的时间内完成部分穿衣活动	完全需要帮助	
评分	0	0	3	5	

146

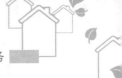

续表

评估事项、内容与评分	程度等级				判断评分
	可自理	轻度依赖	中度依赖	不能自理	
（4）如厕：小便、大便等活动及自控	不需协助，可自控	偶尔失禁，但基本上能如厕或使用便具	经常失禁，在很多提示和协助下尚能如厕或使用便具	完全失禁，完全需要帮助	
评分	0	1	5	10	
（5）活动：站立、室内行走、上下楼梯、户外活动	独立完成所有活动	借助较小的外力或辅助装置能完成站立、行走、上下楼梯等	借助较大的外力才能完成站立、行走，不能上下楼梯	卧床不起，完全需要帮助	
评分	0	1	5	10	
总评分					

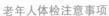

老年人体检注意事项

养老中心上门健康体检

老年健康核心信息

任务评价

"老年人健康管理"任务考核评价表、学习报告单分别见表8-4和表8-5。

表8-4 "老年人健康管理服务"任务考核评价表

评价内容	内容细化	分值	评分记录			备注
			学生自评	小组互评	教师评分	
工作准备（15分）	口头汇报：简述情境和需要完成的任务等	8				
	做好个人准备：仪表、着装、头发、指甲、配饰等均符合规范	7				
完成情况（70分）	能说出老年人健康管理服务的对象	10				
	能说出老年人健康管理服务的意义	10				
	能组织开展老年人健康体检	10				
	能说出老年人健康管理服务的内容	10				
	能复述老年人健康管理服务的流程	10				
	能够初步评估老年人健康状况	10				
	能根据老年人的健康状况给予针对性的健康指导	10				
职业素养（15分）	具有尊老爱老的态度和较好的沟通技巧	5				
	具有全面的老年医学知识	5				
	具有敏锐的观察能力和团队合作意识	5				
总评		100				

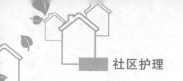

表 8-5 "老年人健康管理"任务学习报告单

姓名		班级		学号	
任务一			老年人健康管理		
案例分析					

根据"情境案例",假如你是社区卫生服务中心的护士,请回答:

1. 老年人健康管理服务的意义是什么?

2. 社区卫生服务中心健康体检结果显示:体重 61 kg,身高 154 cm,BMI 25.7 kg/m²,腰围 91 cm,血压 150/92 mmHg,体格检查(-),平时无规律运动习惯,血糖 5.8 mmol/L,胆固醇 6.2 mmol/L,甘油三酯 2.1 mmol/L,既往疾病史(-),生活可自理。针对该老年人,应进行哪些有针对性的健康指导?

3. 老年人健康管理服务要特别注意哪些问题?

学习感悟	存在问题

参加社区志愿者服务活动记录	
对教学设计、活动安排的合理化建议	

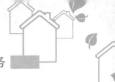

任务二　家庭医生签约

学习任务单

"家庭医生签约"学习任务单见表8-6。

表8-6　"家庭医生签约"学习任务单

达成学习目标	● 素质目标：具有组织协调能力、团队协作精神、人文精神 ● 知识目标：能描述家庭医生签约服务的内容和形式 ● 能力目标：具有良好的人际沟通能力和团队合作能力，能做好家庭医生签约服务的团队组建、协议签订、服务实施等工作
学习方法建议	● 岗位见习：了解家庭医生签约服务内容 ● 自主预习：教材和在线课程资源 ● 小组探究：分工合作，完成小组任务
分组学习任务	● 根据"情境案例"，采用角色扮演或小讲课形式，4人一组完成任务：针对老年人组建家庭医生签约服务团队、签订协议、实施服务 ● 录制相关视频，上传到线上学习平台
课堂形式预告	● 教师抽查1~2组任务视频 ● 教师点评、解析 ● 完成学习自评、小组互评和教师评价

情境案例

刘奶奶，69岁，其社区卫生服务中心健康体检结果显示：体重60 kg，身高155 cm，BMI 25.9 kg/m²，腰围90 cm，血压150/90 mmHg，体格检查（-），平时无规律运动习惯，血糖5.8 mmol/L，胆固醇6.2 mmol/L，甘油三酯2.1 mmol/L，既往疾病史（-），生活可自理。

任务：

1. 在自愿的情况下，与刘奶奶进行家庭医生签约服务。

2. 填写家庭医生签约服务记录表。

任务分析

家庭是个人生活的场所，是社区的基本组成单位。家庭健康与个人健康密切相关，家庭环境直接影响家庭成员的健康信念与生活方式。以家庭为单位的照护是社区护理的一项职能。社区护士要了解家庭生活周期理论（表8-7），帮助处于不同发展阶段的家庭及其成员圆满完成发展任务。

家庭医生签约是一纸约定，承载着健康所系、生命相托的责任，以全科医生为核心，以家庭医生服务团队为支撑，通过签约的方式，促使具备家庭医生条件的全科（临床）医生与签约家庭建立起一种长期、稳定的服务关系，以便对签约家庭的成员进行健康全过程、生命全周期的服务，为签约家庭和个人提供安全、方便、有效、连续、经济的基本医疗服务和基本公共卫生服务。服务原则上由签约团队提供，团队成员包括家庭医生、护士、公共卫生医师、乡村医生等，由二级以上医院医生提供技术支持和业务指导。家庭医生签约服务不仅可提供国家免费的公共卫生服务项目，而且可根据家庭成员的健康需求，本着双方知情自愿的原则，签订相关协议并提供需收费的个性化增值服务包。

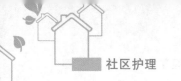

表 8-7　美国杜瓦尔家庭生活周期表

家庭发展阶段	定义	重要任务
新婚期	结婚之日起至第一个孩子出生	双方适应及沟通、性生活协调及优生优育
育儿期	第一个孩子介于 0~30 个月	父母角色的适应、存在经济及照顾幼儿的压力、母亲产后恢复
学龄前期	第一个孩子介于 30 个月~6 岁	儿童的身心发育，孩子与父母部分分离（上幼儿园）
学龄期	第一个孩子介于 6~13 岁	儿童的身心发展、上学问题
青少年时期	第一个孩子从 13 岁至离家	青少年的教育与沟通，青少年与异性的交往恋爱
成年期	从第一个孩子离家之日起，至最后一个孩子离家止	父母与子女关系转变为成人间的关系，父母逐渐有孤独感
空巢期	从最后一个孩子离家之日起到退休	恢复仅夫妻两人的生活，重新适应婚姻关系，计划退休后的生活，计划与新家庭成员的关系
老年期	从退休起到死亡	经济及生活依赖性高，面临老年病及死亡的打击

任务实施

家庭医生签约流程见表 8-8。

表 8-8　家庭医生签约流程

步骤	内容与方法		要点提示
1. 组建家庭医生团队	团队成员包括家庭医生、护士、公共卫生医师、中医药医务人员		
2. 知情同意	充分告知居民家庭医生签约服务的内容、形式、权益和义务等		
3. 签订协议	签订家庭医生签约服务协议		明确双方的责任和义务
4. 开展服务	（1）基层医疗卫生机构基本医疗服务		家庭医生团队进行常见病、多发病诊疗及慢性病管理，引导签约居民逐步形成到基层医疗卫生机构首诊的就医选择
	（2）基本公共卫生和健康管理服务		• 积极提供预防保健等公共卫生服务 • 加强对慢性病的预防指导 • 推进电子健康档案向签约居民个人开放 • 提供优质健康教育服务和优质健康管理服务
	（3）保障合理用药		按照长期处方管理有关规定，为符合条件的签约慢性病患者优先提供长期处方服务，原则上可开具 4~12 周长期处方。到 2025 年，全部乡镇卫生院和社区卫生服务中心（站）均应提供长期处方服务
	（4）上门服务		为行动不便、失能失智的老年人提供上门治疗、随访管理、康复、护理、安宁疗护、健康指导及家庭病床等服务
	（5）转诊服务		经家庭医生转诊的患者优先获取优质医疗资源，如就诊、检查、住院等
	（6）中医药服务		将中医药服务纳入签约服务内容，加强签约团队中医药人员配置，鼓励家庭医生（团队）掌握和使用针刺、推拿、拔罐、艾灸等中医药技术方法，提供中医治未病服务

续表

步骤	内容与方法	要点提示
5. 填写家庭医生签约服务相关记录	填写家庭医生签约服务手册	

任务评价

"家庭医生签约"任务考核评价表、学习报告单分别见表8-9和表8-10。

表8-9 "家庭医生签约"任务考核评价表

评价内容	内容细化	分值	评分记录			备注
			学生自评	小组互评	教师评分	
工作准备（15分）	口头汇报：简述情境和需要完成的任务等	8				
	做好个人准备：仪表、着装、头发、指甲、配饰等均符合规范	7				
完成情况（70分）	能说出家庭医生签约服务的意义	20				
	能向居民介绍家庭医生签约服务内容	25				
	能说出家庭医生签约服务流程	25				
职业素养（15分）	具有良好的服务态度和较好的沟通技巧	5				
	保障服务对象的知情同意权	5				
	具有应急处置能力和团队合作意识	5				
总评		100				

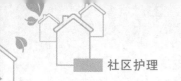

表 8-10 "家庭医生签约"任务学习报告单

姓名		班级		学号	
任务二		家庭医生签约			

案例分析
根据"情境案例",假如你是社区卫生服务中心的护士,请回答: 　1. 怎样向居民介绍家庭医生签约服务,争取居民知情同意?   　2. 家庭医生签约服务的内容有哪些?

学习感悟	存在问题

参加社区志愿者服务活动记录	
对教学设计、活动安排的合理化建议	

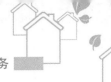

"老年人健康管理服务"项目学习索引及学生自测笔记见表8-11。

表8-11　"老年人健康管理服务"项目学习索引及学生自测笔记

姓名		班级		学号	
服务对象					
服务内容 及工作流程	生活方式 和健康状况评估				
	体格检查				
	辅助检查				
	健康指导				
	家庭医生 签约服务				
服务要求					
工作指标					

老年人健康管理服务流程

榜样力量：杨必纯

学而思

项目九　中医药健康管理服务

中医药健康管理是运用中医学"治未病""整体观念""辨证论治"的核心思想，结合现代健康管理学的理论方法，通过对健康人群、亚健康人群及患病人群进行中医的全面信息采集、监测、分析、评估，以维护个体和群体健康为目的，提供中医方面的健康咨询指导、中医健康教育，并对健康危险因素进行与中医相关的各种干预。

2011年7月12日国家中医药管理局在浙江杭州召开基本公共卫生服务中医药服务项目试点工作启动会议。2013年2月25日在北京召开的全国中医医政工作会议上，时任国家中医药管理局局长王国强指出，要进一步探索中医药参与基本公共卫生服务的途径和模式。从2013年起，国家基本公共卫生服务首次增加中医药项目，其中，中央财政投入经费占基本公卫服务总经费的5%，这意味着中医药服务项目在国家基本公共卫生服务中的空白首次被填补。2013年7月31日，国家卫生计生委（现国家卫健委）、国家中医药管理局联合印发了《中医药健康管理服务规范》。

通过中医药健康管理服务，向老年人及儿童家长普及中医基本知识与养生保健技术，能够增强广大群众的健康意识，提高自我保健技能，促使人们自觉采纳有益于健康的生活方式，增强体质，消除或减轻影响健康的危险因素，预防疾病，促进健康，从而提高基本公共卫生服务水平。

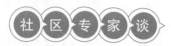

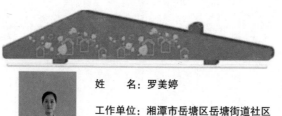

姓　　名：罗美婷

工作单位：湘潭市岳塘区岳塘街道社区
卫生服务中心

岗　　位：中医药健康管理专干

访谈视频

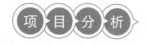

一、岗位描述

1. 工作岗位　中医药健康管理专干。

2. 主要职责　①负责中医药健康管理服务工作计划制订、组织与实施，以及年度总结的撰写。②以中医理论为患者开展健康教育、中医体质辨识。③组织培训，提高基层卫生技术人员的中医药健康管理能力。④建立健康教育网络，开展多种形式的中医药健康促进和教育工作，推进0~36个月儿童中医药健康服务及老年人中医药健康服务。⑤完成上级安排的中医药健康服务工作任务。

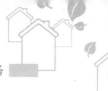

二、服务对象

辖区内 65 岁及以上常住居民和 0~36 个月常住儿童。

三、服务内容

(一) 老年人中医药健康管理服务

1. 中医体质辨识　按照"老年人中医药健康管理服务记录表"（表 9-4）前 33 项问题采集信息，根据体质判定标准进行体质辨识，并将辨识结果告知服务对象。

2. 中医药保健指导　根据不同体质从情志调摄、饮食调养、起居调摄、运动保健、空位保健等方面进行相应的中医药保健指导。

(二) 0~36 个月儿童中医药健康管理服务

在儿童 6、12、18、24、30、36 月龄时，对儿童家长进行儿童中医药健康指导，具体内容包括：
(1) 向家长提供儿童中医饮食调养、起居活动指导。
(2) 在儿童 6、12 月龄时向家长传授摩腹和捏脊方法；在儿童 18、24 月龄时向家长传授按揉迎香穴、足三里穴的方法；在儿童 30、36 月龄时向家长传授按揉四神聪穴的方法。

四、服务要求

(一) 老年人中医药健康管理服务要求

(1) 开展老年人中医药健康管理服务可结合老年人健康体检和慢性病患者管理及日常诊疗的时间。
(2) 开展老年人中医药健康管理服务的乡镇卫生院、村卫生室和社区卫生服务中心（站）应当具备相应的设备和条件。有条件的地区应利用信息化手段开展老年人中医药健康管理服务。
(3) 开展老年人中医体质辨识工作的人员应当为接受过老年人中医药知识和技能培训的卫生技术人员。开展老年人中医药保健指导工作的人员应当为中医类别执业（助理）医师，或接受过中医药知识和技能专门培训，能够提供上述服务的其他类别执业（助理）医师（含乡村医生）。
(4) 服务机构要加强与村（居）委会、派出所等相关部门的联系，掌握辖区内老年人口信息变化情况。
(5) 服务机构要加强宣传，告知服务内容，使更多的老年人愿意接受服务。
(6) 每次服务后要及时、完整记录相关信息，纳入老年人健康档案。

(二) 0~36 个月儿童中医药健康管理服务要求

(1) 开展儿童中医药健康管理服务应当结合儿童健康体检和预防接种的时间。
(2) 开展儿童中医药健康管理服务的乡镇卫生院、村卫生室和社区卫生服务中心（站）应当具备相应的设备和条件。
(3) 开展儿童中医药健康管理服务的人员应当为中医类别执业（助理）医师，或接受过儿童中医药保健知识和技能培训，能够提供上述服务的其他类别执业（助理）医师（含乡村医生）。
(4) 服务机构要加强宣传，告知服务内容，提高服务质量，使更多的儿童家长愿意接受服务。
(5) 每次服务后要及时记录相关信息，纳入儿童健康档案。

五、常用工作指标

(1) 老年人中医药健康管理率 = 年内接受中医药健康管理服务的 65 岁及以上居民数/年内辖区内 65 岁及以上常住居民数×100%。

注：接受中医药健康管理服务是指建立了健康档案，接受了中医体质辨识、中医药保健指导，服务

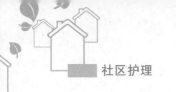
记录表填写完整。

（2）0~36个月儿童中医药健康管理服务率=年度辖区内按照月龄接受中医药健康管理服务的0~36个月儿童数/年度辖区内应管理的0~36个月儿童数×100%。

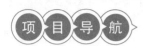

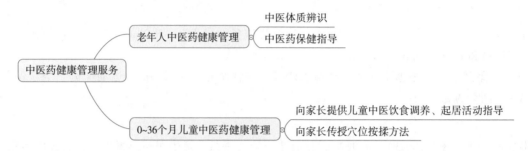

任务一　老年人中医药健康管理

学习任务单

"老年人中医药健康管理"学习任务单见表9-1。

表9-1　"老年人中医药健康管理"学习任务单

达成学习目标	• 素质目标：具有爱老敬老的人文精神和严谨求实的工作态度；具有"整体观""辨证观"的思想；传承中医药文化，树立文化自信 • 知识目标：能描述老年人中医药健康管理服务的内容，以及老年人中医体质类型特点 • 能力目标：能按照"老年人中医药健康管理服务记录表"前33项问题正确采集信息；根据体质判定标准正确进行体质辨识；根据老年人不同体质进行相应的中医药保健指导
学习方法建议	• 岗位见习：了解老年人中医药健康管理服务内容 • 自主预习：教材和在线课程资源 • 小组探究：分工合作，完成小组任务
分组学习任务	• 根据"情境案例"，采用角色扮演或小讲课形式，4人一组完成任务：按照"老年人中医药健康管理服务记录表"前33项问题正确采集信息 • 录制相关视频，上传到线上学习平台
课堂形式预告	• 分组汇报 • 教师点评、解析 • 完成学生自评、小组互评和教师评价

情境案例

王大爷，70岁，来社区卫生服务中心进行健康体检时，自述近半年来做一点家务劳动就感到累，易气短、接不上气，易紧张、焦虑，李护士发现王大爷说话声音一直低弱无力。

任务：

1. 辨识老人属于何种中医体质。

2. 对老人进行相应的中医药保健指导。

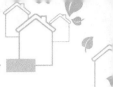

任务分析

人体处于不同的年龄阶段，在结构、功能、代谢及对外界刺激反应等方面表现出体质差异性。老年人生理功能衰退，随着阴阳气血、津液代谢和情志活动的变化，老年性疾病逐渐增多，平和质相对较少，偏颇体质较多。因此，老年人中医药健康管理服务可根据老年人的体质特点从情志调摄、饮食调养、起居调摄、运动保健和穴位保健等方面提供相应的中医药保健指导。

对于65岁及以上居民，社区卫生服务中心可在其知情同意的情况下每年提供1次中医药健康管理服务，主要内容包括：①中医体质信息采集；②中医体质辨识；③中医药保健指导。

一、中医体质类型

中医体质是中医基础理论的重要组成部分，是一门新兴学科。中医体质是指人体的生命过程中，在先天禀赋和后天取得的基础上所形成的形态结构、生理功能和生理状态方面综合的、相对稳定的固有特质，是人类在发展、发育过程中所形成的与自然、社会情况相顺应的人体本性特征。2009年4月9日，《中医体质分类与判定》标准正式发布，该标准是我国第一部指导和规范中医体质研究及应用的文件，旨在为体质辨识及与中医体质相关疾病的防治、养生保健、健康管理提供依据，使体质分类科学化、规范化。该标准将体质分为平和质（A型）、气虚质（B型）、阳虚质（C型）、阴虚质（D型）、痰湿质（E型）、湿热质（F型）、血瘀质（G型）、气郁质（H型）、特禀质（I型）9个类型。老年人中医体质类型及其特征见表9-2。

表9-2　老年人中医体质类型及其特征

中医体质类型	特征
平和质	精力充沛，健康乐观
气虚质	气短少力，容易疲乏
阳虚质	手脚发凉，身体怕冷
阴虚质	手心发热，阴虚火旺
痰湿质	身体肥胖，大腹便便
湿热质	面色油腻，长痘长疮
血瘀质	面色晦暗，脸上长斑
气郁质	多愁善感，郁郁不乐
特禀质	容易过敏，喷嚏流泪
以上9种体质中只有平和体质是健康的，其余8种都属于不健康或亚健康体质	

二、中医药保健指导

根据不同中医体质从情志调摄、饮食调养、起居调摄、运动保健等方面提供相应的中医药保健指导。

1. 情志调摄　老年人心理调摄的关键在于培养乐观情绪，保持神志安定。老年人可以通过欣赏音乐、习字作画、垂钓怡情等方法进行心理调摄，缓解疲劳，平稳血压和心律，达到身心愉悦的目的。

2. 饮食调养　老年人的消化系统功能减弱尤为明显，因此老年人的饮食调养应以营养丰富、清淡易消化为原则，做到饮食多样化，食宜清淡、熟软，进食宜缓，食要限量，少吃多餐。

3. 起居调摄　老年人的生活起居应当谨慎，做到起居规律，睡眠充足。老年人的居住环境以安静清洁、空气流通、阳光充足、湿度适宜、生活起居方便为好。注意劳逸结合，保持良好的卫生习惯，定时大便，临睡前宜用热水泡脚。

4. 运动保健 老年人进行积极的体育锻炼可以促进气血运行，延缓衰老，并可产生一种良性心理刺激，使人精神焕发，对缓解孤独、忧郁多疑、烦躁易怒等情绪有积极作用。老年人运动保健要遵循因人制宜、适时适量、循序渐进、持之以恒的原则。适合老年人的运动项目有太极拳、八段锦、慢跑、散步、游泳、乒乓球等。如果身体不适可暂时停止运动，不要勉强。锻炼3个月以后，应进行自我健康小结，判断睡眠、二便、食欲、心率、心律是否正常，一旦发现异常情况，应及时就诊，采取相应措施。

任务实施

老年人中医药健康管理流程见表9-3。

表9-3 老年人中医药健康管理流程

步骤	内容与方法	要点提示
1. 预约居民	结合老年人健康体检和慢性病管理及日常诊疗的时间，预约老年人来基层医疗卫生机构接受中医药健康指导	预约辖区内65岁及以上常住居民
2. 信息采集	根据"老年人中医药健康管理服务记录表"（表9-4）前33项问题采集信息	• 该表采集的信息要能够反映老年人近一年来平时的感受，避免采集老年人的即时感受 • 采集信息时要避免主观引导老年人选择 • 记录表所列问题不能空项，须全部询问并填写 • 询问结果应在相应分值上画"√"，并将计算得分填写在相应空格内
3. 体质辨识	（1）按照"体质判定标准表"（表9-5）的要求，将每种体质的得分计算出来。将计算得分填写在"老年人中医药健康管理服务记录表"体质辨识栏内	
	（2）根据得分，判断该居民的体质类型是平和质还是偏颇体质	偏颇体质为"是""倾向是"，平和质为"是""基本是"，并在相应选项上画"√"
	（3）将辨识结果告知服务对象	
4. 保健指导	根据不同体质从情志调摄、饮食调养、起居调摄、运动保健、穴位保健等方面提供相应的中医药保健指导	请在所提供指导对应的选项上画"√"，可多选。其他指导请注明
5. 填写记录表	填写老年人中医药健康管理服务记录表	每次服务后要及时、完整记录相关信息，纳入老年人健康档案

中医体质辨识实录

老年人中医药保健指导视频

表9-4 老年人中医药健康管理服务记录表

姓名：   编号□□□-□□□□□

请根据近一年的体验和感觉，回答以下问题	没有 （根本不/ 从来没有）	很少 （有一点/ 偶尔）	有时 （有些/ 少数时间）	经常 （相当/ 多数时间）	总是 （非常/ 每天）
（1）您精力充沛吗？（指精神头足，乐于做事）	1	2	3	4	5
（2）您容易疲乏吗？（指体力如何，是否稍微活动一下或做一点家务劳动就感到累）	1	2	3	4	5

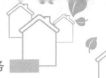

请根据近一年的体验和感觉，回答以下问题	没有 （根本不/ 从来没有）	很少 （有一点/ 偶尔）	有时 （有些/ 少数时间）	经常 （相当/ 多数时间）	总是 （非常/ 每天）
（3）您容易气短，呼吸短促，接不上气吗？	1	2	3	4	5
（4）您说话声音低弱无力吗？（指说话没有力气）	1	2	3	4	5
（5）您感到闷闷不乐、情绪低沉吗？（指心情不愉快，情绪低落）	1	2	3	4	5
（6）您容易精神紧张、焦虑不安吗？（指遇事是否精神紧张）	1	2	3	4	5
（7）您因为生活状态改变而感到孤独、失落吗？	1	2	3	4	5
（8）您容易感到害怕或受到惊吓吗？	1	2	3	4	5
（9）您感到身体超重、不轻松吗？（感觉身体沉重） 〔BMI 指数 = 体重（kg）/身高^2（m^2）〕	1 （BMI<24）	2 （24≤BMI<25）	3 （25≤BMI<26）	4 （26≤BMI<28）	5 （BMI≥28）
（10）您眼睛干涩吗？	1	2	3	4	5
（11）您手脚发凉吗？（不包含由周围温度低或穿得少导致的手脚发冷）	1	2	3	4	5
（12）您胃脘部、背部或腰膝部怕冷吗？（指上腹部、背部、腰部或膝关节等，有一处或多处怕冷）	1	2	3	4	5
（13）您比一般人耐受不了寒冷吗？（指比别人容易害怕冬天或是夏天的冷空调、电扇等）	1	2	3	4	5
（14）您易患感冒吗？（指每年感冒的次数）	1 一年<2次	2 一年感冒2~4次	3 一年感冒5~6次	4 一年8次以上	5 几乎每月
（15）您没有感冒时也会鼻塞、流鼻涕吗？	1	2	3	4	5
（16）您口感黏腻，或睡眠打鼾吗？	1	2	3	4	5
（17）您容易过敏（对药物、食物、气味、花粉或在季节交替、气候变化时）吗？	1 从来没有	2 一年1~2次	3 一年3~4次	4 一年5~6次	5 每次遇到上述原因都过敏
（18）您的皮肤容易起荨麻疹吗？（包括风团、风疹块、风疙瘩）	1	2	3	4	5
（19）您的皮肤在不知不觉中会出现青紫瘀斑、皮下出血吗？（指皮肤在没有外伤的情况下出现青一块、紫一块的情况）	1	2	3	4	5
（20）您的皮肤一抓就红，并出现抓痕吗？（指被指甲或钝物划过后皮肤的反应）	1	2	3	4	5
（21）您皮肤或口唇干吗？	1	2	3	4	5
（22）您有肢体麻木或固定部位疼痛的感觉吗？	1	2	3	4	5

请根据近一年的体验和感觉，回答以下问题	没有 （根本不/ 从来没有）	很少 （有一点/ 偶尔）	有时 （有些/ 少数时间）	经常 （相当/ 多数时间）	总是 （非常/ 每天）
（23）您面部或鼻部有油腻感或者油亮发光吗？（指脸上或鼻子）	1	2	3	4	5
（24）您面色或目眶晦暗，或出现褐色斑块/斑点吗？	1	2	3	4	5
（25）您有皮肤湿疹、疮疖吗？	1	2	3	4	5
（26）您感到口干咽燥、总想喝水吗？	1	2	3	4	5
（27）您感到口苦或嘴里有异味吗？（指口苦或口臭）	1	2	3	4	5
（28）您腹部肥大吗？（指腹部脂肪肥厚）	1 （腹围<80 cm， 相当于小于 2.4 尺）	2 （腹围 80~85 cm， 2.4~2.55 尺）	3 （腹围 86~90 cm， 2.56~2.7 尺）	4 （腹围 91~105 cm， 2.71~3.15 尺）	5 （腹围>105 cm， 大于 3.15 尺）
（29）您吃（喝）凉的东西会感到不舒服或者怕吃（喝）凉的东西吗？（指不喜欢吃凉的食物，或吃了凉的食物后会不舒服）	1	2	3	4	5
（30）您有大便黏滞不爽、解不尽的感觉吗？（大便容易粘在马桶或便坑壁上）	1	2	3	4	5
（31）您大便易干燥吗？	1	2	3	4	5
（32）您舌苔厚腻或有舌苔厚厚的感觉吗？（如果自我感觉不清楚可由调查员观察后填写）	1	2	3	4	5
（33）您舌下静脉瘀紫或增粗吗？（可由调查员辅助观察后填写）	1	2	3	4	5

体质类型	气虚质	阳虚质	阴虚质	痰湿质	湿热质	血瘀质	气郁质	特禀质	平和质
体质辨识	1. 得分___ 2. 是 3. 倾向是	1. 得分___ 2. 是 3. 倾向是	1. 得分___ 2. 是 3. 倾向是	1. 得分___ 2. 是 3. 倾向是	1. 得分___ 2. 是 3. 倾向是	1. 得分___ 2. 是 3. 倾向是	1. 得分___ 2. 是 3. 倾向是	1. 得分___ 2. 是 3. 倾向是	1. 得分___ 2. 是 3. 基本是
中医药保健指导	1. 情志调摄 2. 饮食调养 3. 起居调摄 4. 运动保健 5. 穴位保健 6. 其他：___	1. 情志调摄 2. 饮食调养 3. 起居调摄 4. 运动保健 5. 穴位保健 6. 其他：___	1. 情志调摄 2. 饮食调养 3. 起居调摄 4. 运动保健 5. 穴位保健 6. 其他：___	1. 情志调摄 2. 饮食调养 3. 起居调摄 4. 运动保健 5. 穴位保健 6. 其他：___	1. 情志调摄 2. 饮食调养 3. 起居调摄 4. 运动保健 5. 穴位保健 6. 其他：___	1. 情志调摄 2. 饮食调养 3. 起居调摄 4. 运动保健 5. 穴位保健 6. 其他：___	1. 情志调摄 2. 饮食调养 3. 起居调摄 4. 运动保健 5. 穴位保健 6. 其他：___	1. 情志调摄 2. 饮食调养 3. 起居调摄 4. 运动保健 5. 穴位保健 6. 其他：___	1. 情志调摄 2. 饮食调养 3. 起居调摄 4. 运动保健 5. 穴位保健 6. 其他：___
填表日期		年 月 日		医生签名					

填表说明：

1. 该表采集的信息要能够反映老年人近一年来平时的感受，避免采集老年人的即时感受。

2. 采集信息时要避免主观引导老年人选择。

3. 记录表所列问题不能空项，须全部询问并填写。

4. 询问结果应在相应分值上画"√"，并将计算得分填写在相应空格内。

5. 体质辨识：医务人员应根据体质判定标准表（表9-5）进行辨识结果判定，偏颇体质为"是""倾向是"，平和质为"是""基本

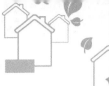

是"，并在相应选项上画"√"。

6. 中医药保健指导：请在所提供指导对应的选项上画"√"，可多选。其他指导请注明。

表 9-5 体质判定标准表

姓名：   编号□□□-□□□□□

体质类型	条件	判定结果
偏颇体质	(2) + (3) + (4) + (14) 得分≥11 分	是气虚质
	(11) + (12) + (13) + (29) 得分≥11 分	是阳虚质
	(10) + (21) + (26) + (31) 得分≥11 分	是阴虚质
	(9) + (16) + (28) + (32) 得分≥11 分	是痰湿质
	(23) + (25) + (27) + (30) 得分≥11 分	是湿热质
	(19) + (22) + (24) + (33) 得分≥11 分	是血瘀质
	(5) + (6) + (7) + (8) 得分≥11 分	是气郁质
	(15) + (17) + (18) + (20) 得分≥11 分	是特禀质
	(2) + (3) + (4) + (14) 得分 9~10 分	倾向是气虚质
	(11) + (12) + (13) + (29) 得分 9~10 分	倾向是阳虚质
	(10) + (21) + (26) + (31) 得分 9~10 分	倾向是阴虚质
	(9) + (16) + (28) + (32) 得分 9~10 分	倾向是痰湿质
	(23) + (25) + (27) + (30) 得分 9~10 分	倾向是湿热质
	(19) + (22) + (24) + (33) 得分 9~10 分	倾向是血瘀质
	(5) + (6) + (7) + (8) 得分 9~10 分	倾向是气郁质
	(15) + (17) + (18) + (20) 得分 9~10 分	倾向是特禀质
	以上各项相加得分≤8 分	否
平和质	(1) + (2) 反向计分+ (4) 反向计分+ (5) 反向计分+ (13) 反向计分≥17 分 其他 8 种体质得分都≤8 分	是平和质
	(1) + (2) 反向计分+ (4) 反向计分+ (5) 反向计分+ (13) 反向计分≥17 分 其他 8 种体质得分都≤10 分	基本是平和质
	不满足上述条件者	否

填表说明：

1. 该表不用纳入居民的健康档案。

2. 体质辨识结果的准确性取决于接受服务者回答问题的准确程度，如果出现自相矛盾的答案，则会出现自相矛盾的辨识结果，需要提供服务者核对接受服务者回答问题的准确性。处理方案有以下几种：（1）在回答问题过程中及时提醒接受服务者理解所提问题。（2）出现两种及以上判定结果即兼夹体质是正常的，比如气阴两虚，则两个体质都如实记录，以分数高的为主要体质进行指导。（3）如果判定结果中出现两种体质的得分一致，则由中医师依据专业知识判定，然后进行指导。（4）如果出现既是阴虚又是阳虚这样矛盾的判定结果，要查找原因，帮助老年人准确采集信息，必要的时候由中医师进行辅助判定。（5）如果出现每种体质都不是或者无法判断体质类型等情况，则查找原因，或需 2 周后重新采集信息。

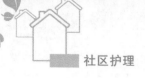

社区护理

任务评价

"老年人中医药健康管理"任务考核评价表、学习报告单分别见表9-6和表9-7。

表9-6 "老年人中医药健康管理"任务考核评价表

评价内容	内容细化	分值	评分记录			备注
			学生自评	小组互评	教师评分	
工作准备 （15分）	口头汇报：简述情境和需要完成的任务等	8				
	做好个人准备：仪表、着装、头发、指甲、配饰等均符合规范	7				
完成情况 （70分）	能说出老年人中医药健康管理服务的内容、流程	10				
	能与老年人进行有效沟通，按照33项问题正确采集信息，无漏项	10				
	能根据体质判定标准为老年人进行体质辨识，结果准确	15				
	能将辨识结果如实告知服务对象	10				
	能根据老年人不同体质给予针对性的中医药保健指导	10				
	能及时、准确填写服务记录表，记录完整	15				
职业素养 （15分）	采集信息时对老年人细心，有耐心、爱心	3				
	为老年人进行体质辨识时具有严谨求实的工作态度	5				
	为老年人进行中医药保健指导时具有爱老敬老的人文关怀精神	5				
	为老年人提供中医药健康管理服务过程中树立文化自信	2				
总评		100				

162

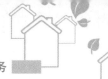

表 9-7　"老年人中医药健康管理"任务学习报告单

姓名		班级		学号	
任务一		老年人中医药健康管理			

案例分析

根据"情境案例"，假如你是社区卫生服务中心的李护士，请回答：

　　1. 王大爷属于何种中医体质？理由是什么？

　　2. 如何针对王大爷的体质进行相应的中医药保健指导？

学习感悟	存在问题

参加社区志愿者服务活动记录	
对教学设计、活动安排的合理化建议	

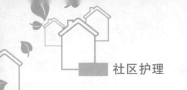

任务二 0~36个月儿童中医药健康管理

"0~36个月儿童中医药健康管理"学习任务单见表9-8。

表9-8 "0~36个月儿童中医药健康管理"学习任务单

达成学习目标	• 素质目标：对儿童细心，有耐心和爱心 • 知识目标：能描述0~36个月儿童中医药健康管理服务的内容 • 能力目标：能根据儿童不同月龄对家长进行中医药健康指导；能正确填写"儿童中医药健康管理服务记录表"
学习方法建议	• 岗位见习：了解0~36个月儿童中医药健康管理服务内容 • 自主预习：教材和在线课程资源 • 小组探究：分工合作，完成小组任务
分组学习任务	• 根据"情境案例"，采用角色扮演或小讲课形式，4人一组完成任务：向家长正确提供儿童中医饮食调养、起居活动指导，向6、12月龄儿童家长传授摩腹和捏脊方法，向18、24月龄儿童家长传授按揉迎香穴、足三里穴的方法，向30、36月龄儿童家长传授按揉四神聪穴的方法，填写"儿童中医药健康管理服务记录表" • 录制相关视频，上传到线上学习平台
课堂形式预告	• 分组汇报 • 教师点评、解析 • 完成学生自评、小组互评和教师评价

情境案例

一位妈妈带着刚满周岁的宝宝来到某社区卫生服务中心进行体格检查，宝宝看起来较瘦弱，妈妈说宝宝近半年来容易感冒生病，李护士拟对宝妈进行儿童中医药保健指导。

任务：

1. 向家长提供儿童中医饮食调养、起居活动指导。
2. 向家长传授摩腹和捏脊方法。
3. 填写6~18月龄"儿童中医药健康管理服务记录表"。

任务分析

0~36个月儿童中医药健康管理服务主要针对小儿的生理病理特点和主要健康问题，通过向家长提供中医饮食起居指导、传授中医穴位按揉方法，改善儿童健康状况，促进儿童生长发育。小儿处于不断生长发育的过程中，脏器的功能还不完善，尤其表现为肺、脾、肾三脏不足，较成年人更容易患病，因此应加强儿童日常保健。在儿童6、12、18、24、30、36月龄时，向儿童家长提供儿童中医药健康指导，具体内容包括向家长提供儿童中医饮食调养、起居活动指导和传授穴位按揉方法。

穴位按揉是祖国医学的重要组成部分，它是以祖国医学理论为指导，以经络腧穴学为基础，以按揉为主要施治方法，用于防病治病的一种手段。穴位按揉可刺激人体特定的穴位，激发人的经络之气，以达到通经活络、调整人体机能、祛邪扶正的目的。儿童常用的穴位按揉方法有以下几种。

一、摩腹（6、12月龄）

1. 位置 腹部。

2. 操作 操作者用掌面或示指、中指、无名指附着于小儿腹部，在小儿腹部做顺时针的旋转推

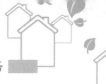

动，每次 1~3 分钟，见图 9-1。顺时针旋转推动起到行气消积、健脾和胃的作用；逆时针，则起止泻作用。

3. 功效　具有改善脾胃功能、促进消化吸收的作用。

二、捏脊（6、12 月龄）

1. 位置　脊柱穴位于背部的正中线，颈部到骶尾骨的连接线上。

2. 操作　操作者用双手的中指、无名指和小指握成空拳状，示指半屈，拇指伸直并对准示指的前半段，见图 9-2。施术从长强穴开始，双手示指与拇指合作，示指在向前轻推患儿皮肤的基础上与拇指一起将长强穴的皮肤捏拿起来，然后沿督脉两侧自下而上，左右两手交替合作，按照推、捏、捻、放、提的前后顺序，自长强穴向前捏拿至脊背上端的大椎穴，如此循环，见图 9-3。根据病情及体质可捏拿 4~6 遍。从第 2 遍开始，操作者可根据不同脏腑出现的症状，采用"重提"的手法，有针对性地刺激背部的脏腑俞穴，以便加强治疗。在第 5 遍捏拿儿童脊背时，在儿童督脉两旁的脏腑俞穴处，双手的拇指与示指合作，在捏拿脏腑俞穴处皮肤的基础上用较重的力量提拉一下。捏拿第 6 遍结束后，用双手拇指指腹在儿童腰部的肾俞穴处揉动，用拇指适当地向下施以一定的压力，揉按结合。

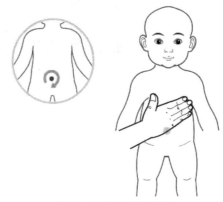

图 9-1　摩腹法示意图

3. 功效　具有消食积、健脾胃、通经络的作用。

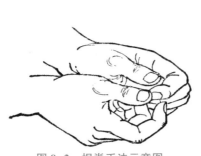

图 9-2　捏脊手法示意图

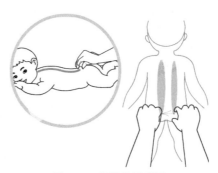

图 9-3　捏脊法示意图

三、按揉迎香穴（18、24 月龄）

1. 位置　在鼻翼外缘中点旁、鼻唇沟中。

2. 操作　双手拇指分别按于同侧下颌部，示指或中指分别按于同侧迎香穴，其余三指则向手心方向弯曲，然后用示指或中指在迎香穴处做顺时针按揉，每次 1~3 分钟，见图 9-4。

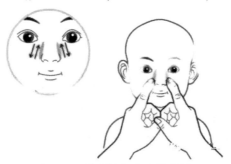

图 9-4　按揉迎香穴法示意图

社区护理

3. 功效　具有宣通鼻窍的作用。

四、按揉足三里穴（18、24 月龄）

1. 位置　在小腿前外侧，当犊鼻下 3 寸（10 cm），距胫骨前缘一横指处，见图 9-5。
2. 操作　操作者用拇指端按揉，每次 1~3 分钟，见图 9-6。
3. 功效　具有健脾益胃、强壮体质的作用。

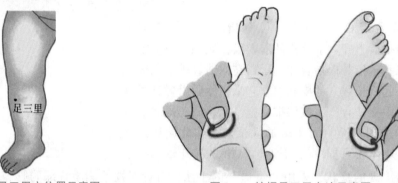

图 9-5　足三里穴位置示意图　　　　　图 9-6　按揉足三里穴法示意图

五、按揉四神聪穴（30、36 月龄）

1. 位置　在头顶部，百会前、后、左、右各旁开 1 寸（约 3.3 cm）处，共 4 穴，见图 9-7。
2. 操作　用手指逐一按揉，先按左、右神聪穴，再按前、后神聪穴，每次 1~3 分钟。
3. 功效　具有醒神益智的作用。

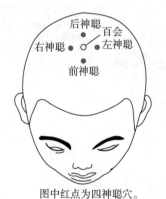

图中红点为四神聪穴。

图 9-7　按揉四神聪穴法示意图

任务实施

0~36 个月儿童中医药健康管理流程见表 9-9。

表 9-9　0~36 个月儿童中医药健康管理流程

步骤	内容与方法	要点提示
1. 预约儿童家长	在儿童 6、12、18、24、30、36 月龄时，结合儿童健康体检和预防接种的时间，预约儿童家长来基层医疗卫生机构接受儿童中医药健康指导	根据儿童情况确定下次随访的日期

166

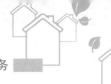

续表

步骤	内容与方法	要点提示
2. 给予儿童中医饮食起居指导	在儿童 6、12、18、24、30、36 月龄时，向家长提供儿童中医饮食调养知识	具体内容包括：养成良好的哺乳习惯，尽量延长夜间喂奶的间隔时间 ● 养成良好的饮食习惯，避免偏食，节制零食，按时进食，提倡"三分饥"，防止乳食无度 ● 婴幼儿脾胃功能较薄弱，食物宜细、软、烂、碎，而且品种应多样 ● 严格控制冷饮，寒凉食物要适度
	在儿童 6、12、18、24、30、36 月龄时，向家长提供儿童中医起居调摄知识	● 保证充足的睡眠时间，逐步养成夜间长睡眠、白天活动的作息习惯 ● 养成良好的小便习惯，适时把尿；培养每日定时大便的习惯 ● 衣着要宽松，不可紧束而阻碍气血流通，影响骨骼生长发育 ● 春季注意保暖，正确理解"春捂"；夏季纳凉要适度，避免直吹电风扇，空调温度不宜过低；秋季避免保暖过度，提倡"三分寒"，正确理解"秋冻"；冬季室内不宜过度密闭保暖，应适当通风，保持空气新鲜 ● 经常到户外活动，多见风日，以增强体质
3. 传授中医穴位按揉方法	(1) 在儿童 6、12 月龄时，向家长传授摩腹和捏脊的方法 (2) 在儿童 18、24 月龄时，向家长传授按揉足三里穴、迎香穴的方法 (3) 在儿童 30、36 月龄时，向家长传授按揉四神聪穴的方法	● 根据需要准备滑石粉、爽身粉或冬青膏等介质 ● 操作者双手应保持清洁，指甲修剪圆润，防止操作时划伤小儿皮肤 ● 天气寒冷时，要保持双手温暖，可搓热后再操作，以免凉手刺激小儿，造成紧张，影响推拿 ● 手法应柔和，争取小儿配合 ● 局部皮肤破损、骨折时不宜按揉
4. 填写服务记录表	填写"儿童中医药健康管理服务记录表"（表 9-10、表 9-11）	每次为社区儿童提供中医药健康管理服务后要及时记录相关信息，纳入儿童健康档案

表 9-10　6~18 月龄儿童中医药健康管理服务记录表

姓名：　　　　　　　　　　　　　　　　　　　　　　　　　　　　　　　编号□□□-□□□□□

	6 月龄	12 月龄	18 月龄
随访日期			
中医药健康管理服务	1. 中医饮食调养指导 2. 中医起居调摄指导 3. 传授摩腹、捏脊方法 4. 其他：_____	1. 中医饮食调养指导 2. 中医起居调摄指导 3. 传授摩腹、捏脊方法 4. 其他：_____	1. 中医饮食调养指导 2. 中医起居调摄指导 3. 传授按揉迎香穴、足三里穴方法 4. 其他：_____
下次随访日期			
随访医生签名			

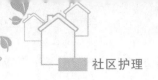

表 9-11　24~36 月龄儿童中医药健康管理服务记录表

姓名：　　　　　　　　　　　　　　　　　　　　　　　　　　编号□□□-□□□□□

	24 月龄	30 月龄	36 月龄
随访日期			
中医药健康 管理服务	1. 中医饮食调养指导 2. 中医起居调摄指导 3. 传授按揉迎香穴、足三里穴方法 4. 其他：_____	1. 中医饮食调养指导 2. 中医起居调摄指导 3. 传授按揉四神聪穴方法 4. 其他：_____	1. 中医饮食调养指导 2. 中医起居调摄指导 3. 传授按揉四神聪穴方法 4. 其他：_____
下次随访日期			
随访医生签名			

任务评价

"0~36 个月儿童中医药健康管理"任务考核评价表、学习报告单分别见表 9-12 和表 9-13。

表 9-12　"0~36 个月儿童中医药健康管理"任务考核评价表

评价内容	内容细化	分值	评分记录			备注
			学生自评	小组互评	教师评分	
工作准备 （15 分）	口头汇报：简述情境和需要完成的任务等	8				
	做好个人准备：仪表、着装、头发、指甲、配饰等均符合规范	7				
完成情况 （70 分）	能说出 0~36 个月儿童中医药健康管理服务内容和流程	5				
	能正确评价 0~36 个月儿童体格生长发育水平	10				
	能根据收集的健康资料，有针对性地向家长提供儿童中医饮食调养指导	10				
	能根据收集的健康资料，有针对性地向家长提供儿童中医起居活动指导	10				
	在儿童 6、12 月龄时，能正确向家长传授摩腹和捏脊的方法，位置准确，手法规范	10				
	在儿童 18、24 月龄时，能正确向家长传授按揉足三里穴、迎香穴的方法，位置准确，手法规范	10				
	在儿童 30、36 月龄时，能正确向家长传授按揉四神聪穴的方法，位置准确，手法规范	10				
	能及时、准确填写服务记录表，记录完整	5				
职业素养 （15 分）	具有较强的沟通技巧	5				
	具有意外伤害风险识别与防范意识	5				
	关心 0~36 个月儿童健康成长，对儿童细心、有爱心和耐心	5				
总评		100				

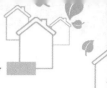

表 9–13　"0~36 个月儿童中医药健康管理"任务学习报告单

姓名		班级		学号	
任务二		0~36 个月儿童中医药健康管理			

案例分析

根据"情境案例"，假如你是社区卫生服务中心的李护士，请回答：

　1. 在儿童中医饮食调养、起居活动方面应向家长提供哪些指导？

　2. 如何给家长传授摩腹和捏脊方法？

学习感悟	存在问题

参加社区志愿者服务活动记录	
对教学设计、活动安排的合理化建议	

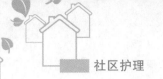

"中医药健康管理服务"项目学习索引及学生自测笔记见表9-14。

表 9-14 "中医药健康管理服务"项目学习索引及学生自测笔记

姓名		班级		学号	
服务对象					
服务内容 及工作流程	老年人 中医药 健康管理				
	0~36个月 儿童中医药 健康管理				
服务 要求					
工作 指标					

中医药健康管理服务流程

榜样力量：蒋艳

学而思

模块三　面向特殊疾病患者的公共卫生服务

　　面向特殊疾病患者的公共卫生服务主要包括慢性病（高血压和 2 型糖尿病）患者健康管理服务、严重精神障碍患者健康管理服务、肺结核患者健康管理服务。这些特殊疾病给个人、家庭、社会都带来了沉重的负担。通过全方位干预健康问题、生活方式等，能达到可防可控的目的。首先，我国慢性病发病率上升且呈年轻化趋势，其致死率和致残率极高，严重危害人民群众健康，故迫切需要提高心脑血管疾病、糖尿病等重大慢性病综合防治能力。国家多次发文要求，强化国家基本公共卫生服务项目，以高血压和 2 型糖尿病为切入点，强化预防、早期筛查和综合干预，推动防、治、康、管整体融合发展，形成"病前主动防，病后科学管，跟踪服务不间断"的一体化健康管理服务。其次，我国有常见精神障碍和心理行为问题的人逐年增多，社区卫生服务机构应为严重精神障碍患者提供积极有效的健康管理服务。另外，应全面落实结核病防治策略，加强对肺结核患者的诊断和规范化诊疗，强化基层医疗卫生机构结核病患者健康管理，加大对肺结核患者的保障力度。通过对这些特殊疾病患者的健康管理，可提升其健康水平和生活质量，降低家庭和社会的经济负担。

知识链接

双向转诊

　　由于社区卫生服务机构在设备和技术条件方面的限制，一些无法确诊及危重的患者需转移到上级医疗机构进行治疗。上级医疗机构对诊断明确、经治疗病情稳定转入恢复期的患者，确认适宜者，将让患者返回所在辖区社区卫生服务机构继续治疗和康复。双向转诊的目标是建立"小病在社区、大病进医院、康复回社区"的就医新格局。

　　"转诊"概念常以医院的等级进行划分，除在同等级综合医院间进行转诊外，还可以将转诊分为纵向转诊和横向转诊。纵向转诊包括正向转诊和逆向转诊，正向转诊是指由下级（社区）医院向上级医院逐级转诊，逆向转诊是指由上级医院向下级（社区）医院转诊；横向转诊则是指向同级别专科、专长医院转诊。在我国医疗体制改革进程中，双向转诊制度是在社区首诊的基础上建立的扶持社区医疗卫生、解决"看病难、看病贵"问题的一项重要举措，对减少由于城市综合性大医院承担大量常见病、多发病患者的诊疗任务而造成的卫生资源浪费，以及改善基层医院和社区卫生服务机构需求萎靡、就诊量过少等状况具有重要意义。

项目十　慢性病患者健康管理服务

　　慢性病的全称是慢性非传染性疾病，不是特指某种疾病，而是对一类起病隐匿，病程长且病情迁延不愈，缺乏确切的传染性生物病因证据，病因复杂，且有些尚未完全被确认的疾病的概括性总称。开展慢性病管理，可有目的地改变慢性病的危险因素，提升防治效果。它也是一种低投入、高效益的防治措施，有利于慢性病患者获得持续、稳定的治疗。《中国防治慢性病中长期规划（2017—2025年）》发布以来，我国慢性病综合防控成效显著，如"大数据+慢病管理""慢性病规范化管理进社区"等，实现了对慢性病的综合干预与管理。

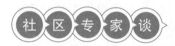

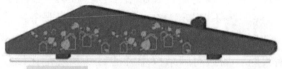

姓　　名：周志英

工作单位：湘潭市岳塘区岳塘街道
　　　　　社区卫生服务中心

岗　　位：慢性病管理专干

访谈视频

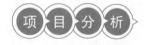

　　1. 工作岗位　慢性病管理专干、公共卫生科慢性病管理护士。

　　2. 主要职责　慢性病管理专干岗位职责主要包括：①全面掌握和督促公共卫生科科员掌握辖区内各种慢性病患者的基本情况及分层分级情况，做到底数清、情况明。②实时掌握公共卫生科科员对辖区内所有慢性病患者信息实行动态管理的情况，及时搜集、整理、分类、随访并更新慢性病管理信息，至少每季度质控一次并进行整改，留有记录。③组织公卫慢病科科员（包括全科门诊）一起对疾病（慢性病）普查、重点人群体检结果等信息进行分析、归类；制订个性化分类干预指导计划。④协同健康教育专干建立辖区慢性病患者信息交流平台，为慢性病患者提供健康咨询服务，开展健康教育宣传活动。⑤做好慢性病患者信息数据统计、总结、报告及慢性病患者管理服务效果评价工作。⑥监督落实35岁及以上居民首诊测血压制度、报表及门诊日志填写、自助检测点登记及高危人群的统计等，要求35岁及以上居民每年至少测一次血压和血糖。⑦对上级督导中心反馈的高血压、糖尿病患者的发现率、规范建档率、随访完成率、规范管理率和效果评估（血压、血糖控制率）结果进行季度、半年度、年度监测分析并制订整改措施。⑧建立慢性病管理与临床诊治有机结合的新机制，协调医院多功能服务团队开展慢性病患者医疗、中医康复理疗服务及健康教育"一对一"指导工作。公共卫生科慢性病管理护士参与公共卫生科各项护理事务，负责管理区域的慢性病管理及随访录入工作，参与公共卫生科宣传、健康教育、医防融合的推进及社区诊断工作，根据社区居民的健康问题提供以人群为对象的健康管理服务。

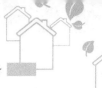

子项目一　高血压患者健康管理服务

高血压是我国患者人数最多的慢性病之一，我国 18 岁以上的居民高血压患病率达到 27.5%，估计我国成年高血压患者已接近 3 亿人。高血压是城乡居民心脑血管疾病死亡的最重要的危险因素，严重影响人民健康和经济社会发展。党和政府高度重视高血压的防控工作，习近平总书记在全国卫生与健康大会上强调，要以癌症、高血压、糖尿病等为突破口，加强综合防控，强化早期筛查和早期发现，推进早诊早治工作，推进疾病治疗向健康管理转变。2019 年 7 月，国务院印发《国务院关于实施健康中国行动的意见》，明确实施心脑血管疾病防治行动，加强高血压、高血糖、血脂异常的规范管理。《健康中国行动 2023 年工作要点》明确要加强高血压患者健康管理，推进医防融合，提升服务质量。

高血压患者健康管理的面访实录

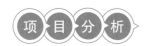

一、服务对象

辖区内 35 岁及以上常住居民中原发性高血压患者。

二、服务内容

高血压患者健康管理服务内容包括：对辖区内 35 岁及以上常住居民进行高血压筛查；对原发性高血压患者，每年提供至少 4 次面对面的随访；对于居民不同血压控制情况，进行分类干预；对原发性高血压患者进行健康体检等。

三、服务要求

（1）高血压患者的健康管理由医生负责，应与门诊服务相结合，对未能按照管理要求接受随访的患者，乡镇卫生院、村卫生室、社区卫生服务中心（站）医务人员应主动与患者联系，保证管理的连续性。

（2）随访包括预约患者到门诊就诊、电话追踪和家庭访视等方式。

（3）乡镇卫生院、村卫生室、社区卫生服务中心（站）可通过本地区社区卫生诊断和门诊服务等途径筛查和发现高血压患者。有条件的地区，对人员进行规范培训后，可参考《中国高血压防治指南》对高血压患者进行健康管理。

（4）发挥中医药在改善临床症状、提高生活质量、防治并发症中的特色和作用，积极应用中医药方法开展高血压患者健康管理服务。

（5）加强宣传，告知服务内容，使更多的患者和居民愿意接受服务。

（6）每次提供服务后及时将相关信息记入患者的健康档案。

四、常用工作指标

（1）高血压患者规范管理率 = 按照规范要求进行高血压患者健康管理的人数/年内已管理的高血压

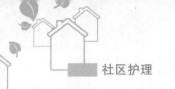

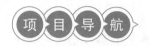

患者人数×100%。

（2）管理人群血压控制率＝年内最近一次随访血压达标人数/年内已管理的高血压患者人数×100%。

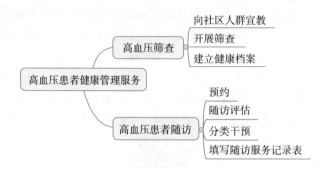

任务一 高血压筛查

学习任务单

"高血压筛查"学习任务单见表10-1。

表10-1 "高血压筛查"学习任务单

达成学习目标	• 素质目标：具有预防为主的大健康观、严谨求实的工作态度 • 知识目标：能描述高血压筛查的内容和方法 • 能力目标：能对辖区内35岁及以上的常住居民进行高血压筛查；能对居民进行高血压防治的健康宣教
学习方法建议	• 岗位见习：了解高血压筛查方法 • 自主预习：教材和在线课程资源 • 小组探究：分工合作，完成小组任务
分组学习任务	• 根据"情境案例"，采用角色扮演或小讲课形式，4人一组完成任务：对社区居民进行高血压筛查 • 录制相关视频，上传到线上学习平台
课堂形式预告	• 教师抽查1~2组任务视频 • 教师点评、解析 • 完成学生自评、小组互评和教师评价

情境案例

为了解社区居民高血压患病情况和存在的高血压危险因素，某社区卫生服务中心发放了免费对全社区居民进行高血压筛查的通知。张三接到通知后，带上丈夫李四一起来到社区卫生服务中心。社区护士王红接待了他们。

任务：

1. 对张三一家进行高血压筛查。

2. 针对张三一家的具体情况，建立居民健康档案。

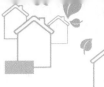

任务分析

社区卫生服务中心（站）的一项重要工作是对社区居民进行高血压筛查。《高血压患者健康管理服务规范》要求社区卫生服务中心（站）每年为辖区内35岁及以上常住居民免费测量1次血压（非同日3次测量）。

高血压筛查过程中特别要注意，具备以下任一特征都属于高血压的高危人群：（1）血压高值［收缩压130~139 mmHg和（或）舒张压85~89 mmHg］；（2）超重或肥胖，和（或）腹型肥胖［超重：28 kg/m² > BMI ≥ 24 kg/m²；肥胖：BMI ≥ 28 kg/m²；腹型肥胖：男性腰围 ≥ 90 cm（2.7尺），女性腰围 ≥ 85 cm（2.6尺）］；（3）高血压家族史（一、二级亲属）；（4）长期膳食高盐；（5）长期过量饮酒（每日饮白酒 ≥ 100 mL）；（6）年龄 ≥ 55岁。对于高危人群，建议每半年至少测量1次血压，并接受医务人员的生活方式指导。

任务实施

高血压筛查流程见表10-2。

表10-2　高血压筛查流程

步骤	内容与方法	要点提示
1. 知情同意	（1）发放社区高血压筛查通知 （2）向居民宣传参与高血压健康管理的益处，讲解服务内容、居民的权益和义务等	注意与社区居民沟通交流
2. 对社区居民进行筛查	（1）选择合适的筛查工具	可采用水银柱式血压计、电子血压计或气压表式血压计等测量血压
	（2）采取正确的方法为居民测量血压	
	（3）根据测量结果对居民进行指导	● 既往确诊过原发性高血压：与居民取得合作，纳入高血压患者管理 ● 既往未确诊过原发性高血压： ①第一次发现收缩压 ≥ 140 mmHg和（或）舒张压 ≥ 90 mmHg，去除可能引起血压升高的原因，复查非同日3次血压，若收缩压 ≥ 140 mmHg和（或）舒张压 ≥ 90 mmHg，有必要时建议转诊至上级医院，2周内随访转诊情况。若确诊原发性高血压，则纳入高血压患者管理；若排除高血压患者，则建议其至少每半年测量1次血压，并接受医务人员的生活方式指导 ②第一次发现收缩压 ≥ 140 mmHg和（或）舒张压 ≥ 90 mmHg，去除可能引起血压升高的原因，复查非同日3次血压，若收缩压 < 140 mmHg且舒张压 < 90 mmHg，如属于高危人群，建议其至少每半年测量1次血压，并接受医务人员的生活方式指导；如属于非高危人群，建议其至少每年测量1次血压
3. 建立居民健康档案	（1）填写居民个人基本信息表	见模块一中项目一的任务一
	（2）填写"高血压病健康管理档案登记表"	重点内容：首次确诊时间、服药情况、与高血压相关的疾病情况、危险因素、相关检查结果、服药依从性等

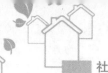

社区护理

知识拓展

　　智能血压计是利用多种通信手段（蓝牙、USB 线、GPRS、Wi-Fi 等），将电子血压计的测量数据通过智慧化处理上传到云端，实现实时或自动定时测量并记录用户血压值，智能分析血压变化情况，及时对高血压患者及其并发疾病进行连续动态监测的一种智能医疗设备，见图 10-1。

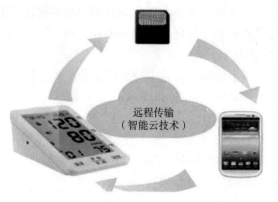

图 10-1　智能血压计远程运输功能

　　大多数智能血压计都提供了配套的手机 App。App 除了必需的数据统计和分析的功能外，还可以提供许多增值服务，比如测量、服药、锻炼提醒功能，让使用者不再忘记按时吃药。有些还提供健康咨询服务，比如在 App 里面提问题，会有专业的医生进行解答。

　　云端保存了连续的历史数据，为使用者建立了永久的健康档案，可以对使用者的健康及疾病状况进行统计、分析、报告并提供最佳健康及疾病诊断方案，即时了解和跟踪使用者的健康状况和疾病预防情况，实现了健康与疾病智慧医疗的管理新模式。

　　智慧化处理是指通过数据采集手段采集人体健康数据并进行分析处理，通过多种通信途径，利用互联网手段达到人机健康数据与管理平台的互联互通，平台通过数据分析、管理、医护服务实现与被测量者的互动，即时连续动态监测高血压患者及其并发疾病情况，达到预防疾病的目的。

任务评价

　　"高血压筛查"任务考核评价表、学习报告单分别见表 10-3 和表 10-4。

表 10-3　"高血压筛查"任务考核评价表

评价内容	内容细化	分值	评分记录			备注
			学生自评	小组互评	教师评分	
工作准备 （15分）	口头汇报：简述情境和需要完成的任务等	8				
	做好个人准备：仪表、着装、头发、指甲、配饰等均符合规范	7				
完成情况 （70分）	能说出开展高血压患者健康管理的意义	10				
	能说出高血压患者健康管理的服务对象	10				
	能对社区居民进行高血压预防的健康宣教	10				
	能说出进行高血压筛查的方法	25				
	能说出高血压健康管理的服务要求	10				
	能说出高血压高危人群的特点	5				
职业素养 （15分）	具有较好的沟通能力	5				
	在进行高血压筛查中具有严谨求实的工作态度	5				
	具有预防为主的大健康观	5				
总评		100				

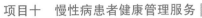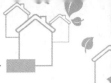

项目十　慢性病患者健康管理服务

表 10-4　"高血压筛查"任务学习报告单

姓名		班级		学号	
任务一			高血压筛查		

案例分析					

"情境案例"中张三和丈夫李四来到社区后，社区护士王红为他们测量了血压，并进行了相关检查，结果显示：张三的血压值为 150/90 mmHg，腹围为 82 cm，李四的血压值为 130/80 mmHg，腹围为 95 cm。请回答：

1. 张三是否应纳入高血压患者管理？理由是什么？

2. 李四是否应纳入高血压患者管理？理由是什么？

3. 李四的血压是否正常？如何指导李四监测血压？

学习感悟	存在问题

参加社区志愿者服务活动记录	
对教学设计、活动安排的合理化建议	

177

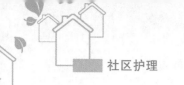

任务二　高血压患者随访管理

学习任务单

"高血压患者随访管理"学习任务单见表10-5。

表10-5　"高血压患者随访管理"学习任务单

达成学习目标	• 素质目标：具有良好的人际沟通能力、团队协作精神、组织协调能力和应急处理能力 • 知识目标：能说出高血压患者随访的目的和意义、高血压患者随访的流程和关键步骤，以及高血压患者健康宣教的主要内容 • 能力目标：能进行高血压患者的随访管理工作
学习方法建议	• 岗位见习：了解高血压患者随访服务内容 • 自主预习：教材和在线课程资源 • 小组探究：分工合作，完成小组任务
分组学习任务	• 根据"情境案例"，采用角色扮演或小讲课形式，4人一组完成任务：对高血压患者进行随访评估、分类干预，填写"高血压患者随访服务记录表" • 录制相关视频，上传到线上学习平台
课堂形式预告	• 教师抽查1~2组任务视频 • 教师点评、解析 • 完成学习自评、小组互评和教师评价

情境案例

朱某，女，65岁，退休工人，有高血压病史，今突然出现头痛、头晕、恶心、呕吐，居家测量血压为170/96 mmHg，打电话到社区咨询，社区护士王华拟前往朱某家中进行家庭访视。

任务：

1. 对该患者实施随访管理。
2. 填写"高血压患者随访服务记录表"。

任务分析

社区进行高血压随访的最终目标是提升高血压的知晓率、治疗率和控制率，促进高血压的有效防治，达到降低脑卒中、冠心病等心脑血管疾病的发病率与死亡率。对个体而言，高血压随访的具体目的是评估降压治疗效果与可能的副作用，明确血压控制是否达标，分析血压控制不佳的原因及其他危险因素。对原发性高血压患者，每年要提供至少4次面对面的随访。随访频率需要根据患者的具体情况实施（表10-6）。

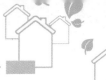

表 10-6　不同级别高血压患者随访频率

	白大衣高血压 （正常高值者）	I 级高血压 （低中危、血压达标者）	新发高血压 （血压未达标者）
血压监测	家庭或动态血压	诊室或家庭血压监测	家庭或动态血压监测
生活方式干预	长期坚持	长期坚持	强化生活方式干预 并长期坚持
药物治疗		维持药物治疗， 控制血压达标	增强服药依从性， 根据指南调整治疗方案
随访频率	每 3 个月一次	每 1~3 个月一次	每 2~4 周 1 次
转诊情况			>3 种降压药物， 且血压仍未达标者

随访包括评估和分类干预两部分。

随访评估主要内容为以下几点：

（1）测量患者血压并评估是否存在危急情况，如出现收缩压≥180 mmHg 和（或）舒张压≥110 mmHg，意识改变，剧烈头痛或头晕、恶心呕吐，视力模糊、眼痛，心悸、胸闷、喘憋不能平卧，处于妊娠期或哺乳期同时血压高于正常值等危急情况之一，或存在不能处理的其他疾病时，须在处理后紧急转诊。对于紧急转诊者，乡镇卫生院、村卫生室、社区卫生服务中心（站）应在 2 周内主动随访转诊情况。

（2）若无须紧急转诊，询问患者上次随访到此次随访期间的症状。

（3）测量患者体重、心率，计算体质指数（BMI）。

（4）询问患者疾病情况和生活方式，包括心脑血管疾病、糖尿病、吸烟、饮酒、运动、摄盐情况等。

（5）了解患者服药情况。

进行随访评估后，根据评估结果进行分类干预，有针对性地开展健康教育，与患者一起制定生活方式改善目标并在下一次随访时评估进展。

告诉患者出现收缩压≥180 mmHg 和（或）舒张压≥110 mmHg，意识改变，剧烈头痛或头晕、恶心呕吐，视力模糊、眼痛，心悸、胸闷、喘憋不能平卧，处于妊娠期或哺乳期，存在不能处理的其他疾病等异常情况时应立即就诊。

随访要在安全地点进行，注意保护自身安全，注意随访的方式方法。

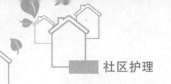

任务实施

高血压患者随访管理流程见表10-7。

表 10-7　高血压患者随访管理流程

步骤	内容与方法	要点提示
1. 随访告知	充分告知患者本人高血压患者管理服务的内容、权益和义务等，与患者确定随访日期和随访方式	
2. 随访评估	（1）症状评估：评估上次随访到此次随访期间患者的症状	● 若发现紧急情况，处理后紧急转诊
	（2）体征评估：血压、体重、体质指数、心率等	● 若出现收缩压≥180 mmHg 和（或）舒张压≥110 mmHg，需要处理后紧急转诊
	（3）生活方式评估：日吸烟量（支）、日饮酒量（两）、运动量（次/周；分钟/次）、摄盐情况（咸/淡；轻/中/重）、心理调整（良好/一般/差）、遵医行为（良好/一般/差）	
	（4）服药依从性评估：规律/间断/不服药	躯体疾病、精神症状、药物不良反应可影响饮食情况
	（5）用药情况：用药种类和用法、依从性、药物不良反应	● 有严重药物不良反应的患者需转诊 ● 开展药物治疗重要性和复发严重性教育，帮助患者熟悉所服药物名称、剂量，了解药物不良反应及向医师求助的方法 ● 逐步提高服药依从性，督促患者按时复诊和取药，坚持按医嘱服药
3. 分类干预	（1）本次随访分类：控制满意/控制不满意/不良反应/并发症	● 血压控制满意：一般高血压患者血压在 140/90 mmHg 以下；65 岁及以上老年人高血压患者血压在 150/90 mmHg 以下，若能耐受，则可进一步降低至 140/90 mmHg；糖尿病或慢性肾脏病患者的血压可在 140/90 mmHg 的基础上再适当降低；无药物不良反应；无新发并发症或原有并发症无加重 ● 初次出现血压控制不满意：患者收缩压≥140 mmHg 和（或）舒张压≥90 mmHg 或出现药物不良反应 ● 患者连续 2 次出现血压控制不满意或药物不良反应难以控制，以及出现新的并发症或原有并发症加重
	（2）分类干预：根据病情分类进行干预	● 血压控制满意：预约下一次随访时间 ● 血压控制不满意：结合患者服药依从性，必要时增大现用药物剂量、更换或增加不同类的降压药物，2 周内随访 ● 连续 2 次出现血压控制不满意或药物不良反应难以控制，以及出现新的并发症或原有并发症加重：转诊，2 周内主动随访转诊情况
4. 填写随访服务记录表	填写"高血压患者随访服务记录表"（表 10-8）	

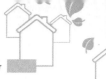

表 10-8　高血压患者随访服务记录表

姓名：　　　　　　　　　　　　　　　　　　　　　　　　　　　　　　　编号□□□-□□□□□

随访日期		年　月　日	年　月　日	年　月　日	年　月　日
随访方式		1 门诊　2 家庭　3 电话　□	1 门诊　2 家庭　3 电话　□	1 门诊　2 家庭　3 电话　□	1 门诊　2 家庭　3 电话　□
症状	1 无症状 2 头痛头晕 3 恶心呕吐 4 眼花耳鸣 5 呼吸困难 6 心悸胸闷 7 鼻衄出血不止 8 四肢发麻 9 下肢水肿	□/□/□/□/□/□/□ 其他：	□/□/□/□/□/□/□ 其他：	□/□/□/□/□/□/□ 其他：	□/□/□/□/□/□/□ 其他：
体征	血压（mmHg）				
	体重（kg）	/	/	/	/
	体质指数（kg/m²）	/	/	/	/
	心率（次/分钟）				
	其　他				
生活方式指导	日吸烟量（支）	/	/	/	/
	日饮酒量（两）	/	/	/	/
	运　动	次/周　　分钟/次 次/周　　分钟/次	次/周　　分钟/次 次/周　　分钟/次	次/周　　分钟/次 次/周　　分钟/次	次/周　　分钟/次 次/周　　分钟/次
	摄盐情况（咸淡）	轻、中、重/轻、中、重	轻、中、重/轻、中、重	轻、中、重/轻、中、重	轻、中、重/轻、中、重
	心理调整	1 良好　2 一般　3 差　□	1 良好　2 一般　3 差　□	1 良好　2 一般　3 差　□	1 良好　2 一般　3 差　□
	遵医行为	1 良好　2 一般　3 差　□	1 良好　2 一般　3 差　□	1 良好　2 一般　3 差　□	1 良好　2 一般　3 差　□
辅助检查					
服药依从性		1 规律　2 间断 3 不服药　　　　　□	1 规律　2 间断 3 不服药　　　　　□	1 规律　2 间断 3 不服药　　　　　□	1 规律　2 间断 3 不服药　　　　　□
药物不良反应		1 无　2 有_____　□	1 无　2 有_____　□	1 无　2 有_____　□	1 无　2 有_____　□
此次随访分类		1 控制满意　2 控制不满意 3 不良反应　4 并发症　□	1 控制满意　2 控制不满意 3 不良反应　4 并发症　□	1 控制满意　2 控制不满意 3 不良反应　4 并发症　□	1 控制满意　2 控制不满意 3 不良反应　4 并发症　□
用药情况	药物名称 1				
	用法用量	每日　次　每次　mg	每日　次　每次　mg	每日　次　每次　mg	每日　次　每次　mg
	药物名称 2				
	用法用量	每日　次　每次　mg	每日　次　每次　mg	每日　次　每次　mg	每日　次　每次　mg
	药物名称 3				
	用法用量	每日　次　每次　mg	每日　次　每次　mg	每日　次　每次　mg	每日　次　每次　mg
	其他药物				
	用法用量	每日　次　每次　mg	每日　次　每次　mg	每日　次　每次　mg	每日　次　每次　mg
转诊	原因				
	机构及科别				
下次随访日期					
随访医生签名					

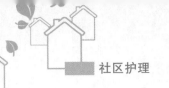

填表说明：

1. 本表由医生为高血压患者开展随访服务时填写。每年进行健康体检后填写健康体检表。若失访，在随访日期处写明失访原因；若死亡，写明死亡日期和死亡原因。

2. 体征：体质指数（BMI）＝体重（kg）／身高的平方（m^2）。体重和体质指数斜线前填写目前情况，斜线后填写下次随访时应调整到的目标值。如果是超重或肥胖的高血压患者，要求每次随访时测量体重并指导患者控制体重；正常体重人群可每年测量一次体重并计算体质指数。如有其他阳性体征，请填写在"其他"一栏。

3. 生活方式指导：询问患者生活方式并对患者进行生活方式指导，与患者共同制定下次随访目标。

日吸烟量：斜线前填写目前吸烟量，不吸烟填"0"，吸烟者写出每天的吸烟量"××支"；斜线后填写吸烟者下次随访目标吸烟量"××支"。

日饮酒量：斜线前填写目前饮酒量，不饮酒填"0"，饮酒者写出每天的饮酒量相当于白酒"××两"；斜线后填写饮酒者下次随访目标饮酒量相当于白酒"××两"。（啤酒量／10＝白酒量，红酒量／4＝白酒量，黄酒量／5＝白酒量）

运动：填写每周几次，每次多少分钟，即"××次／周，××分钟／次"。横线上填写目前情况，横线下填写下次随访时应达到的目标。

摄盐情况：斜线前填写目前摄盐的咸淡情况。根据患者饮食的摄盐情况，按咸淡程度在列出的"轻、中、重"之一上画"√"分类。斜线后填写患者下次随访目标摄盐情况。

心理调整：根据医生印象选择对应的选项。

遵医行为：指患者是否遵照医生的指导去改善生活方式。

4. 辅助检查：记录患者上次随访到这次随访期间在医疗机构进行的辅助检查结果。

5. 服药依从性："规律"为按医嘱服药；"间断"为未按医嘱服药，频次或数量不足；"不服药"即为医生开了处方，但患者未使用此药。

6. 药物不良反应：如果患者服用的降压药物有明显的药物不良反应，则具体描述哪种药物、何种不良反应。

7. 此次随访分类：根据此次随访时的分类结果，由随访医生在4种分类结果中选择一项在"□"中填上相应的数字。"控制满意"是指血压控制满意，无其他异常；"控制不满意"是指血压控制不满意，无其他异常；"不良反应"是指存在药物不良反应；"并发症"是指出现新的并发症或并发症出现异常。如果患者同时并存几种情况，填写最严重的一种情况，同时结合上次随访情况确定患者下次随访时间，并告知患者。

8. 用药情况：根据患者整体情况，为患者开具处方，并填写在表格中，写明用法、用量。同时记录医疗卫生机构为其开具的处方药。

9. 转诊：如果转诊，要写明转诊的医疗机构及科室类别，如"××市人民医院心内科"，并在原因一栏写明转诊原因。

10. 下次随访日期：根据患者此次随访分类，确定下次随访日期，并告知患者。

11. 随访医生签名：随访完毕，核查无误后随访医生签署姓名。

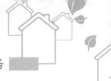

任务评价

"高血压患者随访管理"任务考核评价表、学习报告单分别见表10-9和表10-10。

表10-9 "高血压患者随访管理"任务考核评价表

评价内容	内容细化	分值	评分记录			备注
			学生自评	小组互评	教师评分	
工作准备 (15分)	口头汇报：简述情境和需要完成的任务等	8				
	做好个人准备：仪表、着装、头发、指甲、配饰等均符合规范	7				
完成情况 (70分)	能说出高血压患者随访的目的和意义	10				
	能复述高血压患者随访的流程	15				
	能正确说出高血压患者随访时的注意事项	10				
	能根据高血压患者的随访情况，为患者提供有针对性的健康教育服务	20				
	能正确指导高血压患者服药、补充营养、运动等	10				
	能正确填写"高血压患者随访服务记录表"	5				
职业素养 (15分)	具有较好的沟通技巧	5				
	在对高血压患者随访的过程中具有安全意识和应急处理能力	5				
	具有组织协调能力和团队协作精神	5				
总评		100				

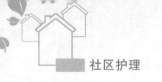

社区护理

表 10-10 "高血压患者随访管理"任务学习报告单

姓名		班级		学号	
任务二		高血压患者的随访管理			

案例分析
在"情境案例"中，社区护士王华到朱某家中进行家庭访视，发现朱某服用降压药的时间不规律，导致血压突然升高，通过交谈发现朱某一家偏好高盐高脂饮食，请回答： 1. 朱某这种情况属于血压控制不满意的类型，社区护士王华应如何对其进行指导？   2. 朱某家的饮食习惯为高盐高脂饮食，如何对朱某一家进行饮食指导？   3. 访视结束后，需要填写随访服务记录表，家庭随访服务记录表的具体内容包括什么？

学习感悟	存在问题

参加社区志愿者服务活动记录	
对教学设计、活动安排的合理化建议	

184

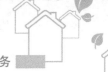

项目十　慢性病患者健康管理服务

"高血压患者健康管理服务"项目学习索引及学生自测笔记见表 10-11。

表 10-11　"高血压患者健康管理服务"项目学习索引及学生自测笔记

姓名		班级		学号	
服务对象					
服务内容及工作流程	高血压高危人群筛查				
	高血压确诊患者随访评估				
	高血压患者的分类干预				
	高血压患者的健康体检				
服务要求					
工作指标					

高血压筛查及随访流程

榜样力量：黎秀芳

学而思

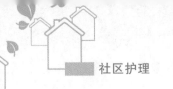

子项目二　糖尿病患者健康管理服务

目前，我国已经成为世界上糖尿病患者人数最多的国家，《中国老年糖尿病诊疗指南（2021 年版）》数据显示，65 岁以上的糖尿病患者已经达到 3550 万人，预计到 2030 年将会增加到 5430 万人。2 型糖尿病对人体的主要危害来自各种并发症，如果血糖长期得不到良好控制，这些慢性并发症对生活质量危害极大并有可能导致死亡，其中最主要的致残和致死原因是心脑血管并发症，特别是和高血压并发时风险更高；糖尿病截肢、糖尿病性失明及尿毒症也都让患者的生活质量大大下降。此外，糖尿病还常伴多发性周围神经病变和自主神经损害及不同部位的感染，让患者苦不堪言。糖尿病是可以预防和控制的，控制好血糖、血压和血脂并且坚持健康生活方式，尽量避免或延迟糖尿病并发症的发生发展，可使大多数糖尿病患者的寿命延长、生活质量得到改善，也可减轻家庭、国家的经济负担。糖尿病的防治及其管理已成为社区卫生服务非常重要的任务。

1891 年 11 月 14 日是加拿大生理学家、医师弗雷德里克·班廷（Frederick Banting）的诞辰，他与查尔斯·贝斯特（Charles Best）等在 1922 年一同发现了胰岛素，彻底改变了糖尿病的临床治疗方法。1923 年，班廷与生理学家约翰·麦克劳德（John MacLeod）因发现和开发胰岛素共同获得诺贝尔生理学或医学奖。国际糖尿病联盟（International Diabetes Federation，IDF）和世界卫生组织（World Health Organization，WHO）为了纪念班廷，自 1991 年起，将每年的 11 月 14 日定为世界防治糖尿病日（World Diabetes Day，WDD）。

根据《"健康中国 2030"规划纲要》和《中国防治慢性病中长期规划（2017—2025 年）》，至 2025 年，我国糖尿病预期管理人数将达到 4000 万人，糖尿病的规范管理率应达到 70%。2017 年《国家基本公共卫生服务规范（第三版）》指导和规范了糖尿病的社区综合防治与管理，有效地提高了我国糖尿病综合防治水平，为我国探索创新糖尿病管理的新路径提供了重要依据。

慢性病自我管理小组活动实录

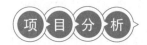

一、服务对象

辖区内 35 岁及以上常住居民中已确诊的 2 型糖尿病患者。

二、服务内容

对工作中发现的 2 型糖尿病高危人群进行有针对性的健康教育，建议其每年至少测量 1 次空腹血糖，并接受医务人员的健康指导和筛查。对已确诊的 2 型糖尿病患者进行随访评估、分类干预、健康体检。

三、服务要求

（1）2 型糖尿病患者的健康管理由医生负责，应与门诊服务相结合，对未能按照健康管理要求接受随访的患者，乡镇卫生院、村卫生室、社区卫生服务中心（站）应主动与患者联系，保证管理的连续性。

（2）随访包括预约患者到门诊就诊、电话追踪和家庭访视等方式。

（3）乡镇卫生院、村卫生室、社区卫生服务中心（站）要通过本地区社区卫生诊断和门诊服务等途

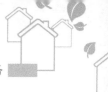

径筛查和发现 2 型糖尿病患者,掌握辖区内居民 2 型糖尿病的患病情况。

(4)发挥中医药在改善临床症状、提高生活质量、防治并发症中的特色和作用,积极应用中医药方法开展 2 型糖尿病患者健康管理服务。

(5)规范管理,严格考核。每年对规范管理和患者血糖控制情况进行考核。加强宣传,告知服务内容,使更多的患者愿意接受服务,降低脱管率。

(6)每次提供服务后及时将相关信息记入患者的健康档案。

四、常用工作指标

(1) 2 型糖尿病患者规范管理率=按照规范要求进行 2 型糖尿病患者健康管理的人数/年内已管理的 2 型糖尿病患者人数×100%。

(2)管理人群血糖控制率=年内最近一次随访空腹血糖达标人数/年内已管理的 2 型糖尿病患者人数×100%。

注:最近一次随访空腹血糖指的是按照规范要求最近一次随访的空腹血糖,若失访则判断为未达标。空腹血糖达标是指空腹血糖<7 mmol/L。

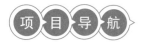

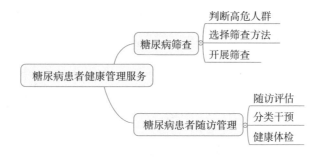

任务一 糖尿病筛查

学习任务单

"糖尿病筛查"学习任务单见表 10-12。

表 10-12 "糖尿病筛查"学习任务单

达成学习目标	● 素质目标:具有以人为本、爱岗敬业、乐于奉献的精神;养成严谨、精益求精的工作作风 ● 知识目标:能说出糖尿病高危人群;复述血糖筛查方法;掌握糖尿病高危因素评分法 ● 能力目标:能开展糖尿病高危人群的健康评估;能开展测血压、体重、血糖工作;具备良好的人际沟通能力
学习方法建议	● 岗位见习:了解糖尿病高危人群以及血糖筛查的用物准备 ● 自主预习:教材和在线课程资源 ● 小组探究:分工合作,完成小组任务
分组学习任务	● 根据"情境案例",采用角色扮演或小讲课形式,6~8 人一组完成任务:开展糖尿病高危人群的评估,根据不同筛查方法开展筛查 ● 录制相关视频,上传到线上学习平台
课堂形式预告	● 教师抽查 1~2 组任务视频 ● 教师点评、解析 ● 完成学生自评、小组互评和教师评价

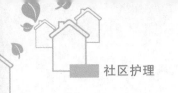

　　王女士，32 岁，肥胖体型。在美容院从事美容服务工作。孩子 6 岁，每天需要接送孩子上学。一天，孩子放学后补课，她在孩子上课时来到学校旁边的社区卫生服务中心咨询，说担心自己这么胖会得糖尿病，希望医生指导药物减肥的办法。

　　任务：

　　对王女士进行高血糖的初步筛查。

　　糖尿病是我国发病率、致残率、致死率最高的疾病之一，社区筛查有利于早发现、早诊断、早治疗。体型肥胖者是糖尿病的高危人群，进行糖尿病筛查，可及早干预，进行生活方式指导，降低糖尿病的发病率。鉴于我国的临床实际情况及特点，推荐对不同的对象实施不同的个体化筛查方法，总体上应遵循两步法：第一，在高危人群中进行初筛试验；第二，对初筛结果阳性者进行确诊试验。

　　基层医疗卫生服务机构开展高血糖的筛查服务，有利于尽早发现糖尿病的高危人群，对糖尿病防治工作的意义重大。糖尿病筛查流程见表 10-13。

表 10-13　糖尿病筛查流程

步骤	内容和方法	要点提示
1. 用物准备	身高体重仪、测量腰围的软尺、血压计、便携式血糖仪、血糖试纸、采血针、消毒剂及棉签	
2. 初筛高危人群	高危人群判断标准：具有下列任何 1 项及以上糖尿病危险因素的成年人（>18 岁），判定为糖尿病高危人群 （1）有糖尿病前期史 （2）年龄≥40 岁 （3）BMI≥24 kg/m^2 和（或）腹型（向心性、中心性）肥胖（男性腰围≥90 cm，女性腰围≥85 cm） （4）一级亲属（父母、同胞、子女）有糖尿病病史 （5）缺乏体力活动者 （6）有巨大儿分娩史或有妊娠糖尿病病史的女性 （7）有多囊卵巢综合征病史的女性 （8）有黑棘皮病者 （9）有高血压病史，或正在接受降压治疗者 （10）HDL-C<0.90 mmol/L 和（或）TG>2.22 mmol/L，或正在接受调脂治疗者 （11）有动脉粥样硬化性心血管疾病（atherosclerotic cardiovascular disease，ASCVD）史 （12）有类固醇类药物使用史 （13）长期接受抗精神病药物或抗抑郁药物治疗	● 糖尿病高危人群宜每年筛查 1 次 ● 无糖尿病危险因素者每 3 年筛查 1 次
3. 筛查结果反馈	如有以下任何一项，建议去医院进一步筛查或诊断： （1）空腹毛细血管血糖≥5.6 mmol/L （2）糖负荷后随机毛细血管血糖≥7.8 mmol/L （3）糖负荷后 2 小时毛细血管血糖≥9.7 mmol/L	根据社区服务能力选定筛查方法，如无创法、尿糖法、微创法、毛细血管血糖检测法、静脉血检测法等

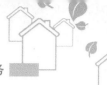

任务评价

"糖尿病筛查"任务考核评价表、学习报告单分别见表 10-14 和表 10-15。

表 10-14　"糖尿病筛查"任务考核评价表

评价内容	内容细化	分值	评分记录			备注
			学生自评	小组互评	教师评分	
工作准备 （15分）	口头汇报：简述情境和需要完成的任务等	8				
	做好个人准备：仪表、着装、头发、指甲、配饰等均符合规范	7				
完成情况 （70分）	能够说出糖尿病筛查的流程	10				
	能说出高血糖筛查临床常用的几种方法	10				
	能够说出糖尿病的高危人群	10				
	能完成糖尿病高危因素风险评估表评分	10				
	能做好血糖仪及血糖试纸等用物的安全管理工作	10				
	能够进行毛细血管血血糖筛查	10				
	能够开展预防糖尿病的健康教育工作	10				
职业素养 （15分）	思想端正，爱岗敬业	5				
	仪态端庄，善于沟通，服务热情，有耐心，细心、细致	5				
	专业知识过硬，指导尊崇科学	5				
总评		100				

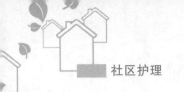

社区护理

表 10-15 "糖尿病筛查"任务学习报告单

姓名		班级		学号	
任务一		糖尿病筛查			

案例分析					

根据"情境案例",假如你是社区卫生服务中心的李护士,请回答:

1. 王女士是否为糖尿病筛查对象?理由是什么?

2. 如何向王女士介绍糖尿病高血糖筛查的意义?

3. 王女士的糖尿病高危因素风险评估表评分是多少?

学习感悟	存在问题

参加社区志愿者服务活动记录	
对教学设计、活动安排的合理化建议	

190

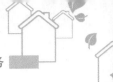

任务二　糖尿病患者随访管理

学习任务单

"糖尿病患者随访管理"学习任务单见表 10-16。

表 10-16　"糖尿病患者随访管理"学习任务单

达成学习目标	• 素质目标：具有以人为本、爱岗敬业，乐于奉献的精神；养成严谨、精益求精的工作作风 • 知识目标：能说出血压、体重、血糖的测量要求；能说出生活方式评估的内容；能讲述胰岛素注射方法 • 能力目标：能协助医生对糖尿病患者进行全面评估，开展测血压、体重、血糖工作；能开展生活方式指导、糖尿病药物管理指导；能教授胰岛素注射方法、毛细血管血血糖测量方法；能填写"糖尿病患者随访记录表"
学习方法建议	• 岗位见习：了解糖尿病患者随访服务内容及随访包用物准备 • 自主预习：教材和在线课程资源 • 小组探究：分工合作，完成小组任务
分组学习任务	• 根据"情境案例"，采用角色扮演或小讲课形式，6~8 人一组完成任务：开展糖尿病患者的随访评估，协助填写"糖尿病患者随访记录表" • 录制相关视频，上传到线上学习平台
课堂形式预告	• 分组汇报 • 教师点评、解析 • 完成学生自评、小组互评和教师评价

情境案例

张大爷，76 岁，患 2 型糖尿病 10 余年，曾住院治疗 2 次，目前已居家治疗 3 年。3 年来一直接受社区卫生服务中心慢性病管理服务。目前距上一次随访已经 3 个月，医生准备进行 1 次上门家庭访视。经电话预约后，社区卫生服务中心慢性病专干拟前往进行家庭访视。

任务：

1. 协助医生有效完成患者的随访评估及健康体检。
2. 协助医生填写患者的随访服务记录表并开展分类干预管理。

任务分析

糖尿病患者随访的主要目的是评估患者病情、及时发现病情变化和药物不良反应，进行生活方式及护理技术指导，督促患者养成自我管理的习惯，及时发现危急情况并处理。随访内容包括：随访评估、分类干预、随访指导（根据患者病情的控制情况，对患者及其家属进行有针对性的健康教育、生活方式指导、糖尿病自我管理技能指导等）及填写随访记录表。国家要求对糖尿病患者的随访（面访）一年不能少于 4 次，可以将全面健康体检与随访结合开展。社区卫生服务中心可根据糖尿病患者的身体状况灵活选择随访方式。如患者身体情况较好，可以预约患者自行前往指定地点进行随访；对于高龄、行动不便的老人，宜上门随访。面访有利于获得第一手病情资料，有利于发现和处理危急情况。面访是一种面对面的直接交流，有利于及时开展健康指导，更有利于培养、提高患者的自我管理能力。

任务实施

糖尿病患者随访管理流程见表 10-17。

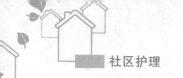

表 10-17　糖尿病患者随访管理流程

步骤	内容与方法	要点提示
1. 预约、准备	(1) 与患者本人或监护人约定随访具体时间，告知相关注意事项 (2) 准备糖尿病随访需要的血压计、软尺、体重测量仪、血糖测量仪、试纸、采血针、服务记录表、消毒用物	• 注意根据患者情况准备相应的随访必备物品，并检查物品性能 • 注意自身安全
2. 上门随访	(1) 监测生命体征，特别是血压、脉搏、体温、呼吸 (2) 测量血糖 (3) 测量腰围、体重并计算 BMI	• 如果是超重或肥胖患者，应在每次随访时测量体重并指导患者控制体重 • 正常体重人群可每年测量一次体重及体质指数
	生活方式评估：吸烟量、饮酒量、运动情况、饮食情况	• 询问患者生活方式时，对患者进行生活方式指导，与患者共同制定下次随访要达到的具体目标 • 根据患者的实际情况估算主食（米饭、面食、饼干等淀粉类食物）的总摄入量，并分配各餐量
	(1) 评估服药情况、检查药物管理情况 (2) 检查胰岛素笔使用情况	防止药物保管不善，不要备存太多药物，查看有无过期药物。如使用胰岛素笔，应当面观看并评估患者操作，指导注射方法，查看注射部位皮肤情况
	体格检查：足背动脉搏动、皮肤、感觉等	
3. 分类干预	控制满意： (1) 空腹血糖<7.0 mmol/L (2) 无药物不良反应 (3) 无新发并发症或原有并发症无加重	按期随访，3 个月随访 1 次
	控制不满意： 首次出现血糖控制不满意（空腹血糖≥7.0 mmol/L）或有药物不良反应	调整药物，2 周后随访
	控制不满意： 连续 2 次随访血糖控制不满意；连续 2 次随访药物不良反应没有改善；有新的并发症出现或原有并发症加重	建议转诊，2 周内主动随访转诊情况
	危急情况： (1) 血糖≥16.7 mmol/L 或血糖≤3.9 mmol/L (2) 收缩压≥180 mmHg 和（或）舒张压≥110 mmHg (3) 意识或行为改变，呼气有烂苹果样酮味、心悸、出汗、食欲减退、恶心、呕吐、多饮、多尿、腹痛、有深大呼吸、皮肤潮红，持续性心动过速（心率超过 100 次/分钟） (4) 体温超过 39 ℃或有其他突发异常情况，如视力突然骤降、妊娠期及哺乳期血糖高于正常值等，存在不能处理的其他疾病	紧急转诊，2 周内主动随访转诊情况
4. 填写随访服务记录	填写"2 型糖尿病患者随访记录表"（表 10-18）	

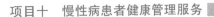

表 10-18　2 型糖尿病患者随访记录表

姓名：　　　编号□□□-□□□□□

	随访日期				
	随访方式	1 门诊 2 家庭 3 电话 □	1 门诊 2 家庭 3 电话 □	1 门诊 2 家庭 3 电话 □	1 门诊 2 家庭 3 电话 □
症状	1 无症状 2 多饮 3 多食 4 多尿 5 视力模糊 6 感染 7 手脚麻木 8 下肢浮肿 9 体重明显下降	□/□/□/□/□/□/□ 其他	□/□/□/□/□/□/□ 其他	□/□/□/□/□/□/□ 其他	□/□/□/□/□/□/□ 其他
体征	血压（mmHg）				
	体重（kg）	/	/	/	/
	体质指数（kg/m²）	/	/	/	/
	足背动脉搏动	1 触及正常　　　　□ 2 减弱（双侧 左侧 右侧） 3 消失（双侧 左侧 右侧）	1 触及正常　　　　□ 2 减弱（双侧 左侧 右侧） 3 消失（双侧 左侧 右侧）	1 触及正常　　　　□ 2 减弱（双侧 左侧 右侧） 3 消失（双侧 左侧 右侧）	1 触及正常　　　　□ 2 减弱（双侧 左侧 右侧） 3 消失（双侧 左侧 右侧）
	其他				
生活方式指导	日吸烟量	/ 支	/ 支	/ 支	/ 支
	日饮酒量	/ 两	/ 两	/ 两	/ 两
	运动	次/周　　分钟/次 次/周　　分钟/次	次/周　　分钟/次 次/周　　分钟/次	次/周　　分钟/次 次/周　　分钟/次	次/周　　分钟/次 次/周　　分钟/次
	主食（克/天）	/	/	/	/
	心理调整	1 良好 2 一般 3 差 □	1 良好 2 一般 3 差 □	1 良好 2 一般 3 差 □	1 良好 2 一般 3 差 □
	遵医行为	1 良好 2 一般 3 差 □	1 良好 2 一般 3 差 □	1 良好 2 一般 3 差 □	1 良好 2 一般 3 差 □
辅助检查	空腹血糖值	mmol/L	mmol/L	mmol/L	mmol/L
	其他检查	糖化血红蛋白＿＿＿% 检查日期：＿＿月＿＿日	糖化血红蛋白＿＿＿% 检查日期：＿＿月＿＿日	糖化血红蛋白＿＿＿% 检查日期：＿＿月＿＿日	糖化血红蛋白＿＿＿% 检查日期：＿＿月＿＿日
	服药依从性	1 规律 2 间断 3 不服药 □	1 规律 2 间断 3 不服药 □	1 规律 2 间断 3 不服药 □	1 规律 2 间断 3 不服药 □
	药物不良反应	1 无　2 有　　　　　　□	1 无　2 有　　　　　　□	1 无　2 有　　　　　　□	1 无　2 有　　　　　　□
	低血糖反应	1 无　2 偶尔　3 频繁 □	1 无　2 偶尔　3 频繁 □	1 无　2 偶尔　3 频繁 □	1 无　2 偶尔　3 频繁 □
	此次随访分类	1 控制满意 2 控制不满意 3 不良反应 4 并发症　　□	1 控制满意 2 控制不满意 3 不良反应 4 并发症　　□	1 控制满意 2 控制不满意 3 不良反应 4 并发症　　□	1 控制满意 2 控制不满意 3 不良反应 4 并发症　　□
用药情况	药物名称 1				
	用法用量	每日　次　|　每次	每日　次　|　每次	每日　次　|　每次	每日　次　|　每次
	药物名称 2				
	用法用量	每日　次　|　每次	每日　次　|　每次	每日　次　|　每次	每日　次　|　每次
	药物名称 3				
	用法用量	每日　次　|　每次	每日　次　|　每次	每日　次　|　每次	每日　次　|　每次
	胰岛素	种类： 用法和用量：	种类： 用法和用量：	种类： 用法和用量：	种类： 用法和用量：
转诊	原　因				
	机构及科别				
	下次随访日期				
	随访医生签名				

填表说明:

1. 本表由医生为 2 型糖尿病患者开展随访服务时填写。每年进行健康体检时填写健康体检表。若失访,在随访日期处写明失访原因;若死亡,写明死亡日期和死亡原因。

2. 体征:体质指数(BMI)= 体重(kg)/身高的平方(m²)。体重和体质指数斜线前填写目前情况,斜线后填写下次随访时应调整到的目标值。如果是超重或肥胖的患者,要求每次随访时测量体重并指导患者控制体重;正常体重人群可每年测量一次体重并计算体质指数。如有其他阳性体征,请填写在"其他"一栏。

3. 生活方式指导:询问患者生活方式并对患者进行生活方式指导,与患者共同制定下次随访目标。

日吸烟量:斜线前填写目前吸烟量,不吸烟填"0",吸烟者写出每天的吸烟量"××支";斜线后填写吸烟者下次随访目标吸烟量"××支"。

日饮酒量:斜线前填写目前饮酒量,不饮酒填"0",饮酒者写出每天的饮酒量相当于白酒"××两";斜线后填写饮酒者下次随访目标饮酒量相当于白酒"××两"。(啤酒量/10=白酒量,红酒量/4=白酒量,黄酒量/5=白酒量)

运动:填写每周几次,每次多少分钟,即"××次/周,××分钟/次"。横线上填写目前情况,横线下填写下次随访时应达到的目标。

主食:根据患者的实际情况估算主食(米饭、面食、饼干等淀粉类食物)的摄入量,为每天各餐的合计量。

心理调整:根据医生印象选择对应的选项。

遵医行为:指患者是否遵照医生的指导去改善生活方式。

4. 辅助检查:为患者进行空腹血糖检查,记录检查结果。若患者在上次随访到此次随访期间到医疗机构进行过糖化血红蛋白(控制目标为7%,随着年龄的增长标准可适当放宽)或其他辅助检查,应如实记录。

5. 服药依从性:"规律"为按医嘱服药;"间断"为未按医嘱服药,频次或数量不足;"不服药"即为医生开了处方,但患者未使用此药。

6. 药物不良反应:如果患者服用的降血糖药物有明显的药物不良反应,则具体描述哪种药物、何种不良反应。

7. 低血糖反应:根据上次随访到此次随访期间患者出现的低血糖反应情况。

8. 此次随访分类:根据此次随访时的分类结果,由责任医生在 4 种分类结果中选择一项,在"□"中填上相应的数字。"控制满意"是指血糖控制满意,无其他异常;"控制不满意"是指血糖控制不满意,无其他异常;"不良反应"是指存在药物不良反应;"并发症"是指出现新的并发症或并发症出现异常。如果患者同时并存几种情况,填写最严重的一种情况,同时结合上次随访情况确定患者下次随访时间,并告知患者。

9. 用药情况:根据患者整体情况,为患者开具处方,并填写在表格中,写明用法、用量。同时记录其他医疗卫生机构为其开具的处方药。

10. 转诊:如果转诊,要写明转诊的医疗机构及科室类别,如"××市人民医院内分泌科",并在原因一栏写明转诊原因。

11. 下次随访日期:根据患者此次随访分类,确定下次随访日期,并告知患者。

12. 随访医生签名:随访完毕,核查无误后随访医生签署姓名。

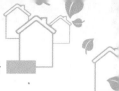

任务评价

"糖尿病患者随访管理"任务考核评价表、学习报告单分别见表10-19和表10-20。

表10-19　"糖尿病患者随访管理"任务考核评价表

评价内容	内容细化	分值	评分记录			备注
			学生自评	小组互评	教师评分	
工作准备 (15分)	口头汇报：简述情境和需要完成的任务等	8				
	做好个人准备：仪表、着装、头发、指甲、配饰等均符合规范	7				
完成情况 (70分)	能说出社区糖尿病患者随访管理的流程	10				
	掌握糖尿病患者随访管理要求和考核标准	10				
	熟练掌握糖尿病患者家庭访视工作要求和流程	10				
	掌握毛细血管血血糖检测技术和健康体检技术	10				
	能够规范填写糖尿病患者随访记录表	10				
	能够与糖尿病患者有效沟通，开展健康教育，评估其自我管理能力	10				
	能够协助医生根据糖尿病患者随访情况完成分类干预，开展持续管理工作	10				
职业素养 (15分)	具有高水平的服务技能	5				
	具有较强的责任心，法规意识强	5				
	沟通能力较好，服从意识强，团队协作能力高	5				
总评		100				

糖尿病患者足部护理宣教实录

血糖监测宣教实录

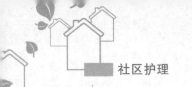

表 10-20 "糖尿病患者随访管理"任务学习报告单

姓名		班级		学号	
任务二		糖尿病患者随访管理			

案例分析					

根据"情境案例",假如你是社区卫生服务中心的李护士,请回答:
　　1. 张大爷的随访应该采用什么样的方式?理由是什么?

　　2. 如何向张大爷介绍糖尿病自我管理的意义?

　　3. 张大爷在随访中出现哪些情况需要改变分类干预方式?分别如何进行干预?

学习感悟	存在问题

参加社区志愿者服务活动记录	
对教学设计、活动安排的合理化建议	

196

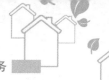

"糖尿病患者健康管理服务"项目学习索引及学生自测笔记见表10-21。

表10-21　"糖尿病患者健康管理服务"项目学习索引及学生自测笔记

姓名		班级		学号	
服务对象					
服务内容及工作流程	糖尿病高危人群筛查				
	糖尿病确诊患者随访评估				
	糖尿病患者的分类干预				
	糖尿病患者的健康体检				
服务要求					
工作指标					

国家糖尿病标准化
防控中心介绍

榜样力量：陈海花

学而思

项目十一　严重精神障碍患者健康管理服务

精神障碍是一类具有诊断意义的精神方面的问题，特征为认知、情绪、行为等方面的改变，可伴有痛苦体验和（或）功能损害。严重精神障碍是指精神疾病症状严重，导致患者社会适应等功能严重受损、对自身健康状况或者客观现实不能完整认识，或者不能处理自身事务的精神障碍。

严重精神障碍患者在急性期治疗后，如缺乏长期系统、规范、有效的管理和治疗，可导致病情反复发作，不仅会严重危害患者健康，而且会给家庭和社会带来极大负担。为实现患者早发现、早治疗、早康复的目标，2004 年原卫生部和财政部启动中央补助地方严重精神障碍管理治疗项目（简称"686 项目"），旨在建立医院社区一体化的精神卫生服务模式，提高患者服务的可及性。2009 年，国家将严重精神障碍患者随访管理纳入基本公共卫生服务项目，并在全国开展。2011 年，国家卫生健康委疾控局委托中国疾控中心精神卫生中心（国家精神卫生项目办）建成国家严重精神障碍信息系统，为政府和相关部门制定精神卫生政策及开展下一步精神卫生防治工作提供循证依据。2012 年，第十一届全国人民代表大会常务委员会第二十九次会议通过《中华人民共和国精神卫生法》。2016 年，由国家卫生计生委牵头的 22 部委制定《关于加强心理健康服务指导意见》。2018 年，国家卫生健康委员会印发《严重精神障碍管理治疗工作规范（2018 年版）》。近年来，地方各级政府加强投入，拨专款扩建了精神科医院，设立心理（精神）卫生中心，规定在三甲综合医院中增设精神心理门诊，优先解决精神障碍患者就医报销难题，政府还加强了精神障碍的社区防治，对肇事肇祸患者进行规范化管理，保障了社会稳定，有利于社会经济的发展。截至 2021 年年底，全国登记在册的严重精神障碍患者有 660 万人，在册患者的规范管理率达到 92%。

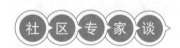

《中华人民共和国精神卫生法（2022）》

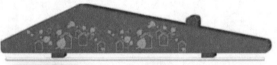

姓　　名：佘钰莹

工作单位：长沙市岳麓区西湖街道
　　　　　社区卫生服务中心

岗　　位：严重精神障碍健康管理专干

访谈视频

198

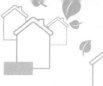

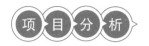

一、岗位描述

1. 工作岗位　严重精神障碍健康管理专干。

2. 主要职责　①承担严重精神障碍患者信息收集与报告工作，开展严重精神障碍患者线索调查并登记、上报区级精神卫生防治技术管理机构（简称精防机构）；登记已确诊的严重精神障碍患者并建立健康档案。②在精神卫生医疗机构指导下，定期随访患者，指导患者服药，向患者家庭成员提供护理和康复指导。实行社区精神障碍患者信息化管理，做好各项统计报表，按时上报。③尊重患者的人格和权利，为患者保守医密，实行保护性医疗，不泄露患者隐私。④协助精神卫生医疗机构开展严重精神障碍患者应急医疗处置。⑤向精神卫生医疗机构转诊病情不稳定患者。⑥联合街道、社区加强严重精神障碍患者的各项监护措施，防止肇事肇祸事件的发生。⑦加强精神卫生的宣传工作，做好重点人群精神卫生健康教育，面向社区居民普及精神卫生知识。

二、服务对象

服务对象为辖区内常住居民中诊断明确、在家居住的严重精神障碍患者。严重精神障碍主要包括六大类，分别是精神分裂症、双相（情感）障碍、分裂情感性障碍、偏执性精神病、癫痫所致精神障碍、精神发育迟滞伴发精神障碍。其中，以精神分裂症最为常见。另外，除上述 6 种疾病外，符合《中华人民共和国精神卫生法》第三十条第二项情形（已经发生危害他人安全的行为，或者有危害他人安全的危险的）并经诊断、病情评估为严重精神障碍的患者也纳入服务范畴。

三、服务内容

严重精神障碍患者健康管理服务内容包括患者信息管理、随访评估、分类干预、健康体检等。

四、服务要求

（1）配备接受过严重精神障碍管理培训的专（兼）职人员，开展本规范规定的健康管理工作。

（2）与相关部门加强联系，及时为辖区内新发现的严重精神障碍患者建立健康档案并根据情况及时更新。

（3）随访包括预约患者到门诊就诊、电话追踪和家庭访视等方式。

（4）加强宣传，鼓励和帮助患者进行社会功能康复训练，指导患者参与社会活动，接受职业训练。

五、常用工作指标

严重精神障碍患者规范管理率＝年内辖区内按照规范要求进行管理的严重精神障碍患者人数/年内辖区内登记在册的确诊严重精神障碍患者人数×100%。

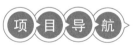

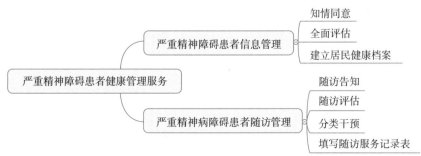

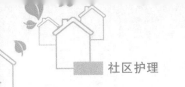

任务一　严重精神障碍患者信息管理

学习任务单

"严重精神障碍患者信息管理"学习任务单见表11-1。

表 11-1　"严重精神障碍患者信息管理"学习任务单

达成学习目标	• 素质目标：具有人文关怀精神，以及严谨求实的工作态度 • 知识目标：描述严重精神障碍患者信息管理的内容和方法 • 能力目标：具有良好的人际沟通能力，能团队合作做好严重精神障碍患者的全面评估，能正确填写严重精神障碍患者个人信息补充表
学习方法建议	• 岗位见习：了解严重精神障碍患者信息管理的内容 • 自主预习：教材和在线课程资源 • 小组探究：分工合作，完成小组任务
分组学习任务	• 根据"情境案例"，采用角色扮演或小讲课形式，4人一组完成任务：对严重精神障碍患者进行全面评估，填写"严重精神障碍患者个人信息补充表" • 录制相关视频，上传到线上学习平台
课堂形式预告	• 教师抽查1~2组任务视频 • 教师点评 • 完成学生自评、小组互评和教师评价

情境案例

李先生，30岁，1个月前因"自言自语、疑人议论、疑人害己"在精神病院住院治疗，诊断为"精神分裂症"，症状控制后出院，现居家。

任务：

1. 对该患者进行全面评估。
2. 填写"严重精神障碍患者个人信息补充表"。

任务分析

在将严重精神障碍患者纳入健康管理服务时，需由家属或原来进行治疗的专业医疗机构提供疾病诊断的相关信息，同时为患者进行一次全面评估，为其建立一般居民健康档案，填写严重精神障碍患者个人信息补充表，10个工作日内录入信息系统。

全面评估内容包括：检查有无危重情况发生、对患者进行危险性评估（表11-2）、检查患者精神症状、检查患者躯体情况、评估患者社会功能状况、相关实验室检查。

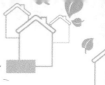

表 11-2　严重精神障碍患者危险性评估

危险性等级	表现	简单记忆
0 级	无符合以下 1~5 级中的任何行为	• 0 级无，1 级骂，2 级 3 级有打砸；2 级家内摔东西，别人劝说能听话；3 级折腾出了家，劝说就是不听话；4 级毁物还伤人，甚至自伤和自杀；5 级手中有凶器，想要制止靠警察 • 一骂二摔三家外，四、五级邀警察来
1 级	口头威胁，喊叫，但没有打砸行为	
2 级	打砸行为，局限在家里，针对财物，能被劝说制止	
3 级	明显打砸行为，不分场合，针对财物，不能接受劝说而停止	
4 级	持续的打砸行为，不分场合，针对财物或人，不能接受劝说而停止（包括自伤、自杀）	
5 级	持械针对人的任何暴力行为，或者纵火、爆炸等行为，无论在家里还是公共场合	

　　精神症状主要有阳性症状、阴性症状和自知力障碍三种。①阳性症状：指正常心理功能的偏移，如幻觉、荒谬的妄想、歪曲的思维、不恰当的情感及行为紊乱等，多见于精神分裂症急性期，抗精神病药物往往有较好的效果。②阴性症状：指正常心理功能的缺失，如思维贫乏、情感淡漠、意志缺乏等，患者往往有认知功能障碍及大脑病理结构异常，易致衰退，药物效果不太理想。③自知力障碍：自知力又称领悟力或内省力，是指患者对自己精神疾病的认识和判断能力。自知力完全：患者精神症状消失，真正认识到自己有病，能透彻认识到哪些是病态表现，并认为需要治疗。自知力不完全：患者承认自己有病，但缺乏正确认识和分析自己病态表现的能力。自知力缺失：患者否认自己有病。

任务实施

　　严重精神障碍患者信息管理流程见表 11-3。

表 11-3　严重精神障碍患者信息管理流程

步骤	内容与方法	要点提示
1. 知情同意	（1）向患者本人及其监护人宣传参与严重精神障碍管理治疗服务的益处，讲解服务内容、患者及家属的权益和义务等 （2）征求患者本人和（或）其监护人意见并签署参加严重精神障碍管理治疗服务知情同意书	对于不同意参加社区服务管理的患者，应当报告关爱帮扶小组给予重点关注并记录，关爱帮扶小组应当对患者信息予以保密
2. 全面评估	（1）检查有无危重情况发生	判断病情稳定性的依据
	（2）对患者进行危险性评估	判断危险性级别
	（3）检查患者精神症状	判断病情稳定性的依据
	（4）检查患者躯体情况	判断病情稳定性的依据
	（5）评估患者社会功能状况	判断病情的依据
	（6）相关实验室检查	判断躯体情况的依据
3. 建立居民健康档案	填写"严重精神障碍患者个人信息补充表"（表 11-4）	重点内容：初次发病时间、既往主要症状、既往治疗情况、目前诊断情况、最近一次治疗效果、危险行为、既往关锁情况等

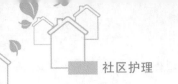

严重精神障碍患者个人信息补充表见表11-4。

表11-4 严重精神障碍患者个人信息补充表

姓名：　　　　　　　　　　　　　　　　　　　　　　　　　　　编号□□□-□□□□□

监护人姓名		与患者关系	
监护人住址		监护人电话	
辖区村（居）委会联系人、电话			
户别	1 城镇　2 农村		□
就业情况	1 在岗工人　2 在岗管理者　3 农民　4 下岗或无业　5 在校学生　6 退休　7 专业技术人员　8 其他　9 不详		□
知情同意	1 同意参加管理　0 不同意参加管理 签字＿＿＿＿＿＿＿ 签字时间＿＿＿年＿＿月＿＿日		□
初次发病时间	＿＿＿年＿＿月＿＿日		
既往主要症状	1 幻觉　2 交流困难　3 猜疑　4 喜怒无常　5 行为怪异　6 兴奋话多　7 伤人毁物　8 悲观厌世　9 无故外走 10 自语自笑　11 孤僻懒散　12 其他＿＿＿＿＿＿ <div align="right">□/□/□/□/□/□/□/□/□/□/□/□</div>		
既往关锁情况	1 无关锁　2 关锁　3 关锁已解除		□
既往治疗情况	门诊	1 未治　2 间断门诊治疗　3 连续门诊治疗 首次抗精神病药治疗时间＿＿＿年＿＿＿月＿＿＿日	□
	住院	曾住精神专科医院/综合医院精神专科＿＿＿次	
目前诊断情况	诊断＿＿＿＿＿确诊医院＿＿＿＿＿确诊日期＿＿＿年＿＿月＿＿日		
最近一次治疗效果	1 临床痊愈　2 好转　3 无变化　4 加重		□
危险行为	1 轻度滋事＿＿次　2 肇事＿＿次　3 肇祸＿＿次　4 其他危害行为＿＿次　5 自伤＿＿次　6 自杀未遂＿＿次 7 无<div align="right">□/□/□/□/□/□/□</div>		
经济状况	1 贫困，在当地贫困线标准以下　2 非贫困		□
专科医生的意见 （如果有请记录）			
填表日期	＿＿＿年＿＿月＿＿日	医生签字	

注：①既往关锁情况：关锁是指出于非医疗目的，使用某种工具（如绳索、铁链、铁笼等）限制患者的行动自由。②最近一次治疗效果：临床痊愈是指精神症状消失，自知力恢复。③危险行为：患者从第一次发病到填写此表之时的情况，若未发生过，填写"0"，若发生过，填写相应的次数。轻度滋事是指公安机关出警但仅作一般教育等处理的案情，例如患者打骂他人或者扰乱秩序，但没有造成生命财产损害的。肇事是指患者的行为触犯了我国《中华人民共和国治安管理处罚法》但未触犯《中华人民共和国刑法》，例如患者有行凶伤人毁物等，但未导致被害人轻、重伤的。肇祸是指患者的行为触犯了《中华人民共和国刑法》，属于犯罪行为的。其他危害行为是指不属于上述三种情况但针对他人的危害行为，由医生判断。自伤是指伤害自己的行为。自杀未遂是指想结束自己生命但未成功。

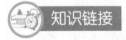 知识链接

疑似严重精神障碍患者的社区筛查

基层医疗卫生机构人员配合政法、公安等部门，每季度与村（居）民委员会联系，了解辖区常住人口中重点人群的情况，参考精神行为异常识别清单，开展疑似严重精神障碍患者筛查。

精神行为异常识别清单包括：①曾在精神科住院治疗；②因精神异常而被家人关锁；③无故冲动、伤人、毁物，或无故离家出走；④行为举止古怪，在公共场合蓬头垢面或赤身露体；⑤经常无故自语自笑，或说一些不合常理的话；⑥变得疑心大，认为周围人都针对他或者迫害他；⑦变得过分兴奋话多（说个不停）、活动多、爱惹事、到处乱跑等；⑧变得冷漠、孤僻、懒散，无法正常学习、工作和生

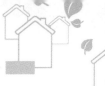

活；⑨有过自杀行为或企图。

对于符合上述清单中一项及以上症状的，应当进一步了解该人的姓名、住址等信息，填写精神行为异常线索调查复核登记表，将发现的疑似患者报县级精防机构，并建议其至精神卫生医疗机构进行诊断。

任务评价

"严重精神障碍患者信息管理"任务考核评价表、任务学习报告单分别见表 11-5 和表 11-6。

表 11-5　"严重精神障碍患者信息管理"任务考核评价表

评价内容	内容细化	分值	评分记录			备注
			学生自评	小组互评	教师评价	
工作准备 （15 分）	口头汇报：简述情境和需要完成的任务等	8				
	做好个人准备：仪表、着装、头发、指甲、配饰等均符合规范	7				
完成情况 （70 分）	能说出严重精神障碍患者健康管理服务的岗位职责	10				
	能说出严重精神障碍患者健康管理服务的对象	5				
	能说出严重精神障碍患者全面评估的内容和方法	10				
	能说出"严重精神障碍患者个人信息补充表"的内容	5				
	能对严重精神障碍患者进行全面评估	25				
	能正确填写"严重精神障碍患者个人信息补充表"	15				
职业素养 （15 分）	保护患者隐私，尊重患者	5				
	善于沟通，服务热情、耐心、细心、细致	5				
	专业知识过硬，指导尊崇科学	5				
总评		100				

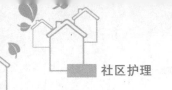

社区护理

表 11-6 "严重精神障碍患者信息管理"任务学习报告单

姓名		班级		学号	
任务一		严重精神障碍患者信息管理			

案例分析

根据"情境案例",假如你是社区卫生服务中心的刘护士,请回答:

　　1. 如何对李先生进行全面评估?

　　2. 如何判断李先生危险性等级?

　　3. 如何解释轻度滋事、肇事、肇祸的概念?

学习感悟	存在问题

参加社区志愿者服务活动记录	
对教学设计、活动安排的合理化建议	

204

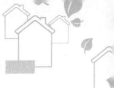

任务二 严重精神障碍患者随访管理

学习任务单

"严重精神障碍患者随访管理"学习任务单见表11-7。

表11-7 "严重精神障碍患者随访管理"学习任务单

达成学习目标	• 素质目标：具有组织协调能力、应急处理能力，以及团队协作精神、人文关怀精神 • 知识目标：描述严重精神障碍患者随访管理的内容和方法 • 能力目标：具有良好的人际沟通能力，能团队合作做好严重精神障碍患者的随访评估、分类干预、随访指导，能正确填写"严重精神障碍患者随访服务记录表"
学习方法建议	• 岗位见习：了解严重精神障碍患者随访管理的内容 • 自主预习：教材和在线课程资源 • 小组探究：分工合作，完成小组任务
分组学习任务	• 根据"情境案例"，采用角色扮演或小讲课形式，4人一组完成任务：对严重精神障碍患者进行随访评估、分类干预、随访指导，填写"严重精神障碍患者随访服务记录表" • 录制相关视频，上传到线上学习平台
课堂形式预告	• 教师抽查1~2组任务视频 • 教师点评、解析 • 完成学生自评、小组互评和教师评价

情境案例

李先生，30岁，精神分裂症患者，现居家治疗，距上一次随访已经2个月。家人打电话诉患者因害怕药物副作用私自停药，最近1周出现失眠、情绪不稳定，今天患者怀疑邻居在饮用水里下毒害他，持刀砍向邻居，被家人拉开，但患者依然愤愤不平，扬言要伺机报复。社区医护人员拟前往进行家庭访视。

任务：

1. 对该患者实施随访工作。
2. 填写"严重精神障碍患者随访服务记录表"。

任务分析

随访的主要目的是提供精神卫生、用药和家庭护理等方面的信息，督导患者服药，防止复发，及时发现疾病复发或加重的征兆，给予相应处置或转诊，并进行紧急处理。

随访内容包括随访评估、分类干预（表11-8）、随访指导（根据患者病情的控制情况，对患者及其家属进行有针对性的健康教育和生活技能训练等方面的康复指导，为家属提供心理支持和帮助）、随访记录（10个工作日内录入信息系统）等。

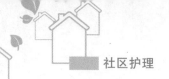

社区护理

表 11-8　随访分类与干预

随访分类	判断标准	干预措施
不稳定	危险性 3~5 级，或精神症状明显、自知力缺乏、有严重药物不良反应或严重躯体疾病，即各项均较差	• 对症处理后立即转诊至精神卫生医疗机构接受治疗，必要时请当地公安机关和关爱帮扶小组予以协助 • 住院治疗者 2 周内随访；对于未能住院或转诊的患者，联系精神科医师进行应急医疗处置，并在村（居）民委员会成员、民警的共同协助下，至少每 2 周随访 1 次 • 如患者既往有暴力史、曾滥用酒精（药物）、有被害妄想、威胁过他人、表达过伤害他人的想法、有反社会行为、情绪明显不稳定或处在重大压力之下等，应当在村（居）民委员会成员、民警的共同协助下，开展联合随访，并增加随访频次
基本稳定	危险性 1~2 级，或精神症状、自知力、社会功能状况至少有一方面较差	• 了解患者是否按医嘱规律服药，有无停药、断药现象 • 判断是病情波动或药物疗效不佳，还是伴有药物不良反应或躯体症状恶化，应当联系精神科医师，在其指导下分别采取在规定剂量范围内调整现用药物剂量和查找原因对症治疗等措施，2 周时随访，若处理后病情趋于稳定，可维持目前治疗方案，3 个月时随访 • 仍未达到稳定者，应请精神科医师进行技术指导，1 个月时随访
稳定	危险性 0 级，且精神症状基本消失，自知力基本恢复，社会功能处于一般或良好，无严重药物不良反应，躯体疾病稳定，无其他异常	继续执行精神卫生医疗机构制定的治疗方案，3 个月时随访

随访形式包括面访（预约患者到门诊就诊、家庭访视等）和电话随访；原则上要求当面随访患者本人；对首次随访和出院患者，应当在获取知情同意或获得医院转介信息后的 10 个工作日内进行面访；电话随访时，如发现患者病情有波动要尽早面访，并请精神科医师给予技术指导。对于纳入健康管理的严重精神障碍患者，每年至少随访 4 次，每半年至少面访 1 次。随访要在安全地点进行，注意保护自身安全，同时注意随访时的方式方法，保护患者及其家庭的隐私。

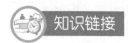

严重精神障碍患者的用药指导

常用抗精神病药物和心境稳定剂种类：第一代抗精神病药物包括氯丙嗪、奋乃静、氟哌啶醇、舒必利、五氟利多、氟哌啶醇癸酸酯注射液、棕榈酸哌普噻嗪注射液、氟奋乃静癸酸酯注射液、氟哌噻吨癸酸酯注射液等；第二代抗精神病药物包括氯氮平、利培酮、奥氮平、喹硫平、齐拉西酮、阿立哌唑、氨磺必利、帕利哌酮、注射用利培酮微球和棕榈酸帕利哌酮注射液等；心境稳定剂包括碳酸锂、抗抽搐类药物（如丙戊酸盐、卡马西平、托吡酯、拉莫三嗪等）和具有心境稳定作用的抗精神病药物（如氯氮平、利培酮、奥氮平、喹硫平等）。

绝大多数严重精神障碍患者需要长期维持药物治疗，药物治疗是最有效的复发预防措施，一般认为第一次发病需要维持服药 1~2 年，第二次发病需要维持服药 5 年，复发两次以后需要终身维持服药。

常见不良反应：急性期治疗时常见过度镇静、体位性低血压、胃肠道反应、流涎、锥体外系不良反应、泌乳、月经不调、抗胆碱能反应等；巩固期和维持期治疗时常见体重增加及糖脂代谢异常，心血管系统不良反应和肝功能异常等。处理措施：根据情况对症治疗，必要时减药、停药或换药。

严重不良反应：恶性综合征、癫痫发作、血液系统改变、剥脱性皮炎、严重心电图改变、5-羟色胺综合征、药物过量中毒等。处理措施：一旦发现必须及时转诊和处理。为预防严重不良反应发生，应当定期进行详细的体格检查及血常规、血糖、肝功能和心电图检查，必要时可增加其他相关检查，并注意药物间的相互作用。

206

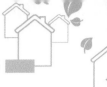

任务实施

严重精神障碍患者随访服务流程见表11-9。对失访患者，精防人员应当立即书面报告政法、公安等综合管理小组协助查找，同时报告上级精防机构，并在"严重精神障碍患者随访服务记录表"中记录上报。在得知危险性评估3级以上和病情不稳定患者离开属地时，精防人员应当立刻通知公安机关并报告上级精防机构。

表 11-9　严重精神障碍患者随访服务流程

步骤	内容与方法	要点提示
1. 随访告知	充分告知患者本人及其监护人关于严重精神障碍管理治疗服务的内容、权益和义务等	
2. 随访评估	（1）危险性评估：评估上次随访到此次随访期间患者的情况	危险性为3~5级者需转诊
	（2）精神状况：精神症状、自知力	• 精神症状明显、自知力缺失者需转诊到上级医院 • 指导复发识别：患者病情平稳后又出现失眠、食欲减退、烦躁不安、敏感多疑、遇小事易发脾气、不愿与人沟通、不愿按时服药等情况，或近期有重大应激事件导致患者难以应对等为复发征兆
	（3）睡眠情况：良好/一般/较差	睡眠较差可能为病情复发的表现
	（4）饮食情况：良好/一般/较差	躯体疾病、精神症状、药物不良反应可影响饮食情况
	（5）社会功能：个人生活料理、家务劳动、生产劳动及工作、学习能力、社会人际交往	• 病情严重者社会功能差 • 指导患者社会功能康复训练
	（6）危险行为：轻度滋事、肇事、肇祸、其他危害行为、自伤、自杀未遂	对有伤害自身、危害他人安全的行为或危险者需应急处置
	（7）关锁情况：无关锁/关锁/关锁已解除	
	（8）住院情况：从未住院/目前正在住院/既往住院，现未住院	
	（9）躯体情况：有无严重躯体疾病，询问实验室检查情况	严重躯体疾病患者需转诊
	（10）用药情况：用药种类和用法、依从性、药物不良反应	• 有严重药物不良反应者需转诊 • 开展药物治疗重要性和复发严重性教育，帮助患者及其监护人熟悉所服的药物名称、剂量，了解药物不良反应及向医师求助的方法 • 开展服药训练，逐步提高患者服药依从性，能按时复诊和取药，坚持按医嘱服药
	（11）康复措施：生活劳动能力/职业/学习能力/社会交往/其他训练	• 生活劳动能力训练：通过模拟训练与日常实践相结合的方式进行，鼓励患者照顾好自己的生活起居、个人卫生，承担家庭责任，如帮助采购、做饭 • 职业训练：鼓励患者参加就业技术培训，在病情稳定的情况下鼓励患者寻找就业资源 • 学习能力训练：先恢复看课外读物、多做家庭朗读、阅读分享，逐渐恢复课程复习、学习新知识 • 社会交往训练：通过角色扮演等模拟训练的方式，训练主动问候、聊天、接打电话、遵守约会时间、合理安排闲暇时间、处理生活矛盾、面试等能力

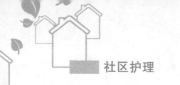

步骤	内容与方法	要点提示
3. 分类干预	（1）本次随访分类：不稳定/基本稳定/稳定	• 分类从两个维度进行，即危险性评估分级为一个维度；社会功能状况评估、精神症状评估、自知力判断，以及患者是否存在药物不良反应或躯体疾病情况为另一个维度
	（2）分类干预：根据病情分类进行干预	
4. 填写随访服务记录表	填写"严重精神障碍患者随访服务记录表"（表11-10）	

表 11-10　严重精神障碍患者随访服务记录表

姓名：　　　　　　　　　　　　　　　　　　　　　　　　　　　　　　编号□□□-□□□□□

随访日期	___年___月___日	
本次随访方式	1 门诊　2 家庭访视　3 电话	□
若失访，原因	1 外出打工　2 迁居他处　3 走失　4 连续 3 次未到访　5 其他_____	□
如死亡，日期和原因	死亡日期	___年___月___日	
	死亡原因	1 躯体疾病 ①传染病和寄生虫病②肿瘤③心脏病④脑血管病⑤呼吸系统疾病⑥消化系统疾病⑦其他疾病⑧不详 □ 2 自杀　3 他杀　4 意外　5 精神疾病相关并发症　6 其他_____ □
危险性评估	0（0级）1（1级）2（2级）3（3级）4（4级）5（5级）	□
目前症状	1 幻觉　2 交流困难　3 猜疑　4 喜怒无常　5 行为怪异　6 兴奋话多　7 伤人毁物　8 悲观厌世　9 无故外走 10 自语自笑　11 孤僻懒散　12 其他_____ □/□/□/□/□/□/□/□/□/□	
自知力	1 自知力完全　2 自知力不全　3 自知力缺失	□
睡眠情况	1 良好　2 一般　3 较差	□
饮食情况	1 良好　2 一般　3 较差	□
社会功能情况	个人生活料理	1 良好　2 一般　3 较差	□
	家务劳动	1 良好　2 一般　3 较差	□
	生产劳动及工作	1 良好　2 一般　3 较差　9 此项不适用	□
	学习能力	1 良好　2 一般　3 较差	□
	社会人际交往	1 良好　2 一般　3 较差	□
危险行为	1 轻度滋事___次　2 肇事___次　3 肇祸___次　4 其他危害行为___次　5 自伤___次　6 自杀未遂___次 7 无 □/□/□/□/□/□	
两次随访期间关锁情况	1 无关锁　2 关锁　3 关锁已解除	□
两次随访期间住院情况	0 从未住院　1 目前正在住院　2 既往住院，现未住院 末次出院时间_____年___月___日	□
实验室检查	1 无　2 有_____	□
用药依从性	1 按医嘱规律用药　2 间断用药　3 不用药　4 医嘱勿需用药	□
药物不良反应	1 无　2 有_____　9 此项不适用	□
治疗效果	1 痊愈　2 好转　3 无变化　4 加重　9 此项不适用	□

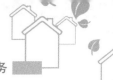

是否转诊	1 否　2 是 转诊原因：_____ 转诊至机构及科室：_____		□
用药情况	药物 1：	用法：每日（月）____次	每次剂量____mg
	药物 2：	用法：每日（月）____次	每次剂量____mg
	药物 3：	用法：每日（月）____次	每次剂量____mg
康复措施	1 生活劳动能力　2 职业训练　3 学习能力　4 社会交往　5 其他_____		□/□/□/□/□
本次随访分类	1 不稳定　2 基本稳定　3 稳定		□
下次随访日期	____年____月____日	随访医生签名	

注：①目前症状：填写从上次随访到本次随访期间发生的情况。②社会功能情况：在生产劳动及工作的选项中，"此项不适用"指儿童、青少年或老年人等特殊人群，不需要生产劳动及工作者。③实验室检查：记录从上次随访到此次随访期间的实验室检查结果，包括在上级医院或其他医院的检查；如有检查，在"有"后横线处记录检查结果。④用药依从性："规律"为按医嘱用药；"间断"为未按医嘱用药，用药频次或数量不足；"不用药"即为医生开了处方，但患者未使用此药；"医嘱勿需用药"为医生认为不需要用药。⑤药物不良反应："此项不适用"指患者未用药。如果患者服用的药物有明显的药物不良反应，应具体描述哪种药物，以及何种不良反应。⑥治疗效果："此项不适用"指患者并无治疗。⑦康复措施：根据患者此次随访的情况，给出应采取的康复措施，可以多选。

任务评价

"严重精神障碍患者随访管理"任务考核评价表、任务学习报告单分别见表 11-11 和表 11-12。

表 11-11　"严重精神障碍患者随访管理"任务考核评价表

评价内容	内容细化	分值	评分记录			备注
			学生自评	小组互评	教师评价	
工作准备 （15 分）	口头汇报：简述情境和需要完成的任务等	8				
	做好个人准备：仪表、着装、头发、指甲、配饰等均符合规范	7				
完成情况 （70 分）	能说出严重精神障碍患者随访管理的内容	5				
	能说出严重精神障碍患者随访评估的内容和方法	15				
	能说出严重精神障碍患者分类干预的方法	10				
	能说出严重精神障碍患者随访指导的内容	5				
	能对严重精神障碍患者进行随访评估	10				
	能对严重精神障碍患者进行分类干预	10				
	能对严重精神障碍患者进行随访指导	10				
	能正确填写"严重精神障碍患者随访服务记录表"	5				
职业素养 （15 分）	思想端正，爱岗敬业	5				
	仪态端庄，善于沟通，服务热情、细心、细致、有耐心	5				
	专业知识过硬，指导尊崇科学	5				
总评		100				

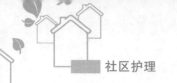

表 11-12 "严重精神障碍患者随访管理"任务学习报告单

姓名		班级		学号	
任务二		严重精神障碍患者随访管理			
案例分析					

根据"情境案例",假如你是社区卫生服务中心的刘护士,请回答:

    1. 如何判断李先生病情的稳定性?

    2. 如何对李先生进行干预?

    3. 如何对李先生家属进行随访指导?

学习感悟	存在问题

参加社区志愿者服务活动记录	
对教学设计、活动安排的合理化建议	

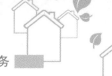

项目十一　严重精神障碍患者健康管理服务

"严重精神障碍患者健康管理服务"项目学习索引及学生自测笔记见表11-13。

表 11-13　"严重精神障碍患者健康管理服务"项目学习索引及学生自测笔记

姓名		班级		学号	
服务对象					
服务内容及工作流程	信息管理				
	随访评估				
	分类干预				
	健康体检				
服务要求					
工作指标					

精神疾患健康
管理服务流程

榜样力量：蔡红霞

学而思

211

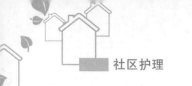

项目十二　肺结核患者健康管理服务

　　肺结核是一种古老的传染病，曾被称为"白色瘟疫"和"死亡之首"，时至今日依然是威胁人类健康的主要传染病之一。世界卫生组织（WHO）2019 年公布的全球死因数据表明：结核病是单一传染源的头号死亡原因，也是全球第十三大死因。目前，结核病是全球关注的重大公共卫生问题之一。

　　过去 30 年，我国在肺结核防控上取得了发病率和死亡率双下降的成就，治疗覆盖面及成功率都达到了国际领先水平。但根据 WHO 与中国疾控中心结核病预防控制中心的专家组共同测算分析：我国 2022 年新发结核病患者数为 74.8 万（2021 年为 78.0 万），结核发病率为 52/10 万（2021 年为 55/10 万），肺结核仍然是威胁我国居民健康的重要传染病。为进一步提高肺结核患者的发现率，加强对肺结核患者的治疗过程实施严格管理是保证患者规律治疗并获得成功的关键。因此，加强肺结核患者健康管理是努力实现 2030 年全球终结结核病流行的美好愿景的重要途径，也是全面推进健康中国建设的重要举措。

　　2023 年 3 月 24 日是第 28 个世界防治结核病日，国家疾病预防控制局最新发布的宣传主题是"你我共同努力，终结结核流行"。该主题旨在深入贯彻党的二十大精神，践行"人民至上、生命至上"的理念，呼吁社会各界广泛参与，共同终结结核病的流行，捍卫人民群众的身体健康。

> **彭丽媛向世界卫生组织 2023 年世界防治结核病日宣传活动发表书面致辞**
>
> 2023 年 03 月 23 日 08：27　　来源：人民网-人民日报
>
> 　　新华社北京 3 月 22 日电　3 月 22 日，国家主席习近平夫人、世界卫生组织结核病和艾滋病防治亲善大使彭丽媛向世界卫生组织 2023 年世界防治结核病日宣传活动发表书面致辞。
>
> 　　彭丽媛表示，近年来，在世界卫生组织积极推动和国际社会共同努力下，全球结核病防治取得了显著成效。中国政府高度重视结核病防治，将此项工作纳入健康中国战略，不断提升保障水平，开展多部门合作，呼吁全社会参与，并积极推广新诊断技术、新治疗方案和新管理工具，结核病患者治愈率始终保持在 90% 以上。
>
> 　　彭丽媛表示，我参与结核病防治工作十多年来，亲历了中国结核病防治工作不断进步的过程，也见证了中国结核病防治志愿者队伍的发展壮大。志愿者们积极开展结核病防治知识宣传，为患者提供帮助和支持，为营造全社会参与结核病防治的良好氛围汇聚力量。在世界各国还有许多可敬可爱的志愿者，我为他们的无私奉献而感动，向他们表示诚挚的感谢。
>
> 　　彭丽媛表示，结核病依然是严重危害民众健康的全球性公共卫生问题，终结全球结核病流行仍然任重道远。各方应积极履行承诺，加强资源投入，开展交流合作，分享防治经验，共同提升全球结核病防治工作能力和水平。我愿与大家携手同行，积极参与结核病防治事业，关心关爱结核病患者，用爱与行动守护健康。相信经过各方共同努力，一定能够如期实现终结结核病流行的目标，为构建人类卫生健康共同体作出更大贡献。

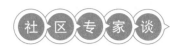

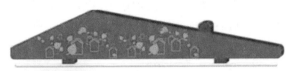

姓　　名：毛　珍

工作单位：湘潭市岳塘区岳塘街道
　　　　　社区卫生服务中心

岗　　位：肺结核健康管理专干

访谈视频

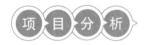

一、岗位描述

1. 工作岗位　肺结核健康管理专干。

2. 主要职责　①对上级转达的结核病患者信息进行核实、追踪和定期督导。②对辖区内肺结核患者进行规范管理，及时做好记录，并在管理系统同步更新信息。③每次督导服药后按要求填写肺结核患者治疗记录卡。④筛查肺结核可疑症状者，开展对疑似肺结核患者的追踪，并做好相关记录。⑤一旦发现患者出现不良反应或中断用药等情况，应及时报告区疾控结防科，告知患者及时去结核病管理定点医院复诊。⑥督促患者按照规定时间去结核病定点单位开展痰检及胸部X线检查。⑦及时向上级机构报告外出及失访肺结核患者信息。⑧发放健康教育资料，开展健康促进活动。⑨在患者完成全程治疗后，将肺结核患者治疗记录卡归档保存，并做好结案评估。

二、服务对象

服务对象为辖区内确诊的常住肺结核患者，包括户籍在本辖区，平时也居住在本辖区的患者，以及户籍不在本辖区，但在本辖区居住半年及以上的患者；不包括户籍在本辖区，但离开本地半年以上的患者。对于流动人口患者，只要在本辖区居住半年及以上，就属于服务对象。

三、服务内容

（一）筛查及推介转诊

对辖区内前来就诊的居民或患者，如发现有慢性咳嗽、咳痰2周以上，咯血、血痰，发热、盗汗、胸痛或不明原因消瘦等肺结核可疑症状者，应在鉴别诊断的基础上，填写双向转诊单，推荐其到结核病定点医疗机构进行结核病检查。1周内进行电话随访，了解是否前去就诊，督促其及时就医。

（二）第一次入户随访

乡镇卫生院、村卫生室、社区卫生服务中心（站）接到上级专业机构管理肺结核患者的通知单后，要在72小时内访视患者，并对其居住环境进行评估。

（三）督导服药和随访管理

1. 督导服药

（1）医务人员督导：患者服药日，医务人员对患者进行直接面视下督导服药。

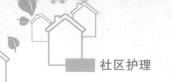

（2）家庭成员督导：患者每次服药要在家属的面视下进行。

2. 随访评估

对于由医务人员督导的患者，医务人员至少每月记录 1 次对患者的随访评估结果；对于由家庭成员督导的患者，基层医疗卫生机构要在患者的强化期或注射期内每 10 天随访 1 次，继续期或非注射期内每 1 个月随访 1 次。

3. 分类干预

（1）对于能够按时服药、无不良反应的患者，继续督导服药，并预约下一次随访时间。

（2）患者未按定点医疗机构的医嘱服药，要查明原因。若是由不良反应引起的，则转诊；若是其他原因，则要对患者强化健康教育。若患者漏服药次数超过 1 周及以上，要及时向上级专业机构报告。

（3）对出现药物不良反应、并发症或合并症的患者，要立即转诊，2 周内随访。

（4）提醒并督促患者按时到定点医疗机构复诊。

（四）结案评估

当患者停止抗结核治疗后，要对其进行结案评估，同时将患者转诊至结核病定点医疗机构进行治疗转归评估，2 周内进行电话随访，了解是否前去就诊及确诊结果。

四、服务要求

（1）在农村地区，主要由村医开展肺结核患者健康管理服务。

（2）肺结核患者健康管理医务人员需接受上级专业机构的培训和技术指导。

（3）患者服药后，督导人员按上级专业机构的要求，在肺结核患者治疗记录卡或耐多药肺结核患者服药卡中记录服药情况。患者完成疗程后，要将肺结核患者治疗记录卡或耐多药肺结核患者服药卡交上级专业机构留存。

（4）提供服务后及时将相关信息记入"肺结核患者随访服务记录表"，每月记入 1 次，存入患者的健康档案，并将该信息与上级专业机构共享。

（5）管理期间如发现患者从本辖区居住地迁出，要及时向上级专业机构报告。

五、常用工作指标

（1）肺结核患者管理率=已管理的肺结核患者人数/辖区同期内经上级定点医疗机构确诊并通知基层医疗卫生机构管理的肺结核患者人数×100%。

（2）肺结核患者规则服药率=按照要求规则服药的肺结核患者人数/同期辖区内已完成治疗的肺结核患者人数×100%。

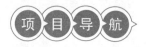

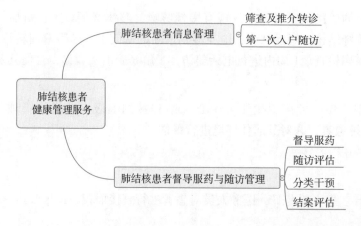

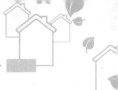

任务一　肺结核患者信息管理

学习任务单

"肺结核患者信息管理"学习任务单见表12-1。

表 12-1　"肺结核患者信息管理"学习任务单

达成学习目标	● 素质目标：具有耐心细致、严谨求实的工作态度，以及良好的职业防护意识和科普宣传意识 ● 知识目标：描述肺结核患者信息管理的内容和方法 ● 能力目标：能实施肺结核患者信息管理
学习方法建议	● 岗位见习：了解肺结核患者信息管理的内容 ● 自主预习：教材和在线课程资源 ● 小组探究：分工合作，完成小组任务
分组学习任务	● 根据"情境案例"，采用角色扮演或小讲课形式，4 人一组完成任务：对疑似肺结核患者进行全面评估，填写"肺结核患者第一次入户随访记录表" ● 录制相关视频上传到线上学习平台
课堂形式预告	● 分组汇报 ● 教师点评 ● 完成学生自评、小组互评和教师评价

情境案例

吴女士，女，38 岁，1 月前开始出现咳嗽、咳痰，今晨起床咳嗽时痰中带血，内心紧张，来社区就诊。

任务：

1. 对患者进行肺结核筛查与转诊服务。

2. 1 个月后，社区接到上级专业机构关于吴女士管理的通知，对患者进行第一次入户随访。

任务分析

在将肺结核患者纳入健康管理服务时，社区医务工作者需根据症状和体征进行初步筛查，如患者出现慢性咳嗽、咳痰 2 周以上，咯血、血痰，发热、盗汗、胸痛或不明原因消瘦等症状和体征，考虑结核可能性大，建议转诊至结核病定点医疗机构进行结核病检查。当接到上级专业机构管理肺结核患者的通知单后，要在 72 小时内访视患者，填写"肺结核患者第一次入户随访记录表"，并填写双向转诊单，将双向转诊（转出）单交给患者，存根留存备查。若 72 小时内 2 次访视均未见到患者，则将访视结果向上级专业机构报告。

任务实施

肺结核患者信息管理流程见表12-2。

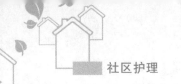

表 12-2　肺结核患者信息管理流程

实施步骤	具体内容	相关提示
1. 筛查及推介转诊	• 识别肺结核可疑症状者，初步鉴别诊断后，填写双向转诊单，推荐患者到结核病定点医疗机构进行结核病检查 • 1 周内进行电话随访，了解是否前去就诊，督促其及时就医	肺结核可疑症状 • 咳嗽、咳痰 2 周以上，咯血、血痰是肺结核病的主要症状，具有以上任何一项症状即为肺结核可疑症状者 • 胸闷、胸痛、低热、盗汗、乏力、食欲减退、体重减轻等为肺结核患者的其他常见症状 鉴别诊断 • 慢性咳嗽、咳痰超过 2 周者，注意鉴别慢性支气管炎、肺气肿等疾病 • 发热症状注意鉴别感冒、发热等疾病 有条件开展影像学检查的乡镇卫生院、社区卫生服务中心（站），除推荐可疑症状者外，还可拍胸片后转诊疑似肺结核患者
2. 第一次入户随访	(1) 做好入户访视前准备工作，电话联系预约时间，准备访视用品	接到上级专业机构管理肺结核患者的通知单后，要在 72 小时内访视患者
	(2) 建立居民健康档案	
	(3) 确定督导人员 • 原则上应由医务人员进行督导。耐多药患者必须由医务人员进行督导 • 当患者居住地距督导服药点超过 1.5千米，或者村级医生无法承担督导任务时，可以实行家庭成员督导或者志愿者督导	• 家庭成员督导管理人员条件：年龄在 15 岁以上；具备小学及以上文化程度；经过医生培训后，能够履行督促管理患者服药、提醒复查等职责 • 志愿者督导管理人员条件：年龄在 18 岁以上；具备初中及以上文化程度；经过医生培训后，能够履行督促管理患者服药、提醒复查等职责 • 若选择家属，则必须对家属进行培训。同时与患者确定服药地点和服药时间。按照化疗方案，告知督导人员患者的"肺结核患者治疗记录卡"或"耐多药肺结核患者服药卡"的填写方法、取药的时间和地点，提醒患者按时取药和复诊
	(4) 居住环境评估及指导（见表 12-3)	根据环境指导患者及家属做好防护工作
	(5) 健康教育	• 对患者及家属进行结核病防治知识宣传教育，发放肺结核患者健康教育处方 • 告诉患者出现病情加重、严重不良反应、并发症等异常情况时，要及时就诊
	(6) 填写"肺结核患者第一次入户随访记录表"（表 12-4)	• 基层医生核实患者的地址和电话等基本信息后，在门诊日志详细记录病情，并填写转诊意见 • 填写双向转诊单，将双向转诊（转出）单交给患者，存根留备查

肺结核健康教育资料

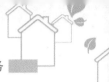

表 12-3　居住环境评估及指导

评估	评估内容	评估后指导
居室分配情况	是否具备患者单独居住一个卧室条件	• 有条件，患者应单独居住在一个卧室 • 无条件，尽可能与配偶分床睡（床位应处在下风向），或者头脚睡
居室通风情况	患者家中是否能够保持通风良好	居住房间需定期开窗通风 • 南方地区及北方地区的夏季建议通过经常开窗通风的措施预防传染，每次通风时间应不少于 60 分钟 • 北方地区冬季可增加换气扇，换气扇通风方向应由内向外通风；每日至少早晚通风 2 次，每次通风时间应不少于 60 分钟
咳嗽习惯	是否了解并遵守咳嗽礼仪，是否会随地吐痰	• 咳嗽时，应避免面向他人，用手或纸巾掩住口鼻 • 痰液应吐在带盖带消毒液的痰盂中 • 也可将痰液吐在纸巾中，深埋或焚烧
消毒情况	居住环境内是否使用消毒水进行消毒，是否配置带盖痰盂	• 有条件时，患者家中应放置带盖带消毒液（84 液）的痰盂，也可使用带盖的杯子 • 痰盂或痰杯需进行定期消毒 • 有条件时，患者家中应定期用消毒液拖地面及擦拭家具表面
共同居住的人员	是否包括 5 岁以下的孩子和 65 岁以上的老人共同居住	• 患者在与其他人同处一个房间时，应尽量减少与家人直接面对面无防护接触，尤其是家中有 5 岁以下的儿童和 65 岁以上的老人时 • 必须进行接触时，患者需佩戴外科口罩

肺结核患者健康教育处方

表 12-4　肺结核患者第一次入户随访记录表

姓名：　　　　　　　　　　　　　　　　　　　　　　　　　　　　　　　　编号□□□-□□□□□

随访时间		_____ 年___月___日	
随访方式		1 门诊　2 家庭	□
患者类型		1 初治　2 复治	□
痰菌情况		1 阳性　2 阴性　3 未查痰	□
耐药情况		1 耐药　2 非耐药　3 未检测	□
症状及体征： 0 没有症状　1 咳嗽、咳痰　2 低热、盗汗 3 咯血或血痰　4 胸痛、消瘦　5 恶心、纳差 6 头痛、失眠　7 视物模糊 8 皮肤瘙痒、皮疹　9 耳鸣、听力下降		其他：	□/□/□/□/□/□/□/□
用药	化疗方案		
	用　法	1 每日　2 间歇	□
	药品剂型	1 固定剂量复合制剂　　　2 散装药 3 板式组合药　　　　　　4 注射剂	□/□/□/□
督导人员选择		1 医生　2 家属　3 自服药　4 其他_____	□
家庭居住环境评估	单独的居室	1 有　2 无	□
	通风情况	1 良好　2 一般　3 差	□
生活方式评估	吸　烟	／　　支/天	
	饮　酒	／　　两/天	

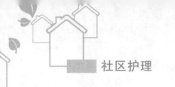
续表

随访时间	_____年___月___日	
健康教育及培训	取药地点、时间	地点：_____ 时间：_____年___月___日
	服药记录卡的填写	1 掌握　2 未掌握　☐
	服药方法及药品存放	1 掌握　2 未掌握　☐
	肺结核治疗疗程	1 掌握　2 未掌握　☐
	不规律服药危害	1 掌握　2 未掌握　☐
	服药后不良反应及处理	1 掌握　2 未掌握　☐
	治疗期间复诊查痰	1 掌握　2 未掌握　☐
	外出期间如何坚持服药	1 掌握　2 未掌握　☐
	生活习惯及注意事项	1 掌握　2 未掌握　☐
	密切接触者检查	1 掌握　2 未掌握　☐
下次随访时间	_____年___月___日	
评估医生签名		

　　填表说明：①本表为医生在首次入户访视结核病患者时填写。同时查看患者的"肺结核患者治疗记录卡"，耐多药患者查看"耐多药肺结核患者服药卡"。②编号：填写居民健康档案的后 8 位编码。前面 3 位数字，表示村（居）民委员会等，具体划分为：001～099 表示居委会，101～199 表示村委会，901～999 表示其他组织；后面 5 位数字，表示居民个人序号，由建档机构根据建档顺序编制。③患者类型、痰菌、耐药情况和用药的信息，均可在患者的"肺结核患者治疗记录卡""耐多药肺结核患者服药卡"中获得。④督导人员选择：根据患者的情况，与其协商确定督导人员。⑤家庭居住环境评估：入户后，了解患者的居所情况并记录。⑥生活方式评估：在询问患者生活方式时，同时对患者进行生活方式指导，与患者共同制定下次随访目标。吸烟：斜线前填写目前吸烟量，不吸烟填"0"，吸烟者写出每天的吸烟量"××支/天"；斜线后填写吸烟者下次随访目标吸烟量"××支/天"。饮酒情况："从不饮酒者"不必填写其他有关饮酒情况的项目。"日饮酒量"应折合相当于白酒"××两"。白酒 1 两折合葡萄酒 4 两、黄酒半斤、啤酒 1 瓶、果酒 4 两。⑦下次随访日期：确定下次随访日期，并告知患者。⑧随访医生签名：随访完毕，核查无误后随访医生签署其姓名。

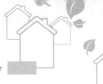

任务评价

"肺结核患者信息管理"任务考核评价表、任务学习报告单见表 12-5 和表 12-6。

表 12-5　"肺结核患者信息管理"任务考核评价表

评价内容	内容细化	分值	评分记录			备注
			学生自评	小组互评	教师评价	
工作准备 （15 分）	口头汇报：简述情境和需要完成的任务等	8				
	做好个人准备：仪表、着装、头发、指甲、配饰等均符合规范	7				
完成情况 （70 分）	能描述肺结核患者常见的症状、体征、常用辅助检查及其意义	10				
	能描述肺结核患者信息管理的内容和方法	10				
	能完成筛查及推介转诊	5				
	能说出第一次入户随访的时间及具体内容	10				
	能正确确定用药督导人员	5				
	能讲解药物服用时间、注意事项和不良反应及应对方法	10				
	能对患者居家环境进行评估，根据问题给予正确指导	10				
	能对患者及家属进行结核病防治知识宣传教育	10				
职业素养 （15 分）	与患者家属沟通时自然、清晰、耐心、细致	5				
	访视时能细致地进行环境评估，进行科学指导	5				
	健康指导保持科学性及求真意识	5				
总评		100				

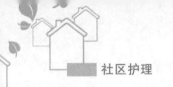

社区护理

表 12-6 "肺结核患者信息管理"任务学习报告单

姓名		班级		学号	
任务一		肺结核患者信息管理			
案例分析					

根据"情境案例",假如你是社区卫生服务中心的肺结核健康管理专干,请回答:

1. 需要对吴女士进行肺结核病的初步筛查吗?需要转诊服务吗?

2. 接到上级专业机构关于管理肺结核病患者吴女士的通知单,该在多久内进行第一次入户随访?

3. 第一次入户随访过程中,如何根据健康评估结果进行健康指导?

4. 如何对患者和家属进行健康指导?

学习感悟	存在问题
参加社区志愿者服务活动记录	
对教学设计、活动安排的合理化建议	

220

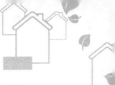

任务二　肺结核患者督导服药与随访管理

学习任务单

"肺结核患者督导服药与随访管理"学习任务单见表12-7。

表 12-7　"肺结核患者督导服药与随访管理"学习任务单

达成学习目标	• 素质目标：具有爱心和同理心，能体会国家防治肺结核的制度优势、领悟护理前辈无私奉献关爱患者的职业素养 • 知识目标：能描述肺结核督导服药和随访管理的要点 • 能力目标：能做好肺结核患者的随访评估、分类干预、随访指导，能正确填写"肺结核患者随访服务记录表"
学习方法建议	• 岗位见习：了解肺结核患者随访管理的内容 • 自主预习：教材和在线课程资源 • 小组探究：分工合作，完成小组任务
分组学习任务	• 根据"情境案例"，采用角色扮演或小讲课形式，4人一组完成任务：对肺结核患者进行随访评估、分类干预、随访指导，填写"肺结核患者随访服务记录表" • 录制相关视频，上传到线上学习平台
课堂形式预告	• 分组汇报 • 教师点评、解析 • 完成学生自评、小组互评和教师评价

情境案例

吴女士，女，38岁，2月前开始出现咳嗽、咳痰、咯血，1个月前在社区接诊进行筛查后转入上级医院。今晨社区接到上级专业机构关于吴女士管理的通知。社区王护士接到通知后进行入户随访。

任务：

1. 对该患者进行用药督导。

2. 21天后进行随访并填写肺结核患者随访服务记录表。

任务分析

随着肺结核药的问世，近30年我国肺结核的发病率和死亡率逐年降低，但距离2030年全球终结结核病流行的目标仍有差距。多重耐药菌是结核病治疗失败和结核病流行的原因之一，不规范的抗结核病治疗是产生耐药的主要原因，因此加强肺结核患者用药督导和随访管理尤为重要。

督导用药和随访管理的目的在于为肺结核患者及其家人提供肺结核用药和家庭护理等方面的信息，督导患者服药，坚持规范化治疗，防治耐药，及时发现疾病复发或加重的征兆，给予相应处置或转诊，并进行紧急处理。服务内容包括用药督导、随访评估、分类干预、结案评估。

任务实施

肺结核患者督导用药与随访管理流程见表12-8。

表12-8　肺结核患者督导服药与随访管理流程

实施步骤	具体内容	相关提示
1. 督导服药	（1）医务人员督导：患者服药日，医务人员对患者进行直接面视下督导服药 （2）家庭成员督导：患者每次服药要在家属的面视下进行	• 医务人员督导：医务人员至少每月记录1次随访评估结果 • 家庭成员督导：基层医疗机构需要在患者强化期或注射期内每10天随访1次，继续期或非注射期内每1个月随访1次
2. 随访评估	（1）评估是否存在危急情况，如有则紧急转诊，2周内主动随访转诊情况 （2）对无需紧急转诊的，了解患者服药情况（包括服药是否规律、是否有不良反应等），询问上次随访至此次随访期间的症状。询问其他疾病状况、用药史和生活方式	• 患者取出剩余药品，查看药品种类和剂型，与化疗方案核对是否已调整，了解患者服药剂量、服药时间和服法，判断是否规范 • 查看肺结核患者的"肺结核患者治疗记录卡"，耐多药患者的"耐多药肺结核患者服药卡"，并清点剩余抗结核药品数量核查漏服情况，核实并记录漏服次数 • 询问是否有因不良反应医嘱暂停服药情况，有则记录暂停服药天数 • 如果患者服用抗结核药有明显的药物不良反应，应具体描述何种不良反应或症状；如果患者出现了合并症或并发症，则具体记录
3. 分类干预	（1）对于能够按时服药、无不良反应的患者，继续督导服药，并预约下一次随访时间 （2）患者未按定点医疗机构的医嘱服药，要查明原因。若是由不良反应引起的，则转诊；若是其他原因，则要对患者强化健康教育。若患者漏服药次数超过1周及以上，要及时向上级专业机构进行报告 （3）对出现药物不良反应、并发症或合并症的患者，要立即转诊，2周内随访 （4）提醒并督促患者按时到定点医疗机构复诊	• 转诊后2周内随访结果应填入"肺结核患者随访记录表"（表12-9）中该次转诊所在列中，不应写在下次随访中 • 在随访中，依据患者实际情况，持续进行针对性的结核病防治知识教育和健康指导。重申规则服药的重要意义及不规则服药的危害，继续强调查痰的重要性，并提醒按时复查 • 每次入户随访，需对家属及密切接触者进行肺结核可疑症状询问，尽早发现和转介家庭成员中的肺结核可疑患者
4. 结案评估	当患者停止抗结核治疗后，要对其进行结案评估，包括：记录患者停止治疗的时间及原因；对其全程服药管理情况进行评估；收集和上报患者的"肺结核患者治疗记录卡"或"耐多药肺结核患者服药卡"。同时，将患者转诊至结核病定点医疗机构进行治疗转归评估，2周内进行电话随访，了解是否前去就诊及确诊结果	• 结案评估只在患者停止治疗后才需填写 • 获得并确认停止治疗一般有3条信息途径： 第一，访视患者获得。患者治疗满疗程后，将患者转诊至结核病定点医疗机构进行治疗转归评估，2周内进行电话随访，询问是否前去就诊和是否医嘱停药，并向上级专业机构反馈 第二，上级专业机构从中国疾病预防控制信息系统结核病管理信息系统或结核病定点医疗机构获得。患者停止治疗信息后，反馈给基层医生 第三，结核病信息系统获得。基层医生直接登录中国疾病预防控制信息系统结核病管理信息系统，患者病案"治疗状态"显示"结案"提示患者已经停止治疗，点击查看患者停止治疗的时间和原因。若访视发现患者仍在服药，应及时联系上级专业机构核实情况

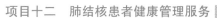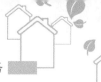

表 12-9　肺结核患者随访服务记录表

姓名：　　　　　　　　　　　　　　　　　　　　　　　　　　编号□□□-□□□□□

随访时间		___年__月__日	___年__月__日	___年__月__日	___年__月__日
治疗月序		第___月	第___月	第___月	第___月
督导人员		1 医生　2 家属 3 自服药　4 其他　□	1 医生　2 家属 3 自服药　4 其他　□	1 医生　2 家属 3 自服药　4 其他　□	1 医生　2 家属 3 自服药　4 其他　□
随访方式		1 门诊　2 家庭 3 电话　□	1 门诊　2 家庭 3 电话　□	1 门诊　2 家庭 3 电话　□	1 门诊　2 家庭 3 电话　□
症状及体征： 0 没有症状　1 咳嗽、咳痰　2 低热、盗汗　3 咯血或血痰　4 胸痛、消瘦　5 恶心、纳差　6 关节疼痛　7 头痛、失眠　8 视物模糊　9 皮肤瘙痒、皮疹　10 耳鸣、听力下降		□/□/□/□/□/□/ □/□/□ 其他：	□/□/□/□/□/□/ □/□/□ 其他：	□/□/□/□/□/□/ □/□/□ 其他：	□/□/□/□/□/□/ □/□/□ 其他：
生活方式指导	吸烟	／　　支/天	／　　支/天	／　　支/天	／　　支/天
	饮酒	／　　两/天	／　　两/天	／　　两/天	／　　两/天
用药	化疗方案				
	用法	1 每日　2 间歇　□	1 每日　2 间歇　□	1 每日　2 间歇　□	1 每日　2 间歇　□
	药品剂型	1 固定剂量复合制剂 □ 2 散装药　□ 3 板式组合药　□ 4 注射剂　□	1 固定剂量复合制剂 □ 2 散装药　□ 3 板式组合药　□ 4 注射剂　□	1 固定剂量复合制剂 □ 2 散装药　□ 3 板式组合药　□ 4 注射剂　□	1 固定剂量复合制剂 □ 2 散装药　□ 3 板式组合药　□ 4 注射剂　□
	漏服药数	次	次	次	次
药物不良反应		1 无　□ 2 有_____	1 无　□ 2 有_____	1 无　□ 2 有_____	1 无　□ 2 有_____
并发症或合并症		1 无　□ 2 有_____	1 无　□ 2 有_____	1 无　□ 2 有_____	1 无　□ 2 有_____
转诊	科别				
	原因				
	2 周内随访结果				
处理意见					
下次随访时间					
随访医生签名					
停止治疗及原因		出现停止治疗时间___年__月___日			
		停止治疗原因：1 完成疗程 2 死亡 3 丢失 4 转入耐多药治疗　□/□/□			
全程管理情况		应访视患者_____次，实际访视_____次； 患者在疗程中，应服药_____次，实际服药_____次，服药率_____% 评估医生签名：_____			

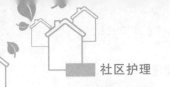

任务评价

"肺结核患者督导服药与随访管理"任务考核评价表、任务学习报告单见表 12-10 和表 12-11。

表 12-10　"肺结核患者督导服药与随访管理"任务考核评价表

评价内容	内容细化	分值	评分记录			备注
			学生自评	小组互评	教师评价	
工作准备 （15分）	口头汇报：简述情境和需要完成的任务等	8				
	做好个人准备：仪表、着装、头发、指甲、配饰等均符合规范	7				
完成情况 （70分）	能说出肺结核患者的督导服药与随访管理的内容与要点	10				
	能说出督导服药的随访时间	5				
	能说出随访评估的内容和要点	10				
	能对肺结核患者进行全面的随访评估	15				
	随访期间能对肺结核患者进行正确的分类干预	10				
	随访期间能及时发现患者及家属的问题并进行健康指导	10				
	能正确进行结案评估	10				
职业素养 （15分）	具有较强的沟通技巧	5				
	具有爱心和同理心	5				
	具备团队协作能力	5				
总评		100				

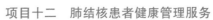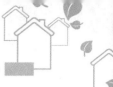

表 12-11 "肺结核患者督导服药与随访管理"任务学习报告单

姓名		班级		学号	
任务二		肺结核患者督导服药与随访管理			

| 案例分析 | | | | | |

根据"情境案例",假如你是社区卫生服务中心的王护士,请回答:

1. 如何评估患者的用药依从性,制定用药督导方案?

2. 随访过程中,如何根据健康评估结果进行健康指导?

3. 怎么样才算完成一次随访?每次随访的间隔时间是多久?

4. 什么时候可以进行结案评估?结案评估时需要注意什么?

学习感悟	存在问题

参加社区志愿者服务活动记录	
对教学设计、活动安排的合理化建议	

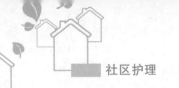

"肺结核患者健康管理"项目学习索引及学生自测笔记见表 12-12。

表 12-12　"肺结核患者健康管理"项目学习索引及学生自测笔记

姓名		班级		学号	
服务对象					
服务内容及工作流程	筛查及推介转诊				
	第一次入户随访				
	督导服药和随访管理				
	结案评估				
服务要求					
工作指标					

肺结核患者管理流程

榜样力量：陈容声

学而思

模块四　社区基本医疗护理服务

　　社区卫生服务主要提供基本公共卫生服务和社区基本医疗服务。基本公共卫生服务强调以预防为主，而基本医疗服务以治疗为主。前者主要针对群体，后者主要针对个人。在实际工作中，基本医疗服务与基本公共卫生服务并不是截然分开的，"医防融合"是我国深化医改的一条重要线索，也是我国实施健康中国战略从"以治病为中心"转为"以人民健康为中心"的基础保障。

　　基本医疗服务除开展门诊和住院服务，针对一般常见病、多发病进行治疗和护理，以及对诊断明确的慢性病进行治疗、管理外，更重要的是根据社区居民的需要，以门诊和出诊等形式开展居家护理、家庭病床、安宁疗护等家庭医疗服务，推进家庭医生签约服务；同时开展社区现场应急救护、康复医疗服务，以及卫生行政管理部门批准的其他适宜社区医疗的服务，强调将个体预防与群体预防融为一体，实现防治结合的保健服务模式。

　　为贯彻健康中国战略部署，满足人民群众对基本医疗卫生服务的需求，提升基层医疗机构综合服务能力，国家卫健委启动了社区医院建设试点工作，组织制定了《社区医院基本标准（试行）》，将社区医院定位为以社区、家庭和居民为服务对象，以居民健康为中心，提供常见病、多发病和慢性病的基本医疗服务和基本公共卫生服务的非营利性医疗机构。该标准中指出，社区医院设置应当符合区域医疗卫生服务体系规划和医疗机构设置规划，在现有社区卫生服务中心和有条件的乡镇卫生院的基础上，医疗服务能力达到一定水平，可加挂社区医院牌子；实际开放床位数≥30张，可按照服务人口 1.0~1.5 张/千人配置；主要以老年、康复护理、安宁疗护床位为主，鼓励有条件的社区医院设置内科、外科、妇科、儿科等床位；人员配置上要求医护比达到 1∶1.5。

　　本模块主要介绍社区现场应急救护、社区康复护理和社区延续护理。

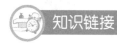 知识链接

医疗联合体

　　医疗联合体（简称医联体），是将同一个区域内的医疗资源整合在一起，通常由一个区域内的三级医院与二级医院、社区医院、村医院组成一个医疗联合体。目的是解决百姓看病难的问题，发烧、感冒等就不用再挤进三级医院，在小医院也能解决。医疗联合体实现了人民满意、政府满意、职工满意的预期目标。

　　2020 年 7 月 17 日，国家卫生健康委在官网公开发布与国家中医药管理局联合印发的《医疗联合体管理办法（试行）》，提出加快推进医联体建设，逐步实现医联体网格化布局管理。

　　国家卫生健康委将医疗联合体建设作为构建分级诊疗制度的重要抓手加快推进，会同国家中医药管理局启动城市医联体和县域医共体建设试点，在全国 118 个城市、567 个县推进紧密型医联体、医共体建设，逐步实现医联体网格化布局管理。

项目十三　社区现场应急救护

　　加快社会急救体系建设，强化公民参与现场救护的意识，提高公民自救互救能力，是实现"健康中国 2030"目标的重要基础。同时，社会公民也有掌握基本急救知识与技能的强烈意愿，必须还"救"于民。因此，推进社会急救体系建设就是保护生产力，完善社会急救知识与技能培训模式就是发展生产力，社会急救体系建设与经济建设和谐并行、相互促进是构建健康友好型社会的重要保障。

　　2019 年 12 月 28 日第十三届全国人大常委会第五次会议审议通过的《中华人民共和国基本医疗卫生与健康促进法》第 27 条规定："卫生健康主管部门、红十字会等有关部门、组织应当积极开展急救培训，普及急救知识，鼓励医疗卫生人员、经过急救培训的人员积极参与公共场所急救服务。公共场所应当按照规定配备必要的急救设备、设施。" 2021 年 11 月 1 日正式实施的《中华人民共和国民法典》中被俗称为"好人法"的第 184 条规定："因自愿实施紧急救助行为造成受助人损害的，救助人不承担民事责任。"这从法律层面解决了"没人敢救"的问题，为社会公民"敢救"提供了法律保障，解决了后顾之忧。

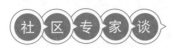

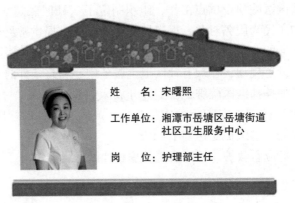

访谈视频

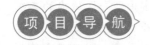

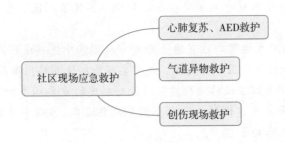

228

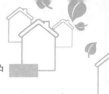

任务一 心肺复苏、AED 救护

学习任务单

"心肺复苏、AED 救护"学习任务单见表 13-1。

表 13-1 "心肺复苏、AED 救护"学习任务单

达成学习目标	• 素质目标：具有临危不惧、从容应对的心理素质，良好的沟通与团队协作能力，以及救死扶伤、全心全意为人民服务的精神 • 知识目标：描述心肺复苏、AED 的操作流程和注意事项 • 能力目标：能正确评估患者，判断病情，规范熟练地进行心肺复苏术、AED 的操作，对社区居民进行心肺复苏术、AED 操作的培训
学习方法建议	• 岗位见习：了解社区组织急救培训的内容及流程 • 自主预习：教材和在线课程资源 • 小组探究：分工合作，完成小组任务
分组学习任务	• 根据"情境案例"，采用角色扮演或小讲课形式，4 人一组完成任务：对心脏骤停、急危重症患者进行全面评估和心肺复苏、AED 的操作 • 录制相关视频，上传到线上学习平台
课堂形式预告	• 分组汇报 • 教师点评 • 完成学生自评、小组互评和教师评价

情境案例

郭先生，40 岁，业余足球爱好者，有高血压病史。2023 年 4 月 2 日在湘潭医卫职业技术学院足球场与其他足球队踢球时，突感头晕、胸闷、呼吸急促、面色苍白、站立不稳，中场休息时突然倒地，呼吸、心跳停止。

任务：

1. 对该患者进行全面评估。

2. 请立即为郭先生实施救护。

AED 操作视频

任务分析

一、心肺复苏

社区护士需运用专业的急救知识与技能，提供有效的院前急救，广泛开展急救知识教育与培训，普及急救知识与技能，提高居民自救互救能力及防范意识。最基础的是掌握心肺复苏术的正确操作流程和 AED 的正确使用。

心肺复苏是指当患者心脏骤停时，使用人工呼吸、胸外按压等方式进行急救，目的是恢复心脏泵送功能，为身体重要器官提供血液。心肺复苏术又叫心肺复苏技术（Cardiac Pulmonary Resuscitation，简称 CPR），C 为胸外心脏按压，P 为人工呼吸，R 为复苏患者通过胸外心脏按压和人工呼吸恢复自主呼吸、心跳。心脏一旦停止跳动且得不到即刻抢救复苏，4~6 分钟后就会造成伤患者脑和其他人体重要器官组织不可逆的损伤。因此，一旦发现心搏骤停，应立即在现场采取心肺复苏这项基础生命支持技术。CPR 从 20 世纪 60 年代延续至今，是全球最为推崇、最为普及，也是最为有效的急救技术。

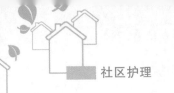

二、全自动体外除颤器的使用

心跳停止最常见的原因是心律失常，心肌受损或者供氧不足等都会导致异常心律发生。使用自动体外除颤器（Automated External Defibrillator，简称 AED），可通过一次或多次电击来纠正心律。现在，机场和部分酒店等公共区域均放置有 AED。该仪器可分析并显示伤患者的心律，会通过语言提示每一步的具体操作，被称为"傻瓜型"除颤器。

大多数情况下，当使用到 AED 时，施救者应该已经开始进行心肺复苏的操作了。取到 AED 后，在准备仪器、将电极片贴到伤患者身上的同时，应该继续进行心肺复苏操作。在心肺复苏过程中，胸外心脏按压的中断时间不应该超过 10 秒。

任务实施

心肺复苏操作流程见表 13-2。

表 13-2　心肺复苏操作流程

实施步骤	具体内容	操作要求	相关提示
操作前	环境准备	环境安全	
	用物准备：纱布 2 块，手电筒（视环境条件另备听诊器、血压计、心脏按压板、除颤仪、简易呼吸器等）	备齐并检查用物，放置合理	
	护士准备	着装规范，精神饱满	
操作中	1. 现场安全	确保现场对施救者和伤患者均是安全的	如有潜在的危险因素，应将伤患者转移到安全区域再进行抢救
	2. 判断与呼救	（1）检查伤患者有无反应 （2）检查伤患者是否无呼吸（终末叹气应视为无呼吸），同时检查脉搏，5~10 秒完成 （3）确认伤患者意识丧失，立即呼叫，启动应急反应系统	● 呼唤伤患者的时候，不要晃动伤患者的头部，以免对脊柱损伤的伤者造成二次伤害 ● 检查伤患者有无反应，在 10 秒内完成 ● 拍肩不可过重，如伤患者有头颈部损伤或可疑颈椎损伤，切勿轻易搬动伤患者 ● 专业人员应判断大动脉的搏动，抢救者站在伤患者一侧，一手放在伤患者前额，另一手的食指和中指并拢，先触摸到伤患者气管中段，然后向抢救者近侧或对侧的颈部滑动 2~3 cm，至胸锁乳突肌内侧凹陷处，轻轻触摸一侧颈动脉搏动（图 13-1），无搏动即为心搏停止。检查颈动脉搏动在 5~10 秒内完成 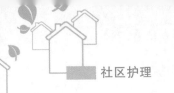图 13-1　触摸颈动脉
	3. 安置体位	（1）确保伤患者仰卧在坚固的平坦表面上 （2）去枕，头、颈、躯干在同一轴线上 （3）双手放于身体两侧，身体无扭曲	● 如伤患者摔倒时面朝下，应小心转动伤患者，使之全身整体转动。一手托住伤患者颈部，一手扶着肩部，使伤患者平衡地转动至仰卧位 ● 如发现伤患者躯干在弹簧床或沙发上，可将其移至硬质地面或者在伤患者背部放置一个硬木板

实施步骤	具体内容	操作要求	相关提示
	4. 胸外心脏按压	（1）跪在伤者一侧，解开伤患者衣领、腰带 （2）按压部位：伤患者胸部中央，胸骨下半部 （3）按压方法：手掌根部重叠，手指翘起，两臂伸直，使双肩位于双手的正上方。垂直向下用力快速按压 （4）按压深度：5~6 cm （5）按压速率：100~120 次/分 （6）胸廓回弹：每次按压后使胸廓充分回弹（按压时间与放松时间之比为 1：1） （7）尽量不要按压中断：中断时间控制在 10 秒内	• 跪到伤患者身体的右侧，左腿与伤患者的肩部相平行，施救者距离伤患者身体一拳左右。将一只手掌根部放置在伤患者的胸部中间（胸骨中 1/3 与下 1/3 段的交界处）（图 13-2） • 另一只手的掌根放在该手的手背上，两手重叠，手指交叉，确定手指不会接触到肋骨 • 伸直双臂，使双肩位于双手的正上方，保证每次按压的方向垂直于胸骨。以髋关节为支点，利用杠杆原理，巧用上半身的力量往下用力按压（图 13-2） 图 13-2　胸外心脏按压 • 将胸骨向下按压至少 5 cm（平均按压深度控制在 6 cm），然后放松，保持掌根不离开伤患者胸部，在进行下一轮按压前使胸廓充分回弹 • 以每分钟 100~200 次的频率按压胸部 30 次。节奏均匀，防止冲击式按压，按压和放松的时间应是相同的。每次停顿按压的时间不能超过 10 秒
操作中	5. 开放气道	（1）如有明确呼吸道分泌物，应当清理伤患者呼吸道，取下活动义齿 （2）仰头提颏法 （3）充分开放气道	• 在开放气道之前，先清理口腔异物，如果有明显异物，如呕吐物、脱落的牙齿等，可用手指挖出，以保持气道通畅（图 13-3） 图 13-3　手指清理气道异物 • 选择仰头提颏或举下颌的方法，使伤患者气道保持通畅（图 13-4） 图 13-4　手法开放气道

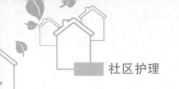

续表

实施步骤	具体内容	操作要求	相关提示
操作中	6. 人工呼吸	（1）立即给予人工呼吸2次 （2）送气时捏住伤患者鼻子，呼气时松开，每次呼吸要超过1秒，每次须见明显的胸廓隆起 （3）施以人工呼吸时应产生明显的胸廓隆起，避免过度通气 （4）吹气同时，观察胸廓情况 （5）胸外按压与人工呼吸之比为30：2，连续5个循环	• 国际急救指南提示：如果施救者不能或不愿意进行口对口人工呼吸，可以不做，但必须持续不断地进行胸外按压，即只用手实施心肺复苏而不用嘴，因为心脏按压比人工呼吸更为重要 • 胸外按压与口对口人工呼吸的比率为30：2，即进行不间断的30次胸外按压后再给予口对口人工呼吸2次。循环反复进行
	7. 判断复苏效果	操作5个循环后，判断并报告复苏效果 （1）颈动脉恢复搏动 （2）自主呼吸恢复 （3）散大的瞳孔缩小，对光反射存在 （4）收缩压大于60 mmHg（体现测血压动作） （5）面色、口唇、甲床和皮肤色泽转红 （6）出现反射、挣扎或躁动	• 若伤患者恢复了自主呼吸，同时具备明显的循环体征，则说明伤患者复苏成功，应将伤患者放置于复原卧位，并严密监测伤患者的呼吸循环功能 • 如果伤患者仍未恢复自主呼吸和心跳，则继续胸外按压和口对口人工呼吸，直至救护车人员到达接手救治工作 • 心肺复苏过程中每2分钟应检查一次（30：2实施5个周期），反复评估抢救效果，并交换胸外按压角色，轮流做心脏按压，避免过度疲劳
操作后	1. 整理记录	（1）整理用物，分类放置 （2）七步洗手法洗手 （3）记录伤患者病情变化和抢救情况	
	2. 复苏评价	正确完成5个循环复苏，人工呼吸与心脏按压指标显示有效	高质量的心肺复苏可提高伤患者存活的机会。高质量的要求如下： • 在判断心脏停搏后10秒内开始按压 • 用力按压，快速按压，按压速率至少每分钟100次，按压幅度成人至少5 cm，儿童大约为5 cm，婴儿大约为4 cm • 每次按压后外胸壁完全回弹 • 尽量减少胸外按压的中断（努力使中断时长小于10秒） • 给予有效的口对口人工呼吸，使胸部隆起 • 避免过度通气
	3. 规范熟练	程序正确，操作规范，动作熟练，注意安全，按时完成	
	4. 护患沟通	（1）态度和蔼，自然真切，没有表演痕迹 （2）沟通有效，充分体现人文关怀	

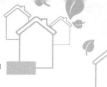

体外除颤术操作流程见表 13-3。

表 13-3　体外除颤术操作流程

实施步骤	具体内容	操作要求	相关提示
操作前	1. 环境准备	环境安全	
	2. 用物准备：除颤仪、导电糊、除颤电极片等	用物分类放置，摆放合理	
	3. 评估病情	（1）了解患者病情，评估患者意识、心电图状态及是否有室颤波 （2）确认患者未佩戴金属物品、无心脏起搏器	• 除颤仪在放电时会产生短时间的高电压，如果患者佩戴有金属物品，即使没有直接接触也会在这些导电体中产生感应电流，从而导致局部烧伤 • 安有永久性心脏起搏器或植入型心律转复除颤器（ICD）的患者，电极板放置位置应避开起搏器或 ICD 植入部位至少 10 cm
	4. 护士准备	着装规范，精神饱满	
	5. 其他准备	（1）除颤仪处于完好备用状态，准备抢救物品、导电糊、电极片，摆放有序 （2）暴露患者胸部，清洁监护导联部位皮肤，贴电极片（电极片应避开除颤位置），连接导联线 （3）正确开启除颤仪，调至监护位置；观察显示仪上的心电波形；PADDLES 模式为电极板监护模式，以便快速观察心律情况 （4）报告心律"患者出现室颤，需紧急除颤"（准备时间不超过 30 秒）	
操作中	1. 开机	接通电源开机	
	2. 选择除颤方式	选择正确除颤方式	选择非同步除颤方式
	3. 涂导电糊	电极板涂擦均匀	同时取下两个电极板，确认电极板与除颤仪连接。均匀涂擦导电糊
	4. 选择能量	选择正确能量	选择能量：单向波 360 J、双向波 200 J
	5. 充电	充电，判断电量是否充满	按充电键或按电极板上的充电按钮，至屏幕显示充电完成
	6. 电极板放置位置	位置放置正确，电极板和皮肤紧密接触	电极板正确安放位置：一个电极板置于心底部，即右锁骨中线第 2 肋间；另一个电极板置于心尖部，即左腋中线第 5 肋间
	7. 除颤电击	导电物品不接触患者，示意周围人员离开患者和床	双手拇指同时按压放电按钮电击除颤（从启用手控除颤电极板至第一次除颤完毕，全过程不超过 20 秒）
	8. 观察	观察患者反应，观察心电图波形情况，观察患者皮肤情况，判断是否再次除颤	心电监护提示室颤消失，移开电极板；旋钮回位至监护；清洁除颤电极板
	9. 关机	关机，电极板正确回位	密切观察患者生命体征变化，继续做好后续治疗

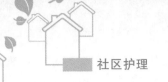

续表

实施步骤	具体内容	操作要求	相关提示
操作后	1. 协助患者整理衣物,取舒适卧位	注意动作轻柔	
	2. 整理	整理床单位,清洁擦拭除颤仪,使除颤仪处于备用状态,洗手	
	3. 记录	操作结束后应在护理记录单上记录,并由护士和家属在记录单上双签名	

任务评价

心肺复苏操作考核评分标准见表13-4。

表13-4 心肺复苏操作考核评分标准

项目名称	操作流程	技术要求	分值	扣分及说明
实施(80分)	现场安全(3分)	• 确保现场对施救者和伤患者均是安全的	3	确定现场环境安全3分
	判断与呼救(8分)	• 检查伤患者有无反应 • 检查是否无呼吸(终末叹气应视为无呼吸),同时检查脉搏,5~10秒完成 • 确认伤患者意识丧失,立即呼叫,启动应急反应系统	2 3 3	(1) 判断意识,轻摇伤患者肩膀0.5分;呼唤其姓名0.5分;观察有无反应0.5分;5秒内完成,报告结果0.5分 (2) 判断呼吸,观察有无胸廓起伏,并将面部贴近伤患者口鼻,感觉有无气体逸出1分;触摸颈动脉搏动,位置正确(气管正中向近侧旁开2指)1分;5~10秒完成,报告结果1分 (3) 确认伤患者意识丧失、呼吸停止、颈动脉搏动消失,立即呼叫2分,记录抢救开始时间1分
	安置体位(6分)	• 确保伤患者仰卧在坚固的平坦表面上 • 去枕,头、颈、躯干在同一轴线上 • 双手放于身体两侧,身体无扭曲	2 2 2	(1) 检查伤患者是否卧于坚固平坦表面1分,取仰卧位1分 (2) 去枕1分,检查头、颈、躯干是否在同一轴线上1分 (3) 双手放于身体两侧1分,身体无扭曲(口述)1分
	心脏按压(27分)	• 立于伤患者一侧,解开伤患者衣领、腰带 • 按压部位:伤患者胸部中央,胸骨下半部 • 按压方法:手掌根部重叠,手指翘起,两臂伸直,使双肩位于双手的正上方。垂直向下用力快速按压 • 按压深度:5~6 cm • 按压速率:100~120次/分 • 胸廓回弹:每次按压后使胸廓充分回弹(按压时间与放松时间之比为1:1) • 尽量不要按压中断:中断时间控制在10秒内	3 3 6 4 4 4 3	(1) 抢救者立于伤患者右侧0.5分,解开伤患者衣领1分、腰带1分,暴露伤患者胸腹部0.5分 (2) 按压部位在胸骨中下1/3交界处2分,定位方法正确(两乳头连线中点)1分 (3) 按压时肩、肘、腕在同一直线上2分,手臂垂直于伤患者胸部1分,用力均匀1分,掌根部接触按压部位1分,手指离开伤患者胸壁1分 (4) 按压深度错1次扣0.2分 (5) 按压频率错1次扣0.2分 (6) 回弹错误1次扣0.2分 (7) 按压中断过长1次扣0.5分
	开放气道(6分)	• 如有明确呼吸道分泌物,应当清理伤患者呼吸道,取下活动义齿 • 仰头提颏法,充分开放气道	2 4	(1) 检查口腔0.5分,清除口腔异物1分;取出活动义齿(口述)0.5分 (2) 检查颈部有无损伤1分,开放气道方法正确3分

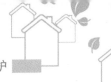

项目名称	操作流程	技术要求	分值	扣分及说明
实施 （80分）	人工呼吸 （14分）	● 立即给予人工呼吸2次 ● 送气时捏住伤患者鼻子，呼气时松开，每次呼吸要超过1秒，每次须见明显的胸廓隆起 ● 施以人工呼吸时应产生明显的胸廓隆起，避免过度通气 ● 吹气同时，观察胸廓情况 ● 胸外按压与人工呼吸之比为30：2，连续5个循环	2 3 3 3 3	（1）捏住伤患者鼻孔1分，方法正确1分 （2）用呼吸膜或纱布盖住伤患者口1分，操作者的口包住伤患者的嘴1分，吹气1分 （3）连续吹气2次，少1次扣0.5分；胸廓隆起1分 （4）示观察胸廓情况1次扣0.5分 （5）5个循环，少1个循环扣0.2分
	判断复苏效果 （12分）	操作5个循环后，判断并报告复苏效果 ● 颈动脉恢复搏动 ● 自主呼吸恢复 ● 散大的瞳孔缩小，对光反射存在 ● 收缩压大于60 mmHg（体现测血压动作） ● 面色、口唇、甲床和皮肤色泽转红 ● 出现反射、挣扎或躁动	2 2 2 3 2 1	（1）触摸颈动脉搏动位置正确1分，方法正确1分 （2）检查自主呼吸恢复1分，口述结果1分 （3）检查瞳孔对光反射1分，方法正确1分 （4）测量血压1分，方法正确1分，口述结果1分 （5）检查面色、口唇、甲床和皮肤色泽，体现判断动作1分，口述结果1分 （6）口述：出现反射、挣扎或躁动1分
	整理记录 （4分）	● 整理用物，分类放置 ● 七步洗手法洗手 ● 记录伤患者病情变化和抢救情况	1 1 2	（1）整理用物0.5分，分类放置0.5分 （2）洗手方法正确0.3分，动作规范0.3分，时间不少于15秒0.4分 （3）记录伤患者病情变化和抢救情况2分，按记录单内容记录，少1项扣0.2分
综合评价 （20分）	复苏评价 （10分）	● 正确完成5个循环复苏，人工呼吸与心脏按压指标显示有效（以打印单为准）	10	抢救失败扣5~10分
	规范熟练 （5分）	● 程序正确，操作规范，动作熟练，注意安全，按时完成	5	（1）急救意识强1分，动作迅速1分，程序正确0.5分，操作规范0.5分 （2）动作轻稳、爱护伤患者1分，注意自我防护0.5分，姿势节力0.5分
	护患沟通 （5分）	● 态度和蔼，自然真切，没有表演痕迹 ● 沟通有效，充分体现人文关怀	2 3	（1）态度和蔼0.5分，操作者着装整齐0.5分，没有表演痕迹1分 （2）沟通有效1.5分，体现人文关怀1.5分
	总分		100	

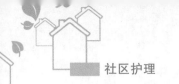

体外除颤术操作考核评分标准见表13-5。

表13-5 体外除颤术操作考核评分标准

考核项目		技术操作要求	总分	扣分	得分	备注
操作前	操作者仪态	仪表端庄，服装整洁	2			
	评估	评估患者病情、意识、心电图波形、身体佩戴物品性质、合作程度	5			
	用物准备	用物准备齐全，摆放有序	4			
	核对	正确查对操作项目	2			
操作过程	安全、舒适	注意患者安全，协助患者取合适体位	4			
	确认	确认患者发生室颤	4			
	开机	接通电源开机	2			
	选择除颤方式	选择正确除颤方式	2			
	涂导电糊	电极板涂擦均匀	2			
	选择能量	选择正确能量	6			
	充电	充电，判断电量是否充满	4			
	电极板放置位置	放置位置正确，电极板和皮肤接触	10			
	除颤电击	导电物品不接触患者，示意周围人员离开患者和床	12			
	观察	观察患者反应，观察心电图波形情况，观察皮肤情况，判断是否再次除颤	14			
	关机	关机，电极板正确回位	2			
	整理	协助患者取舒适体位，整理床单位，清洁擦拭除颤仪，使除颤仪处于备用状态。洗手，在护理记录单上记录	12			
评价	态度		2			
	整体性、计划性		4			
	操作时长		2			
	相关知识熟悉程度		5			
测试时间		13分钟（其中用物准备10分钟，操作3分钟）				
总分			100			

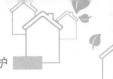

"心肺复苏、AED 救护"任务学习报告单见表 13-6。

表 13-6　"心肺复苏、AED 救护"任务学习报告单

姓名		班级		学号	
任务一		心肺复苏、AED 救护			
案例分析					
根据"情境案例"，假如你是医院护理人员，请回答： 　1. 郭先生突然心跳、呼吸停止，如何对该患者进行全面评估？ 　2. 如何对郭先生实施救护？ 					
学习感悟			存在问题		
参加社区志愿者服务活动记录					
对教学设计、活动安排的合理化建议					

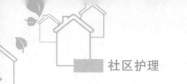

任务二　气道异物救护

学习任务单

达成学习目标	• 素质目标：具有救死扶伤的医者精神，以及良好的应急救护意识 • 知识目标：描述气道异物的救护流程和注意事项 • 能力目标：能正确评估患者，判断病情，及时发现气道异物，根据不同情况规范熟练地使用海姆立克急救法进行救护
学习方法建议	• 岗位见习：培养"时间就是生命"的急救意识，具备在面对气管异物患者时能沉着应对、根据不同情况规范熟练地使用海姆立克急救法进行救护的素质 • 自主预习：教材和在线课程资源 • 小组探究：分工合作，完成小组任务
分组学习任务	• 根据"情境案例"，采用角色扮演或小讲课形式，4人一组完成任务：对气管异物患者根据不同情况规范熟练地使用海姆立克急救法进行救护 • 录制相关视频，上传到线上学习平台
课堂形式预告	• 分组汇报 • 教师点评 • 完成学生自评、小组互评和教师评价

情境案例

小红，2岁，在家中晚餐进食花生米时，突然双手抓住颈部，剧烈咳嗽，呼吸困难伴发绀，由家人送至医院。查体：体温37.5 ℃，脉搏160次/分，呼吸28次/分，口唇发绀，吸气性三凹征，双肺呼吸音增粗，右肺呼吸音减低，可闻及少许哮鸣音。X线胸片显示右侧局限性肺气肿。诊断：气管异物。

任务：

1. 对该患者进行全面评估。

2. 请立即对该患者实施紧急救护。

任务分析

气管异物是指非气管内生长，而是经由会厌进入气道内的外来物品。其严重性取决于异物的性质和造成气道阻塞的程度，轻者可能会引起不同程度的呼吸困难，重者可致窒息死亡。气管异物是耳鼻咽喉科常见急症之一，最易发生于儿童，偶见于成人。据不完全统计，我国每年因吞咽异物或气管异物阻塞等引起意外窒息而死亡的儿童超过3000名。

气管异物救护是对出现此类急症的患者通过海姆立克方法实施的紧急救护，达到尽早取出异物、使患者保持呼吸道通畅的目的。

气道异物急救操作（海姆立克法）视频

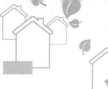

任务实施

气道异物患者的救护操作流程见表 13-7。

表 13-7 气道异物患者的救护操作流程

实施步骤	具体内容	操作要求	相关提示
操作前	1. 物品	通信设备、抗生素、纱布、桌椅、气管插管包、气管切开包、光源、支气管镜、喉镜、一次性吸痰包	
	2. 环境	安静整洁、光线良好、通风保暖	
	3. 模拟患者	（1）自身情况：了解病例情况，进入角色扮演	安抚患者，使其能够配合抢救
		（2）心理情况：焦虑、恐惧	
		（3）健康知识：知晓气管异物的好发因素	
	4. 操作者	着装整洁、规范洗手、戴口罩	
	5. 预期目标	（1）在规定的时间（40分钟）内完成 （2）操作过程正确，使气管异物患者顺利排出异物，无并发症发生 （3）使患者掌握气管异物自我冲击法	
	6. 有效沟通	（1）询问患者家属最后进餐时间，了解异物的种类、大小、形状和嵌顿部位 （2）安抚患者，使其能够配合抢救	
操作中	1. 紧急救护过程（院前）	（1）气道阻塞轻微时：鼓励患者继续用力咳嗽并尽力呼吸，施救者不宜干扰其自行排出异物，应密切观察患者情况 （2）气道阻塞严重时：施救者应立即实施干预，尽快帮助患者排出异物 ①立位腹部冲击法：适用于意识清醒者 方法：使患者弯腰，头部前倾，施救者站于其背后，以双臂环绕其腰，一手握拳，使拇指倒顶住其腹部正中线，脐部略上方，远离剑突尖处，另一手紧握此拳以快速向内向上力量冲击，连续5次，以造成人工咳嗽，重复进行，直至异物排出（图13-5） 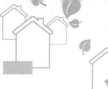 图 13-5 站位冲击法 ②卧位腹部冲击法：适用于意识不清者或因施救者身体矮小而不能环抱住患者腰部时 方法：将患者置于仰卧位，使头后仰，开放气道，施救者双膝骑跨于其髋部，以一手的掌根置于其腹部正中线，脐部略上方，不能触及剑突处，另一手交叉重叠该手之上，快速向内向上冲击其腹部，连续5次，重复进行，直至异物排出	如自行解除阻塞失败，立即拨打"120"电话启动应急医疗服务体系（EMSS） 立位腹部冲击法口诀 剪刀石头布 快评来救助 弓步向前倾 向上向内冲

实施步骤	具体内容	操作要求	相关提示
操作中	1. 紧急救护过程（院前）	③胸部冲击法：适用于妊娠晚期或过度肥胖者 方法：施救者站于患者背后，双臂绕过其腋窝，环绕其胸部，一手握拳，使拇指倒顶其胸骨中点，避免压于剑突或肋缘上；另一手抓住握拳手实施向后冲击。若患者已昏迷，使其仰卧，施救者跪于一侧，将重叠的双手掌放于患者的胸骨下半段上向后冲击 ④拍背法和胸部手指猛击法：适用于婴幼儿 方法：施救者前臂支撑于自己大腿上，使患儿面朝下骑跨在前臂上，头低于躯干，一手固定其双下颌角，用另一手掌跟部用力拍击患儿两肩胛骨之间的背部5次，使异物排出。若无效，可将患儿翻转过来，面朝上，放于施救者大腿上，托住其背部，头低于躯干，用示指和中指猛压其剑突下和脐上的腹部。必要时两种方法反复交替进行，直至异物排出 ⑤自我冲击法：适用于突发意外而无他人在场时 方法：患者一手握拳，将拇指侧朝向腹部，放于剑突下和脐上的腹部，另一手抓住握拳手，快速向内向上冲击5次；也可将腹部顶住椅背、桌沿等坚硬物表面，猛向前冲击，直至异物排出（图13-6） 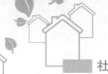 图13-6　自我冲击法	
	2. 紧急救护过程（院内）	（1）快速备好吸氧、吸痰装置，气管切开包，心电监护仪，以及急救药品；必要时备好光源及支气管镜、喉镜；密切观察患者呼吸、神志变化，并给予吸氧 （2）呼吸困难或突然发生窒息时，立即行人工呼吸、心肺复苏，必要时行气管切开术或喉镜下异物取出术；需手术取出异物时，护士应快速做好术前准备	救护后工作： • 床头备齐氧气、吸痰器、喉镜、气管插管、气管切开包等抢救物品 • 准确及时执行医嘱，如对发热、咳嗽、咳脓痰、咯血及心肺功能损害等进行对症处理 • 做好家属沟通工作，如需手术，协助医生做好术前准备 • 做好病情观察，患者出现阵发性咳嗽并闻及异物拍击音时是异物取出的好时机，应及时把握
操作后	1. 协助患者整理衣物，取舒适卧位	注意动作轻柔	
	2. 评价	（1）患者顺利排出气管异物 （2）护士能及时观察并预防并发症 （3）程序正确，操作规范，动作熟练 （4）沟通有效，语言亲切，态度和蔼 （5）在规定时间内完成	
	3. 用物处置	污染的敷料须立即放入污物盘或医疗垃圾袋内；一次性医疗用物须带回卫生服务中心处理	
	4. 记录	操作结束后应在护理记录单上记录，并由护士和家属在记录单上双签名	

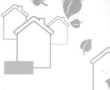

任务评价

气道异物患者的救护考核标准见表 13-8。

表 13-8 气道异物患者的救护考核标准

考核项目		评分要求	分值	得分	备注
评估 (15分)	物品	通信设备，抗生素，纱布，桌椅，气管插管包、气管切开包，光源，支气管镜、喉镜，一次性吸痰包	4		
	环境	安静整洁、光线良好、通风保暖	2		
	模拟 患者	1. 自身情况：了解病例情况，进入角色扮演	2		
		2. 心理情况：焦虑、恐惧的心理	2		
		3. 健康知识：知晓气管异物的好发因素	2		
	操作者	着装整洁、规范洗手、戴口罩	3		
计划 (5分)	预期 目标	1. 在规定的时间（40分钟）内完成	3		
		2. 操作过程正确，使气管异物患者顺利排出异物，无并发症发生	1		
		3. 帮助患者掌握气管异物自我冲击法	1		
实施 (60分)	舒适 环境	安静整洁、光线良好	2		
		通风良好、温湿度适宜	2		
	有效 沟通	1. 询问患者家属最后进餐时间，了解异物的种类、大小、形状和嵌顿部位	3		
		2. 安抚患者，使其能够配合抢救	3		
	舒适体位	根据患者情况而定	3		
	紧急 救护 过程 (院前)	1. 气道阻塞轻微时：鼓励患者继续用力咳嗽并尽力呼吸，施救者不宜干扰其自行排出异物，应密切观察患者情况	10		
		2. 气道阻塞严重时：施救者应立即实施干预，尽快帮助患者排出异物 （1）立位腹部冲击法：适用于意识清醒者 方法：使患者弯腰，头部前倾，施救者站于其背后，以双臂环绕其腰，一手握拳，使拇指倒顶住其腹部正中线，脐部略上方，远离剑突尖处，另一手紧握此拳以快速向内向上力量冲击，连续5次，以造成人工咳嗽，重复进行，直至异物排出 （2）卧位腹部冲击法：适用于意识不清者或因施救者身体矮小而不能环抱住患者腰部时 方法：将患者置于仰卧位，使头后仰，开放气道，施救者双膝骑跨于其髋部，以一手的掌根置于其腹部正中线，脐部略上方，不能触及剑突处，另一手交叉重叠该手之上，快速向内向上冲击其腹部，连续5次，重复进行，直至异物排出 （3）胸部冲击法：适用于妊娠晚期或过度肥胖者 方法：施救者站于患者背后，双臂绕过其腋窝，环绕其胸部，一手握拳，使拇指倒顶其胸骨中点，避免压于剑突或肋缘上；另一手抓住握拳手实施向后冲击。若患者已昏迷，使其仰卧，施救者跪于一侧，将重叠的双手掌放于患者的胸骨下半段上向后冲击 （4）拍背法和胸部手指猛击法：适用于婴幼儿 方法：施救者前臂支撑于自己大腿上，使患儿面朝下骑跨在前臂上，头低于躯干，一手固定其双下颌角，用另一手掌跟部用力拍击患儿两肩胛骨之间的背部5次，使异物排出。若无效，可将患儿翻转过来，面朝上，放于施救者大腿上，托住其背部，头低于躯干，用示指和中指猛压其剑突下和脐上的腹部。必要时两种方法反复交替进行，直至异物排出 （5）自我冲击法：适用于突发意外而无他人在场时 方法：患者一手握拳，将拇指侧朝向腹部，放于剑突下和脐上的腹部，另一手抓住握拳手，快速向内向上冲击5次；也可将腹部顶住椅背、桌沿等坚硬物表面，猛向前冲击，直至异物排出	10		

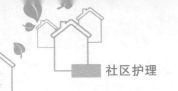

社区护理

续表

考核项目		评分要求	分值	得分	备注
实施 （60分）	紧急救护过程（院内）	1. 快速备好吸氧、吸痰装置，气管切开包，心电监护仪，以及急救药品；必要时备好光源及支气管镜、喉镜；密切观察患者呼吸、神志变化，并给予吸氧	10		
		2. 呼吸困难或突然发生窒息时，立即行人工呼吸、心肺复苏，必要时行气管切开术或喉镜下异物取出术；需手术取出异物时，护士应快速做好术前准备	7		
	救护后工作	1. 床头备齐氧气、吸痰器、喉镜、气管插管、气管切开包等抢救物品	2		
		2. 准确及时执行医嘱，如对发热、咳嗽、咳脓痰、咯血及心肺功能损害等进行对症处理	3		
		3. 做好家属沟通工作，如需手术，协助医生做好术前准备	4		
		4. 做好病情观察，患者出现阵发性咳嗽并闻及异物拍击音时是异物取出的好时机，应及时把握	1		
评价 （20分）		1. 患者顺利排出气管异物	4		
		2. 护士能及时观察并预防并发症	4		
		3. 程序正确，操作规范，动作熟练	4		
		4. 沟通有效，语言亲切，态度和蔼	4		
		5. 在规定时间内完成（每超过1分钟扣1分）	4		
总分			100		

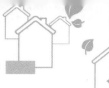

"气通异物救护"任务学习报告单见表13-9。

表 13-9 "气通异物救护"任务学习报告单

姓名		班级		学号	
任务二			气道异物救护		
案例分析					

根据"情境案例"，假如你是医院护理人员，请回答：

1. 如何对小红进行全面评估？

2. 如何对小红实施紧急救护？

学习感悟	存在问题

参加社区志愿者服务活动记录	
对教学设计、活动安排的合理化建议	

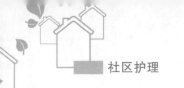

社区护理

任务三　创伤现场救护

学习任务单

"创伤现场救护"学习任务单见表13-10。

表13-10　"创伤现场救护"学习任务单

达成学习目标	<ul><li>素质目标：具有人文关怀精神，以及严谨求实的工作态度</li><li>知识目标：描述创伤现场救护（外伤止血、包扎、固定、搬运）的救护流程和注意事项</li><li>能力目标：能正确评估患者，判断病情，及时发现创伤患者，据不同情况规范熟练地进行外伤止血、包扎、固定、搬运</li></ul>
学习方法建议	<ul><li>岗位见习：培养"时间就是生命"的急救意识，具备在面对创伤现场救护时能沉着应对、冷静思考的素质，以及良好的团队协作精神</li><li>自主预习：教材和在线课程资源</li><li>小组探究：分工合作，完成小组任务</li></ul>
分组学习任务	<ul><li>根据"情境案例"，采用角色扮演或小讲课形式，4人一组完成任务：对创伤患者，据不同情况规范熟练地进行外伤止血、包扎、固定、搬运</li><li>录制相关视频，上传到线上学习平台</li></ul>
课堂形式预告	<ul><li>教师抽查1~2组任务视频</li><li>教师点评</li><li>完成学生自评、小组互评和教师评价</li></ul>

情境案例

王勇，男，35岁，工人。"患者多发伤，神志清楚，颈部疼痛，颈椎有压痛，右上肢前臂掌侧有一8 cm×10 cm大小软组织创面，广泛渗血，中央喷射性出血"。社区护士接到任务后到现场进行紧急救护。

任务：

1. 对该患者进行全面评估。

2. 请立即对该患者实施紧急救护。

任务分析

创伤是指在各种致伤因素作用下造成的人体组织损伤，以及同时出现的功能障碍和精神障碍。根据创伤的不同程度，轻者出血或疼痛，重者伤残甚至死亡。

创伤的种类有割伤、裂伤、刺伤、擦伤、挫伤、瘀伤等。它们表现为开放创伤和闭合创伤两大类。开放创伤有伤口和出血现象，细菌会从伤口处侵入人体，导致感染，时间越长，感染机会越大。闭合创伤表面没有伤口，感染的机会相对较小，但身体内血液可能已经大量流失于胸腔、腹腔及皮下、肌肉组织中，而且失血量难以目测。

钝物打击造成的通常为闭合创伤，交通意外等也可能导致骨折和内脏爆裂，引起身体内部的大出血。一般成年人的血量为体重的7%~8%。若失血量少于人体总血量的10%，则通过身体的自然调节，可以很快恢复。当失血量超过人体总出血量的15%时，伤者会出现脉搏加快和转弱，血压下降，感觉口渴，皮肤湿冷及苍白，此时需要及时控制出血，并紧急送医。当失血量超过人体总血量的40%时，伤者会出现呼吸浅且速度快，不省人事，此时可能危及生命。

创伤出血是最常遇到的意外伤害，不论是刀割碰伤，还是车祸碰撞，都需要尽快处理。然而，创伤急救的四大基本步骤"止血、包扎、固定、搬运"却未被大多数人熟知。一旦遭遇意外，正确、及时、有效地应用这些技术科学施救，往往能挽救患者生命、防止病情恶化、减少伤员痛苦及预防并发症等，搭建起一条绿色的生命通道。

任务实施

创伤现场救护（止血、包扎、固定、搬运）操作流程见表13-11。

创伤急救操作视频

表 13-11　创伤现场救护（止血、包扎、固定、搬运）操作流程

实施步骤	项目	操作要求	相关提示
操作前	1. 环境准备	判断环境是否安全、光线良好、通风保暖。尽力尊重患者隐私权	出诊前提前与家属取得联系，询问患者创伤情况，首次操作要护患双方签订协议责任书
	2. 用物准备	脊柱板（带头部固定器）1 个、固定带 5 条、可调节式颈托 1 个、弹力绷带 1 卷、纱布绷带 1 卷、纱布 1 块、纱垫 1 块、加压止血包 1 个、三角巾 1 块	用物分类放置、摆放合理
	3. 伤情判定	（1）操作者走至患者右侧，确认周围环境安全后，表明身份，询问病史，安慰患者，告知患者保持镇静 （2）初步判定伤情："患者多发伤，神志清楚，颈部疼痛，颈椎有压痛，右上肢前臂掌侧有一 8cm×10cm 大小软组织创面，广泛渗血，中央喷射性出血"，按颈椎骨折、右上肢外伤处理	
	4. 护士准备	着装规范，精神饱满	
	5. 指压止血基础固定	（1）操作者对右上肢进行指压止血：右手抬高患肢，左手四指压迫上臂中部肱动脉搏动处，将动脉压向肱骨 （2）指示 1 号助手头锁固定患者颈椎：1 号助手位于患者头部，采用头锁手法固定患者颈部，手型正确，手指不遮盖双耳，固定后口述"稳定" （3）指示 2 号助手继续指压止血，方法同前	

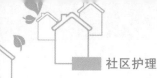
续表

实施步骤	项目	操作要求	相关提示
操作中	1. 止血带止血	（1）检查止血带是否完好、无漏气 （2）止血带部位垫衬垫 （3）止血带位置正确，在上臂上 1/3 段 （4）用纱布绷带固定止血带 （5）给止血带加压，压力均匀，压力 40 kPa （6）检查止血效果并报告 （7）填写标记卡，标注止血部位、时间并报告	• 止血带止血法：用于四肢较大动脉的出血。用其他方法不能止血或伤肢损伤无法再复原时，才可用止血带。使用止血带前，指导伤员用健肢协助指压止血。在扎止血带部位（上肢在上臂上 1/3 段，下肢在大腿上 2/3 段）垫衬垫，扎止血带部位正确，止血带压力均匀、适度，以刚好阻止动脉血液流动为度，手法正确，检查止血效果（扪远端动脉搏动），记录上止血带的部位及时间（图 13-7） 图 13-7 止血带止血法 • 加垫屈肢止血法：适用于四肢非骨折性创伤的动脉出血的临时止血措施。当前臂或小腿出血时，可于肘窝或腘窝内放纱布、棉花、毛巾作垫，屈曲关节，用绷带将肢体紧紧地缚于屈曲的位置（图 13-8） 图 13-8 加垫屈肢止血法
	2. 加压包扎	（1）敷料选择合适 （2）创面覆盖完整 （3）弹力绷带包扎方法正确 （4）加压均匀、适度 （5）绷带卷无脱落 （6）包扎平整美观，敷料无外露	• 环形包扎法：将绷带环形缠绕，包第一周时应留小角内折，而后每一周与前一周重合，用于各种包扎的起始和结束（图 13-9） 图 13-9 环形包扎法 • 螺旋包扎法：先环形包扎 2~3 周，而后螺旋向近心端缠绕，每一周与前一周重叠 1/3~1/2，用于四肢轴径大致相等部位的包扎（图 13-10） 图 13-10 螺旋包扎法

实施步骤	项目	操作要求	相关提示
			• 螺旋反折包扎法：先环行包扎2~3周，而后将右手绷带斜行30°角向近心端包扎，在肢体前面将绷带以45°角向下反折，左手牵拉反折处，依次每包扎一周反折一次，并与前一周重叠1/3~1/2，最后在反折处形成"麦穗状"。用于四肢轴径不等部位的包扎，如前臂、小腿（图13-11） 图13-11　螺旋反折包扎法
	3. 颈托固定颈部	（1）检查气管居中，颈部无出血 （2）操作者准备颈托，测量颈部长度，方法正确 （3）选择大小合适的颈托，塑形 （4）颈托使用方法正确，安置得当	• 在放置颈托前测量伤者颈部长度，用拇指与食指分开成直角，四指并拢，拇指于下颌下缘，测量下颌角至斜方肌前缘的距离 • 调整颈托，塑形 • 放置颈托时先放置颈前，保证位置居中，扣上搭扣，松紧度适中（口述"颈托固定完毕"）
操作中	4. 全面检查患者身体是否有其他伤情	（1）头面部：头部、前额、颧骨、鼻骨、下颌骨、双侧瞳孔、口腔、双耳 （2）胸部：锁骨、胸骨、肋骨 （3）腹部：上、中、下腹 （4）骨盆 （5）双下肢：包括活动情况、双侧足背动脉、末梢循环 （6）左上肢：包括左侧桡动脉及末梢循环，检查完后将患者双手放于胸部	
	5. 颈椎损伤固定及搬运	（1）2号助手至患者左侧，将固定带连接脊柱板 （2）口述"准备搬运患者" （3）操作者采用胸锁手法固定患者头部 （4）指导1号助手采用右侧头肩锁手法固定患者头部 （5）操作者及2号助手两人双左右手交叉，与1号助手配合将患者轴位翻动于右侧卧位；操作者统一口令，三人动作协调、平稳 （6）操作者检查患者背部，口述"背部无异常" （7）操作者及2号助手将脊柱板安置于患者背部适当的位置 （8）操作者指挥，将患者轴位翻动于仰卧位 （9）操作者采用胸锁手法固定患者头颈 （10）指导1号助手采用双肩锁手法固定患者头颈部	• 颈椎损伤的固定：颈后枕部垫以软垫，头的两旁再用软垫固定，头部用绷带轻轻固定，使患者平卧在担架上 • 建议使用铲式担架固定搬运，如无铲式担架可用硬板对患者进行固定和搬运

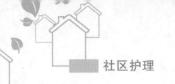

续表

实施步骤	项目	操作要求	相关提示
操作中		(11) 1号助手指挥，操作者与2号助手配合两人双手交叉，将患者用双前臂推至脊柱板适当位置 (12) 操作者与1号助手配合用固定带将患者妥善固定（固定时嘱患者深吸气，胸部固定带绕过患者双肩交叉固定），2号助手用固定患者带固定足部 (13) 腕部用三角巾八字法进行固定 (14) 检查固定带松紧度，检查患者呼吸、颈动脉波动是否正常，整理患者衣物 (15) 操作者口述"搬运患者"，三人站位正确，患者头朝后，脚朝前；口述"患者搬运过程中顺利，无异常"	• "8"字形包扎法：先环形包扎2～3周，然后将绷带沿关节自远心端向近心端，再自近心端向远心端，重复做"8"字环绕，并与前一周重叠1/3～1/2，用于关节部位的包扎（图13-12） 图13-12 "8"字形包扎法
操作后	1. 协助患者整理衣物，取舒适卧位	注意动作轻柔	
	2. 用物处置	污染的敷料须立即放入污物盘或医疗垃圾袋内；一次性医疗用物须带回社区卫生服务中心（站）处理	
	3. 记录	操作结束后应在护理记录单上记录，并由护士和家属在记录单上双签名	

任务评价

创伤现场救护（止血、包扎、固定、搬运）操作评分标准见表13-12。

表13-12 创伤现场救护（止血、包扎、固定、搬运）操作评分标准

考核项目	操作要求	标准分	扣分	实得分
伤情判定 （6分）	操作者及助手戴护目镜、一次性橡胶手套，排成一队整齐走入现场	1		
	宣布操作开始	1		
	操作者走至患者右侧，确认周围环境安全后，表明身份，询问病史，安慰患者，告知患者保持镇静	1		
	初步判定伤情："患者多发伤，神志清楚，颈部疼痛，颈椎有压痛，右上肢前臂掌侧有一8 cm×10 cm大小软组织创面，广泛渗血，中央喷射性出血"，按颈椎骨折、右上肢外伤处理	3		
指压止血 基础固定 （7分）	操作者对患者右上肢进行指压止血：右手抬高患肢，左手四指压迫上臂中部肱动脉搏动处，将动脉压向肱骨	3		
	指示1号助手头锁固定患者颈椎；1号助手位于患者头部，采用头锁手法固定患者颈部，手型正确，手指不遮盖双耳，固定后口述"稳定"	3		
	指示2号助手继续指压止血，方法同前	1		
物品准备 （3分）	操作者准备并清点物品：脊柱板（带头部固定器）1个、固定带5条、可调节式颈托1个、弹力绷带1卷、纱布绷带1卷、纱布1块、纱垫1块、加压止血包1个、三角巾1块	3		
止血带止血 （11分）	检查止血带是否完好、无漏气	1		
	止血带部位垫衬垫	1		
	止血带位置正确，在上臂上1/3段	2		
	用纱布绷带固定止血带	1		
	给止血带加压，压力均匀，压力40 kPa	2		
	检查止血效果并报告	2		
	填写标记卡，标注止血部位、时间并报告	2		

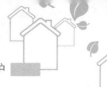

续表

考核项目	操作要求	标准分	扣分	实得分
加压包扎 （9分）	敷料选择合适	1		
	创面覆盖完整	2		
	弹力绷带包扎方法正确	2		
	加压均匀、适度	2		
	绷带卷无脱落	1		
	包扎平整美观，敷料无外露	1		
颈托固定 颈部 （8分）	检查气管居中，颈部无出血	2		
	操作者准备颈托，测量颈部长度，方法正确	2		
	选择大小合适的颈托，塑形	2		
	颈托使用方法正确，安置得当	2		
全面检查 患者身体是 否有其他 伤情 （12分）	头面部：头部、前额、颧骨、鼻骨、下颌骨、双侧瞳孔、口腔、双耳	2		
	胸部：锁骨、胸骨、肋骨	2		
	腹部：上、中、下腹	2		
	骨盆	1		
	双下肢：包括活动情况、双侧足背动脉、末梢循环	2		
	左上肢：包括左侧桡动脉及末梢循环，检查完后将患者双手放于胸部	2		
	期间，2号助手至患者左侧，将固定带连接脊柱板	1		
颈椎损伤 固定及搬运 （30分）	口述"准备搬运患者"	1		
	操作者采用胸锁手法固定病人头部	2		
	指导1号助手采用右侧头肩锁手法固定患者头部	2		
	操作者及2号助手两人双左右手交叉，与1号助手配合将患者轴位翻动于右侧卧位；操作者统一口令，三人动作协调、平稳	3		
	操作者检查患者背部，口述"背部无异常"	2		
	操作者及2号助手将脊柱板安置于患者背部适当的位置	2		
	操作者指挥，将患者轴位翻动于仰卧位	2		
	操作者采用胸锁手法固定患者头颈	2		
	指导1号助手采用双肩锁手法固定患者头颈部	2		
	1号助手指挥，操作者与2号助手配合，两人双手交叉，将患者用双前臂推至脊柱板适当位置	3		
	操作者与1号助手配合用固定带将患者妥善固定（固定时嘱患者深吸气，胸部固定带绕过患者双肩交叉固定），2号助手用固定带固定患者足部	3		
	腕部用三角巾"8"字形包扎法进行固定	1		
	检查固定带松紧度，检查患者呼吸、颈动脉波动是否正常，整理患者衣物	2		
	操作者口述"搬运患者"，三人站位正确，患者头朝后，脚朝前；口述"患者搬运过程中顺利，无异常"（无须真正抬起患者）	2		
	宣布操作完成	1		
整体质量 （14分）	手法规范	1		
	动作稳定熟练	1		
	操作准确	1		
	口令清晰准确	1		
	规定时间内完成（10分）	7分钟内完成（含7分钟）	10		
		8分钟内完成（含8分）	9		
		9分钟内完成（含9分钟）	8		
		10分钟内完成（含10分钟）	7		
		10分钟以上完成	5		
合计		100		

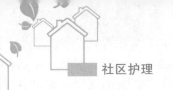

社区护理

"创伤现场救护"任务学习报告单见表 13-13。

表 13-13　"创伤现场救护"任务学习报告单

姓名		班级		学号	
任务三		创伤现场救护			
案例分析					

根据"情境案例",假如你是社区卫生服务中心的刘护士,到现场后,请回答:

　　1. 如何对王勇的病情进行全面评估?

　　2. 如何对王勇进行现场紧急救护?

学习感悟	存在问题

参加社区志愿者服务活动记录	
对教学设计、活动安排的合理化建议	

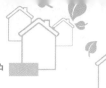

"社区现场应急救护"项目学习索引及学习自测笔记见表13-14。

表 13-14 "社区现场应急救护"项目学习索引及学生自测笔记

姓名		班级		学号	
心肺复苏救护	知识要点：				
	技能要点：				
AED 救护	知识要点：				
	技能要点：				
气道异物救护	知识要点：				
	技能要点：				
创伤现场救护	知识要点：				
	技能要点：				

榜样力量：万琪

学而思

项目十四　社区康复护理

　　根据国家卫健委等8部门发布的《关于加快推进康复医疗工作发展的意见》，乡镇卫生院和社区卫生服务中心（站）不设置康复医学科、不开展康复医疗服务，将难以达到服务能力推荐标准，不能创成社区医院。根据标准，乡镇卫生院、社区卫生服务中心（站）设置康复医学科要独立设置康复门诊，有条件的可设康复病房，至少应设置具备临床康复评定功能的传统康复治疗室、物理因子治疗室（区）、运动治疗室、作业治疗室等。

　　传统康复治疗以中国传统文化为背景，是在中医基本理论指导下的辨证施护、预防保健、养生康复的护理方法，是中医药体系中的重要组成部分，有着悠久的历史和丰富的内容。在社区开展中医护理具有得天独厚的优势，它可以针对不同的社区服务对象，完成相应的预防保健、康复护理、疾病护理等社区服务功能。常见的社区中医护理包括艾灸护理、拔罐护理、刮痧护理、穴位按摩护理等。这些技术具有操作简便、疗效确切、成本低廉、群众易接受等特点，在社区卫生服务体系应用前景广泛。卫生部、国家中医药管理局等部委的有关文件中明确指出："社区卫生服务机构要积极采用中医药、中西医结合与民族医药的适宜技术，充分发挥中医药在社区卫生服务中的特色和优势。"

　　社区康复服务内容包括中医康复适宜技术、心肺康复、辅助技术使用与指导等。

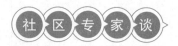

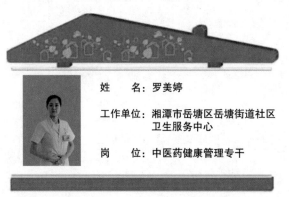

访谈视频

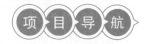

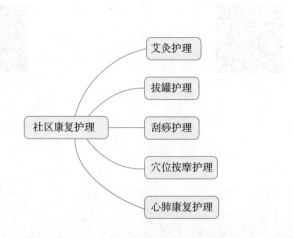

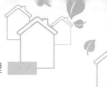

<h1 style="text-align:center">任务一　艾灸护理</h1>

学习任务单

"艾灸护理"学习任务单见表14-1。

表14-1　"艾灸护理"学习任务单

达成学习目标	• 素质目标：树立提供依法、规范、优质的护理服务的意识 • 知识目标：说出艾灸护理的目的和注意事项，归纳艾灸护理的操作步骤 • 能力目标：能正确评估患者体质及艾灸处皮肤情况，能正确进行艾灸护理
学习方法建议	• 岗位见习：社区康复科 • 自主预习：教材和学习通在线课程资源 • 小组探究：分工合作，完成小组任务
分组学习任务	根据"情境案例"，采用角色扮演或小讲课形式，分组完成任务：为患者在足三里穴、神阙穴、中脘穴行艾灸疗法 • 录制相关视频，上传到线上学习平台
课堂形式预告	• 分组汇报 • 教师点评 • 完成学生自评、小组互评和教师评价

情境案例

李某某，女，33岁，已婚。主诉：大便次数增多，每日4～10次，大便时泻时溏，伴有不消化食物，迁延反复，饮食减少，食后脘闷不舒。查体：面色萎黄，倦怠乏力，舌淡苔白，脉细弱。

任务：

请为患者在足三里穴、神阙穴、中脘穴行艾灸疗法。

任务分析

《医学入门》中说："凡病，药之不及，针之不到，必须灸之。"灸，烧灼的意思。灸法是指用某些燃烧材料熏烧或温烫体表的一定部位，借灸火的热力和药物的作用，通过刺激经络腧穴达到温经通络、活血行血、散寒祛湿、消肿散结、回阳救逆及预防保健的作用。施灸的材料很多，但以艾叶制成的艾绒为主。

灸法主要适用于虚证、寒证，如中焦虚寒性呕吐、腹痛、腹泻；脾肾阳虚、元气暴脱所致久泄、遗尿、阳痿、虚脱、休克；气虚下陷所致的脏器下垂；风寒湿痹而致的腰腿疼痛；等等。灸时应防止艾火脱落，烧伤皮肤和点燃衣服被褥。

艾条灸是将纯净的艾绒卷成圆形柱状的艾卷，一头点燃，在体表熏烤的施灸方法。患者仅有温热感而无灼痛感，局部皮肤出现红晕。常见的艾条灸有三类：①温和灸，艾条距施灸皮肤2～3 cm处进行熏灸，一般每处灸5～7分钟；②雀啄灸，艾条距施灸部位2～5 cm，如同鸟雀啄食一般，一上一下活动地施灸，一般灸3～5分钟；③回旋灸，艾条距施灸部位3 cm左右，左右来回旋转移动，进行反复熏灸，一般灸20～30分钟。

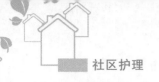

社区护理

任务实施

艾灸护理实施流程见表14-2。

表14-2 艾灸护理实施流程

实施步骤	具体内容	相关提示
1. 操作准备	设施设备、物品准备、人员准备	• 设施设备：坐凳或检查床、屏风、毛毯、生活垃圾桶、医用垃圾桶 • 物品准备：艾条、治疗盘、打火机、弯盘、小口瓶、手消毒剂 • 人员准备：患者熟知操作目的并能够配合操作，无操作禁忌证，护士仪表端庄，熟悉操作步骤
2. 操作前评估	评估治疗环境、物品、操作对象 (1) 舒适环境：环境宽敞明亮，温度适宜 (2) 有效沟通：核对姓名、诊断，解释施灸部位及配合要点；详细询问近期健康状况，排除艾条灸禁忌证 (3) 舒适体位：根据医嘱，选择并暴露施灸部位，注意保暖	操作对象评估 • 全身情况：主要临床表现、施灸部位的皮肤状况、凝血功能、对疼痛的耐受程度 • 心理情况：有无紧张恐惧心理 • 健康知识：是否知晓操作中的注意事项及配合要点，皮肤有过敏、水肿，大血管处，孕妇腹部和腰骶部不宜施灸
3. 实施操作	(1) 定部位（穴位），根据医嘱选择相应的施灸部位和灸法 (2) 手持艾条，将点燃的一端对准施灸穴位，以患者感到温热但无灼痛为度，灸至局部皮肤红晕。随时弹去艾灰，防止艾灰脱落，造成烧伤或毁坏衣物 (3) 观察局部皮肤及病情变化，询问患者有无不适 (4) 清洁局部皮肤并交代可能出现的反应和注意事项 (5) 将艾条燃烧面置于小口瓶中彻底熄灭艾火	• 施灸顺序一般先上后下，先头、背、腰部，后四肢、胸、腹部 • 艾条熏灸时间应根据患者的病情、体质、年龄和施灸部位而定 • 对昏迷、感觉迟钝、小儿患者施灸时，操作者将食、中两指置于施灸部位两侧，以测试局部受热程度 • 实证、热证、阴虚发热、孕妇腹部和腰骶部不宜施灸 • 灸后局部皮肤出现微红灼热属正常现象，无须处理，如局部出现水疱，小者可任其自然吸收，大者可消毒后用无菌针挑破，放出水液，涂以红花油或紫草油，用无菌纱布包敷
4. 操作后工作	(1) 协助患者整理衣物，安排舒适卧位，整理床单位 (2) 整理用物 (3) 规范洗手 (4) 根据医嘱，详细记录艾条灸法治疗后的客观情况，并签名	

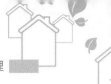

任务评价

"艾灸护理"任务考核评价表、任务学习报告单见表14-3和表14-4。

表14-3　"艾灸护理"任务考核评价表

考核内容		评分要求	分值	扣分	得分	备注
评估 (15分)	物品	艾条、治疗盘、打火机、弯盘、小口瓶、手消毒剂	4			
	环境	安静整洁、光线良好、通风保暖	2			
	操作对象	1. 全身情况：主要临床表现、施灸部位的皮肤状况、对疼痛的耐受程度	2			
		2. 心理情况：无紧张恐惧心理	2			
		3. 健康知识：知晓操作中的注意事项及配合要点	2			
	操作	着装整洁、规范洗手、戴口罩	3			
计划 (5分)	预期 目标	1. 在规定的时间（30分钟）内完成	3			
		2. 施灸部位及方法正确，无不良反应发生	1			
		3. 与操作对象沟通良好，患者满意度高	1			
实施 (60分)	环境	操作室温度适宜，环境宽敞明亮，便于观察	3			
	有效沟通	1. 核对姓名、诊断，解释施灸部位及配合要点	3			
		2. 详细询问近期健康状况，排除艾条灸禁忌证	3			
	体位	根据医嘱，选择并暴露施灸部位，注意保暖	4			
	操作过程	1. 定部位（穴位）	10			
		2. 手持艾条，将点燃的一端对准施灸穴位，以患者感到温热但无灼痛为度。随时弹去艾灰，灸至局部皮肤产生红晕	10			
		3. 观察局部皮肤及病情变化，询问患者则有无不适，防止艾灰脱落，造成烧伤或毁坏衣物	10			
		4. 清洁局部皮肤并交代可能出现的反应和注意事项，整理用物，规范洗手	7			
	操作后 工作	1. 协助衣着，安排舒适卧位，整理床单位，清理用物	5			
		2. 根据医嘱，详细记录艾条灸治疗后的客观情况，并签名	5			
评价 (20分)		1. 操作对象安全、无不良反应出现	4			
		2. 操作规范，动作熟练、轻柔	4			
		3. 沟通有效，配合良好，健康教育内容和方式合适	4			
		4. 语言亲切，态度和蔼	4			
		5. 在规定时间内完成（每超过1分钟扣1分）	4			
总分			100			

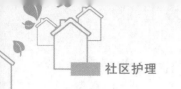
表 14-4　"艾灸护理" 任务学习报告单

姓名		班级		学号	
任务一			艾灸护理		
案例分析					

根据 "情境案例"，假如你是社区卫生服务中心的刘护士，请回答：

　　1. 足三里穴、神阙穴、中脘穴的具体位置在哪里？

　　2. 足三里穴、神阙穴、中脘穴的艾灸步骤是什么？

学习感悟	存在问题

参加社区志愿者服务活动记录	
对教学设计、活动安排的合理化建议	

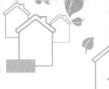

任务二　拔罐护理

学习任务单

"拔罐护理"学习任务单见表14-5。

表14-5　"拔罐护理"学习任务单

达成学习目标	• 素质目标：树立提供依法、规范、优质的护理服务的意识 • 知识目标：说出拔罐护理的目的和注意事项 • 能力目标：能正确评估患者体质及拔罐处皮肤情况，能实施拔罐护理操作
学习方法建议	• 岗位见习：了解拔罐护理的真实工作环境和工作流程 • 自主预习：教材和学习通在校课程资源 • 小组探究：分工合作，完成小组任务
分组学习任务	• 根据"情境案例"，采用角色扮演或小讲课形式，分组完成任务：为患者在肝腧穴（双）、肾腧穴（双）、腰阳关穴行拔罐疗法 • 录制相关视频，上传到线上学习平台
课堂形式预告	• 分组汇报 • 教师点评 • 完成学生自评、小组互评和教师评价

情境案例

王某某，女，57岁，已婚，工人。主诉：反复腰痛2年。患者2年前无明显诱因出现腰背部冷痛，自觉腰部沉重，转侧身体困难，活动及休息后无明显缓解。受寒及阴雨天气时加剧，遇温则缓解。体格检查：小便短，大便调。舌淡苔白，脉弦紧。脊柱居中，腰椎生理弯曲正常，腰椎无明显压痛，叩击痛（－），腰部转侧引痛、活动受限，马鞍区感觉无异常，双下肢肌力、感觉正常。生理性神经反射正常，病理性神经反射未引出。曾在当地医院就诊，腰椎X光提示"腰椎骨质疏松"。

任务：

请为患者在肝腧穴（双）、肾腧穴（双）、腰阳关穴行拔罐疗法。

任务分析

拔罐是以罐为工具，利用燃火、抽气等方法产生负压，使之吸附于体表，造成局部瘀血，以达到通经活络、行气活血、消肿止痛、祛风散寒等作用的疗法。拔罐疗法在中国有着悠久的历史，早在西汉时期的帛书《五十二病方》中就有关于"角法"的记载，角法就类似于后世的火罐疗法。而国外古希腊、古罗马时代也曾经盛行拔罐疗法。目前常用的罐具种类较多，有竹罐、玻璃罐、抽气罐等。

拔罐法具有温经通络、除湿散寒、消肿止痛、拔毒排脓的作用。其适用范围较为广泛，如风湿痹痛、各种神经麻痹，以及一些急慢性疼痛，如腹痛、腰背痛、痛经、头痛等，还可用于感冒、咳嗽、哮喘、消化不良、胃脘痛、眩晕等脏腑功能紊乱方面的病症。此外，丹毒、红丝疔、蛇毒咬伤、疮疡初期未溃等外科疾病亦可用拔罐法治疗。

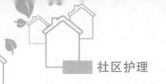

任务实施

拔罐护理实施流程见表14-6。

表 14-6   拔罐护理实施流程

实施项目	具体内容	相关提示
1. 操作准备	设施设备、物品准备、人员准备	• 设施设备：坐凳或检查床、屏风、毛毯、生活垃圾桶、医用垃圾桶 • 物品准备：治疗盘、玻璃罐数个、润滑剂、止血钳、95%乙醇棉球、打火机、清洁纱布、弯盘、手消毒剂 • 人员准备：患者熟知操作目的并能够配合操作，无操作禁忌证；护士仪表端庄，熟悉操作步骤
2. 操作前评估	评估治疗环境、物品、操作对象 (1) 舒适环境：环境宽敞明亮，温度适宜 (2) 有效沟通：核对姓名、诊断，解释拔罐部位及配合要点；详细询问近期健康状况，排除拔罐禁忌证 (3) 舒适体位：根据医嘱，选择并暴露拔罐部位，注意保暖	操作对象评估 • 全身情况：主要临床表现、拔罐部位的皮肤状况、凝血功能、对疼痛的耐受程度 • 心理情况：有无紧张恐惧心理 • 健康知识：是否知晓操作中的注意事项及配合要点
3. 实施操作	(1) 定部位（穴位），根据医嘱选择拔罐部位和拔罐方法 (2) 一手持火罐，另一手持止血钳夹95%酒精棉球点燃，深入罐内中下端，绕1~2周后迅速抽出，迅速将罐口扣至选定部位（穴位）上不动，待吸牢后撒手，适时留罐。留罐法留置10~15分钟，使局部皮肤充血；走罐法将罐拔好后，用手握住，上、下、左、右往返推移，直至皮肤充血为止；闪罐将罐拔住后立即起下，反复多次地拔住、起下，直至皮肤潮红、充血或瘀血即可 (3) 拔罐过程中要随时观察火罐吸附情况和皮肤颜色。局部皮肤紫红色为度，其疗效最佳。疼痛、过紧，应及时起罐 (4) 一手夹持罐体，另一手拇指按压罐口皮肤，使空气进入罐内，即可顺利起罐 (5) 清洁局部皮肤并交代可能出现的反应和注意事项	• 协助患者取舒适体位，注意保暖，防止受凉 • 掌握拔罐禁忌证。皮肤有过敏、水肿，大血管处，孕妇腰骶部、腹部均不宜拔罐 • 罐具的选择与检查。根据拔罐部位不同，选择大小合适的罐具。操作前检查罐口周围是否光滑、有无裂痕 • 准确选择拔罐部位，尽量选择肌肉丰厚的部位拔罐。骨骼凹凸不平和毛发较多处不宜拔罐 • 正确实施拔罐，预防和处理不良反应。拔罐时，动作要快、稳、准，起罐时切勿强拉；用火罐时应注意勿灼伤或烫伤皮肤；若烫伤或留罐时间太长而引起水疱，其处理同灸法 • 凡使用过的罐，均应消毒处理后备用
4. 操作后工作	(1) 协助患者衣着，安排舒适卧位，整理床单位，清理用物 (2) 根据医嘱，详细记录拔罐治疗后的客观情况，包括拔罐部位、拔罐方法、留罐时间、患者皮肤情况及有无不良反应，并签名	

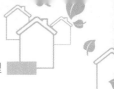

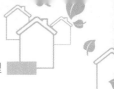

任务评价

"拔罐护理"任务考核评价表、任务学习报告单见表14-7和表14-8。

表14-7　"拔罐护理"任务考核评价表

考核内容		评分要求	分值	扣分	得分	备注
评估（15分）	物品	治疗盘、玻璃罐数个、润滑剂、止血钳、95%乙醇棉球、打火机、清洁纱布、弯盘、手消毒剂	4			
	环境	安静整洁、光线良好、通风保暖、温度适宜	2			
	操作对象	1. 全身情况：主要症状、拔罐部位的皮肤状况、凝血机制、对疼痛的耐受程度	2			
		2. 心理情况：无紧张恐惧心理	2			
		3. 健康知识：知晓操作中的注意事项及配合要点	2			
	操作者	着装整洁、规范洗手、戴口罩	3			
计划（5分）	预期目标	1. 在规定的时间（30分钟）内完成	3			
		2. 拔罐部位及方法正确，无不良反应发生	1			
		3. 与操作对象沟通良好，患者满意度高	1			
实施（60分）	环境	操作室温度适宜，环境宽敞明亮，便于观察	3			
	有效沟通	1. 核对姓名、诊断，解释拔罐部位及配合要点	3			
		2. 详细询问近期健康状况，排除拔罐禁忌证	3			
	体位	根据医嘱，选择并暴露拔罐部位，注意保暖	4			
	操作过程	1. 定部位（穴位）	10			
		2. 检查罐口有无缺损裂缝。一手持火罐，另一手持止血钳夹95%酒精棉球点燃，深入罐内中下端，绕1~2周后迅速抽出，迅速将罐口扣至选定部位（穴位）上不动，待吸牢后撒手，适时留罐	10			
		3. 拔罐过程中要观察火罐吸附情况和皮肤颜色	10			
		4. 一手夹持罐体，另一手拇指按压罐口皮肤，使空气进入罐内，即可顺利起罐	7			
	操作后工作	1. 协助患者衣着，安排舒适卧位，整理床单位，清理用物	5			
		2. 根据医嘱，详细记录拔罐治疗后的客观情况，并签名	5			
评价（20分）		1. 操作对象安全、无不良反应出现	4			
		2. 操作规范，动作熟练、轻柔	4			
		3. 沟通有效，配合良好，健康教育内容和方式合适	4			
		4. 语言亲切，态度和蔼	4			
		5. 在规定时间内完成（每超过1分钟扣1分）	4			
总分			100			

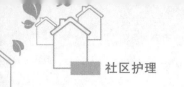社区护理

表 14-8 "拔罐护理"任务学习报告单

姓名		班级		学号	
任务二		拔罐护理			
案例分析					

根据"情境案例",假如你是社区卫生服务中心的刘护士,请回答:
1. 肝腧穴、肾腧穴、腰阳关穴的具体位置在哪?

2. 在肝腧穴、肾腧穴、腰阳关穴拔罐的具体步骤是什么?

学习感悟	存在问题

参加社区志愿者服务活动记录	
对教学设计、活动安排的合理化建议	

任务三　刮痧护理

学习任务单

"刮痧护理"学习任务单见表14-9。

表14-9　"刮痧护理"学习任务单

达成学习目标	• 素质目标：树立正确的专业思想，以及严谨缜密、实事求是、精益求精的科学态度 • 知识目标：说出各种中医刮痧方法的作用和临床应用情况 • 能力目标：能正确实施刮痧护理
学习方法建议	• 岗位见习：了解刮痧护理相关工作流程 • 自主预习：教材和学习通在线课程资源 • 小组探究：分工合作，完成小组任务
分组学习任务	• 根据"情境案例"，采用角色扮演或小讲课形式，分组完成任务：为"患者"行刮痧护理。主刮部位：背部足太阳膀胱经循行第一侧线（大杼到肾俞）、前臂手阳明大肠经循行线，曲池到合谷。配刮部位：胸闷恶心者加内关 • 录制相关视频，上传到线上学习平台
课堂形式预告	• 分组汇报 • 教师点评 • 完成学生自评、小组互评和教师评价

情境案例

刘某，女性，36岁。主诉：入夏后胸闷乏力，恶心不适，近两天加重，皮肤干燥无汗，舌苔白腻，脉濡数。初步诊断：暑湿遏表，请社区护士行刮痧疗法。

任务：

请为患者行刮痧护理。主刮部位：背部足太阳膀胱经循行第一侧线（大杼到肾俞）、前臂手阳明大肠经循行线，曲池到合谷。配刮部位：胸闷恶心者加内关。

任务分析

刮痧是临床常用的一种简易治疗方法，流传甚久。它是通过特制的刮痧器具和相应的手法，蘸取一定的介质，在体表进行反复刮动，使皮肤局部出现红色粟粒状或暗红色出血点等"出痧"变化，从而达到活血透痧的目的。因其简、便、廉、效的特点，临床应用广泛，适合社区医疗及家庭保健。刮痧还可配合针灸、拔罐、刺络放血等疗法使用，加强活血化瘀、祛邪排毒的效果。

刮痧具有调气行血、活血化瘀、舒筋通络、驱邪排毒等功效，已广泛应用于内、外、妇、儿科的多种病症及美容、保健领域，尤其适宜于疼痛性疾病、骨关节退行性疾病，如颈椎病、肩周炎的康复；对于感冒发热、咳嗽等呼吸系统病证，临床可配合拔罐应用；对于痤疮、黄褐斑等损容性疾病，可配合针灸、刺络放血等疗法；还可用于亚健康、慢性疲劳综合征等疾病的防治。

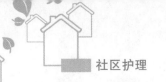

任务实施

刮痧护理实施流程见表14-10。

表14-10 刮痧护理实施流程

实施步骤	具体内容	相关提示
1. 操作准备	设施设备、物品准备、人员准备	• 设施设备：坐凳或检查床、屏风、生活垃圾桶、医用垃圾桶，必要时备浴巾 • 物品准备：治疗盘、刮痧板（牛角类、砭石类等刮痧类板或匙）、介质（刮痧油、清水、润肤乳等）、卷纸、手消毒剂 • 人员准备：患者熟知操作目的并能够配合操作，无操作禁忌证；护士仪表端庄，熟悉操作步骤
2. 操作前评估	评估治疗环境、物品、操作对象 (1) 舒适环境：环境宽敞明亮，温度适宜 (2) 有效沟通：核对姓名、诊断、刮痧方法和部位及操作中配合要点；详细询问近期健康状况，排除刮痧法禁忌证 (3) 舒适体位：根据医嘱，选择并暴露施灸部位，注意保暖	操作对象评估 • 全身情况：主要临床表现、刮痧部位的皮肤状况、对疼痛的耐受程度 • 心理情况：无紧张恐惧心理 • 健康知识：知晓操作中的注意事项及配合要点
3. 实施操作	(1) 清洁局部皮肤，用刮痧板蘸取适量介质涂抹刮痧部位 (2) 单手握板，将刮痧板放置掌心，用拇指和食指、中指夹住刮痧板，无名指、小指紧贴刮痧板边角，从三个角度固定刮痧板。刮痧时利用指力和腕力调整刮痧板角度，使刮痧板与皮肤之间夹角约为45°，以肘关节为轴心，前臂做有规律的移动。刮痧时用力要均匀，由轻到重，以患者能耐受为度，单一方向，不要来回刮。刮痧顺序一般为先头面后手足，先腰背后胸腹，先上肢后下肢，先内侧后外侧，逐步按顺序刮痧 (3) 观察患者局部皮肤颜色变化，询问患者有无不适，调节手法力度。一般刮至皮肤出现红紫为度，或出现粟粒状、丘疹样斑点或条索状斑块等形态变化，并伴有局部热感或轻微疼痛。对一些不易出痧或出痧较小的患者，不可强求出痧 (4) 清洁局部皮肤并交代可能出现的反应和注意事项	• 注意保暖，避免感受风寒，夏天中暑患者刮痧时，注意室内要保持空气流通 • 刮痧工具必须边缘光滑，无破损。使用过的刮具，应清洁消毒处理后备用 • 刮痧时用力应均匀，力度适中；不能干刮，应蘸取润肤介质保持润滑，以免刮伤皮肤；对不出痧或出痧少的部位不可强求出痧，禁用暴力 • 形体过于消瘦、有皮肤病变或出血倾向的患者不宜刮痧；五官孔窍及孕妇的腹部、腰骶部禁刮 • 刮痧过程中要随时观察病情变化，若患者出现头晕、目眩、心慌、出冷汗、面色苍白、恶心欲吐，甚至神昏扑倒等晕刮现象，应立即停止刮痧，取平卧位，立刻通知医生，配合处理
4. 操作后工作	(1) 协助患者衣着，安排舒适卧位，整理床单位 (2) 清理用物，规范洗手 (3) 根据医嘱，记录刮痧法治疗后的客观情况，并签名 (4) 准确记录刮痧时间、刮痧部位、出痧效果及患者反应	

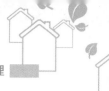

任务评价

"刮痧护理"任务考核评价表、任务学习报告单见表 14-11 和表 14-12。

表 14-11　"刮痧护理"任务考核评价表

考核项目		评分要求	分值	扣分	得分	备注
评估 （15 分）	物品	治疗盘、刮痧板（牛角类、砭石类等刮痧类板或匙）、介质（刮痧油、清水、润肤乳等）、卷纸、手消毒剂	4			
	环境	安静整洁、光线良好、通风保暖、温度适宜	2			
	操作对象	1. 全身情况：主要临床表现、刮痧部位的皮肤状况、对疼痛的耐受程度	2			
		2. 心理情况：无紧张恐惧心理	2			
		3. 健康知识：知晓操作中的注意事项及配合要点	2			
	操作者	着装整洁、规范洗手、戴口罩	3			
计划 （5 分）	预期 目标	1. 在规定的时间（30 分钟）内完成	3			
		2. 刮痧部位及方法正确，无不良反应发生	1			
		3. 与操作对象沟通良好，患者满意度高	1			
实施 （60 分）	环境	操作室温度适宜，环境宽敞明亮，便于观察	3			
	有效沟通	1. 核对姓名、诊断、刮痧方法和部位及配合要点	3			
		2. 详细询问近期健康状况，排除刮痧法禁忌证	3			
	体位	根据医嘱，选择并暴露刮痧部位，注意保暖	4			
	操作过程	1. 清洁局部皮肤，用刮痧板蘸取适量介质涂抹刮痧部位	10			
		2. 单手握板，将刮痧板放置掌心，用拇指和食指、中指夹住刮痧板，无名指、小指紧贴刮痧板边角，从三个角度固定刮痧板。刮痧时利用指力和腕力调整刮痧板角度，使刮痧板与皮肤之间夹角约为45°，以肘关节为轴心，前臂做有规律地移动。刮痧时用力要均匀，由轻到重，以患者能耐受为度，单一方向，不要来回刮	10			
		3. 观察患者局部皮肤颜色变化，询问患者有无不适，调节手法力度	10			
		4. 清洁局部皮肤并交代可能出现的反应和注意事项，整理用物，规范洗手	7			
	操作后 工作	1. 协助患者衣着，安排舒适卧位，整理床单位，清理用物	5			
		2. 根据医嘱，记录刮痧法治疗后的情况，并签名	5			
评价（20 分）		1. 操作对象安全、无不良反应出现	4			
		2. 操作规范，动作熟练、轻柔	4			
		3. 沟通有效，配合良好，健康教育内容和方式合适	4			
		4. 语言亲切，态度和蔼	4			
		5. 在规定时间内完成（每超过 1 分钟扣 1 分）	4			
总分			100			

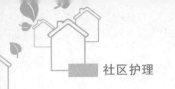

社区护理

表 14-12 "刮痧护理"任务学习报告单

姓名		班级		学号	
任务三		刮痧护理			
案例分析					

根据"情境案例",假如你是社区卫生服务中心的刘护士,请回答:

1. 该患者刮痧的具体部位是哪里?

2. 该患者刮痧的具体步骤是什么?

学习感悟	存在问题

参加社区志愿者服务活动记录	
对教学设计、活动安排的合理化建议	

264

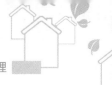

任务四　穴位按摩护理

学习任务单

"穴位按摩护理"学习任务单见表 14-13。

表 14-13　"穴位按摩护理"学习任务单

达成学习目标	• 素质目标：树立正确的专业思想，以及严谨缜密、实事求是、精益求精的科学态度 • 知识目标：说出穴位按摩护理的目的和注意事项 • 能力目标：能正确评估患者体质及操作处皮肤情况，能实施穴位按摩护理
学习方法建议	• 岗位见习：了解穴位按摩法相关工作流程 • 自主预习：教材和学习通在线课程资源 • 小组探究：分工合作，完成小组任务
分组学习任务	• 根据"情境案例"，采用角色扮演或小讲课形式。分组完成：为患者行穴位按摩疗法 • 录制相关视频，上传到线上学习平台
课堂形式预告	• 分组汇报 • 教师点评 • 完成学生自评、小组互评和教师评价

情境案例

李某某，女，36 岁，已婚。主诉：鼻塞流涕 3 天。恶寒重，发热轻，无汗，四肢酸痛，鼻塞声重，时流清涕，舌苔薄白而润，脉浮或浮紧。

任务：

请为该患者行穴位按摩疗法。

任务分析

穴位按摩法，又称推拿法，是在中医基础理论指导下，通过特定手法作用于人体体表的特定部位或穴位，以达到预防保健、促进疾病康复的目的。它具有疏通经络、滑利关节、强筋壮骨、散寒止痛、健脾和胃、清积导滞、扶正祛邪等作用。

穴位按摩法在临床上常用于各种急慢性疾病所致的痛症，如头痛、肩颈痛、腰腿痛、痛经及失眠、便秘等。

任务实施

穴位按摩护理实施流程见表 14-14。

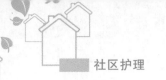

表 14-14 穴位按摩护理实施流程

实施步骤	具体内容	相关提示
1. 操作准备	设施设备、物品准备、人员准备	• 设施设备：坐凳或检查床、屏风、生活垃圾桶、医用垃圾桶，必要时备浴巾 • 物品准备：治疗盘、润肤介质（滑石粉、液体石蜡等）、治疗巾、手消毒剂 • 人员准备：患者熟知操作目的并能够配合操作，无操作禁忌证；护士仪表端庄，熟悉操作步骤
2. 操作前评估	评估治疗环境、物品、操作对象 （1）舒适环境：环境宽敞明亮，温度适宜 （2）有效沟通：核对姓名、诊断、穴位按摩方法和部位及操作中配合要点；详细询问近期健康状况，排除穴位按摩禁忌证 （3）舒适体位：根据医嘱，选择并暴露穴位按摩部位，注意保暖	操作对象评估 • 全身情况：主要临床表现、穴位按摩部位的皮肤状况、对疼痛的耐受程度 • 心理情况：有无紧张恐惧心理 • 健康知识：是否知晓操作中的注意事项及配合要点
3. 实施操作	（1）遵医嘱确定腧穴部位 （2）正确运用手法，操作时压力、频率、摆动幅度均匀，时间符合要求 （3）推拿时间一般宜在饭后 1~2 小时进行。每个穴位施术 1~2 分钟，以局部穴位透热为度 （4）随时询问患者对手法治疗的反应，及时调整手法。推拿时及推拿后局部可能出现酸痛的感觉，嘱患者如有不适及时告知 （5）清洁局部皮肤并交代可能出现的反应和注意事项	• 帮助患者取合适的体位，根据年龄、性别、病情、病位，选用合适的按摩手法 • 操作前嘱患者排尿（尤其是腰、腹部按摩），操作中注意保暖，保护患者隐私；操作前应修剪指甲，避免损伤患者皮肤 • 为减少阻力或提高疗效，术者手上可蘸水、滑石粉、液状石蜡、姜汁、酒等润肤介质 • 熟练掌握操作手法，要求柔和、有力、持久、均匀，禁止暴力和相反力，以防组织损伤。按摩时间以 15~20 分钟为宜 • 操作中减少不必要的暴露，防止受凉。注意观察患者全身情况，如出现面白肢冷或剧烈疼痛，应立即停止操作 • 严重心脏病、出血性疾病、癌症、急性传染病患者皮肤破损处及瘢痕处、孕妇的腰腹部均禁止按摩
4. 操作后工作	（1）协助患者衣着，安排舒适卧位，整理床单位 （2）清理用物，规范洗手 （3）根据医嘱，详细记录穴位按摩法治疗后的客观情况，并签名 （4）准确记录按摩时间、部位及患者反应	

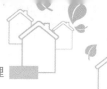

任务评价

"穴位按摩护理"任务考核评价表、任务学习报告单见表14-15和表14-16。

表14-15 "穴位按摩护理"任务考核评价表

考核项目		评分要求	分值	扣分	得分	备注
评估 (15分)	物品	治疗盘、润肤介质（滑石粉、液体石蜡等）、治疗巾、手消毒剂	4			
	环境	安静整洁、光线良好、通风保暖、温度适宜	2			
	操作对象	1. 全身情况：主要临床表现、穴位按摩部位的皮肤状况、对疼痛的耐受程度	2			
		2. 心理情况：无紧张恐惧心理	2			
		3. 健康知识：知晓操作中的注意事项及配合要点	2			
	操作者	着装整洁、规范洗手、戴口罩	3			
计划 (5分)	预期 目标	1. 在规定的时间（30分钟）内完成	3			
		2. 穴位按摩部位及方法正确，无不良反应发生	1			
		3. 与操作对象沟通良好，患者满意度高	1			
实施 (60分)	舒适环境	操作室温度适宜，环境宽敞明亮，便于观察	3			
	有效沟通	1. 核对姓名、诊断、穴位按摩方法和部位及配合要点	3			
		2. 详细询问近期健康状况，排除穴位按摩法禁忌证	3			
	舒适体位	根据医嘱，选择并暴露穴位按摩部位，注意保暖	4			
	操作过程	1. 遵医嘱确定腧穴部位	10			
		2. 正确运用手法，操作时压力、频率、摆动幅度均匀，时间符合要求	10			
		3. 随时询问患者对手法治疗的反应，及时调整手法	10			
		4. 清洁局部皮肤并交代可能出现的反应和注意事项，整理用物，规范洗手	7			
	操作后 工作	1. 协助患者衣着，安排舒适卧位，整理床单位，清理用物	5			
		2. 根据医嘱，详细记录穴位按摩治疗后的客观情况，并签名	5			
评价（20分）		1. 操作对象安全、无不良反应出现	4			
		2. 操作规范，动作熟练、轻柔	4			
		3. 沟通有效，配合良好，健康教育内容和方式合适	4			
		4. 语言亲切，态度和蔼	4			
		5. 在规定时间内完成（每超过1分钟扣1分）	4			
总分			100			

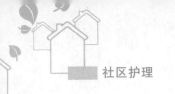
表 14-16 "穴位按摩护理"任务学习报告单

姓名		班级		学号	
任务四		穴位按摩护理			

案例分析
根据"情境案例",假如你是社区卫生服务中心的刘护士,请回答: 　1. 该患者穴位按摩的具体部位是哪里?   　2. 该患者穴位按摩的具体步骤是什么?

学习感悟	存在问题

参加社区志愿者服务活动记录	
对教学设计、活动安排的合理化建议	

任务五　心肺康复护理

学习任务单

"心肺康复护理"学习任务单见表14-17。

表 14-17　"心肺康复护理"学习任务单

达成学习目标	• 素质目标：具有人文关怀精神，以及严谨求实的工作态度 • 知识目标：简述心肺社区康复的评定、治疗、日常生活指导 • 能力目标：具有良好的人际沟通能力，能团队合作对常见心肺系统疾病进行全面评估、给出治疗方案并进行日常生活指导
学习方法建议	• 自主预习：教材和学习通在线课程资源 • 小组探究：分工合作，完成小组任务
分组学习任务	• 根据"情境案例"，采用角色扮演形式，4人一组完成任务：对心肺系统疾病患者进行康复评定、康复治疗、日常生活指导 • 录制相关视频，上传到线上学习平台
课堂形式预告	• 分组汇报 • 教师点评 • 完成学生自评、小组互评和教师评价

情境案例

某社区卫生服务中心王护士对辖区内王爷爷进行心肺康复护理，王爷爷 2022 年 7 月因冠心病入院，患慢性阻塞性肺疾病（COPD）10 余年，现活动受限、日常生活不能自理，寻求社区卫生服务中心帮助。

任务：

1. 对王爷爷进行康复评定。
2. 对王爷爷进行康复治疗。
3. 对王爷爷进行日常生活指导。

任务分析

心肺疾病是一系列涉及循环和呼吸系统的疾病，主要包括心脏疾病及肺疾病。迄今为止，药物、手术、支架、呼吸机等治疗手段仍不能完全有效改善心肺疾病患者的心肺功能和生活质量。随着心脏康复和肺康复的理论与技术不断发展，心肺康复成为改善心肺疾病患者心肺功能、提高其活动能力和生活质量的重要手段。由于循环和呼吸系统解剖结构和生理作用的联系，单独进行心脏康复或肺康复往往达不到最佳效果，因此应积极倡导心肺康复一体化的理念。社区心肺康复的终极目标是让心血管病、慢性肺疾病患者学会自我管理。

心肺康复护理的内容包括康复评定、康复治疗、风险预防处理等。

1. 康复评定　包括常规评估、体力活动危险分层、六分钟步行试验、心肺运动试验、Borg 呼吸困难评分、心理评定等。

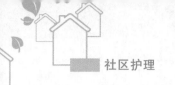

社区护理

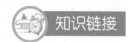

知识链接

六分钟步行试验终止的条件

（1）出现心绞痛或与心绞痛相似的症状。

（2）出现低灌注的症状，包括头晕、神志不清、运动失调、脸色苍白、发绀、恶心、皮肤发冷、冒汗。

（3）患者要求终止测试（如出现不能忍受的气短，即休息后也不能恢复并引起患者焦虑/痛苦）。

（4）身体或语言上表现出严重的疲倦，出现不正常的步姿（如腿痉挛、摇晃欲倒）。

（5）心率过速，即心率>（220-年龄)×0.65（需要联合其他的症状作考虑）。

（6）血氧饱和度低于85%。

（7）心率不能随着运动上升（除非患者安置了定率的心脏起搏器）。

2. 康复治疗　包括运动处方实施、作业治疗、呼吸训练、气道廓清技术、心理治疗、日常生活指导等。

3. 日常生活指导　包括体能活动指导、饮食指导、呼吸管理技巧、睡眠指导、健康教育、风险预防与处理等。

任务实施

心肺康复护理实施流程见表14-18。

表14-18　心肺康复护理实施流程

实施步骤	具体内容	相关要求
准　备	跟患者做好解释，准备好用物	
康复评定	常规评估、体力活动危险分层、六分钟步行试验（表14-19）、心肺运动试验、Borg呼吸困难评分（表14-20）、心理评定等	• 常规评估包括年龄、性别、身高、体重、诱发因素（如吸烟、尘雾污染、呼吸道感染等）、病程、肺功能、心功能检查结果、肺部影像学检查结果、每年发作情况、既往治疗情况及效果、其他疾病史、目前存在的主要问题、静态心肺功能、一般性检查、生活质量及精神心理评估、药物饮食评估等，其他评估包括柔韧性评估、协调性评估、平衡能力评估等
康复治疗	运动处方实施、作业治疗、呼吸训练、气道廓清技术、心理治疗（表14-21）	• 每次合适运动量的主要标志：运动后稍出汗，轻度呼吸加快，但不影响对话，全天无持续疲劳感，原有疾病无加重或出现，饮食、睡眠良好 • 尽量在舒缓情绪状态下运动，不必刻意追求运动技巧的完美，能够达到一定的运动量和心情舒畅即可 • 在运动中，还要特别注意预防意外的跌伤碰伤、热天避免出汗过多、冷天避免温差太大，还应避免单独运动或到偏僻人少的地方，以免出现意外不能及时获得帮助 • 运动时或运动后出现以下情况，应暂时停止练习：运动时自觉胸痛、呼吸困难、眩晕或诱发心绞痛；运动时心率超过130次/分或心率波动范围超过30次/分；运动时血压>200/100 mmHg，收缩压升高>30 mmHg或下降>10 mmHg；运动时或运动后出现严重的心律失常，如心电图ST段下移≥0.1 mV或上升≥0.2 mV

270

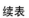

实施步骤	具体内容	相关要求
日常生活指导	体能活动指导、饮食指导、呼吸管理技巧、睡眠指导、健康教育、风险预防与处理等（表14-22、图14-1）	• 运动中出现以下情况应立即中止运动：头晕、胸痛、呼吸困难、心悸、乏力、晕厥、黑蒙等；血压>200/100 mmHg，收缩压升高>30 mmHg 或下降>10 mmHg；心电图ST段下移≥0.1 mV 或上升≥0.2 mV

表14-19 六分钟步行试验登记表

姓名		性别		年龄		病案号	
入院日期				记录日期			
试验前		心率 次/分		血压 mmHg		呼吸频率 次/分	
试验后		心率 次/分		血压 mmHg		呼吸频率 次/分	
试验前		血氧饱和度 %		试验后		血氧饱和度 %	
6分钟步行距离/米				是否完成试验 是 否			
试验后 Borg 呼吸困难评分							
试验后症状							

表14-20 Borg 呼吸困难评分标准

评分	Borg 呼吸困难程度评分标准
0分	完全没有感觉（"没事"代表您没有感觉到任何费力，没有肌肉劳累，没有气喘吁吁或呼吸困难）
0.5分	刚刚感觉到（非常微弱，刚刚有感觉）
1分	非常轻微（"很微弱"代表非常轻微的呼吸困难。按照您自己的步伐，您愿意走更近的路程）
2分	轻微（"微弱"代表轻微呼吸困难）
3分	中等（代表有些但不是非常的困难。感觉继续进行是尚可的、不困难的）
4分	稍微严重
5分	严重（"强烈/严重"代表呼吸非常困难，但是继续进行不是非常困难。该程度大约是"最大值"的一半）
6分	5~7 之间
7分	非常严重（"非常强烈"代表能够继续进行，但是不得不强迫自己，而且非常劳累）
8分	7~9 之间
9分	非常非常严重（几乎达到最大值）
10分	最大值（"极其强烈/最大值"代表极度的呼吸困难，对大多数人来讲这是他们以前生活中所经历的最强烈的程度）

表14-21 心肺康复治疗

1. 运动处方	• 运动种类：采取以有氧运动为主、无氧运动或循环抗阻训练为辅的方式。有氧运动可采取步行和慢跑等形式，对于有腰痛、肥胖和有关节疾病的患者，可进行原地踏车运动。循环抗阻是指一系列中等负荷、持续、缓慢、大肌群、多次重复的抗阻力训练，代谢的途径介于有氧与无氧之间，可运用弹力带、沙袋、哑铃、自由负重、墙壁滑轮或负重训练器进行 • 运动时间：每次训练都包含热身5~10分钟、靶强度运动时间15分钟、放松和柔韧性训练5~10分钟 • 运动强度：对低危、功能储备中等或以上的患者，以最大心率（Maximal Heart Rate，HRmax）计算，低强度<60%HRmax，中强度=60%~75%HRmax，高强度=75%~90%HRmax • 运动频率：有氧运动每周3~5次，抗阻训练每周2~3次

2. 作业治疗	选择提高耐力的作业活动：以有氧训练为主的活动，可明显增加患者的活动耐力，减轻呼吸困难症状，改善精神状态。常见的提高耐力的作业活动包括：文体活动中的快走、划船、骑车、游泳等，文娱治疗中的游戏、登山、跳健身舞等，以及职业治疗中的木工活、家务劳动、陶瓷工艺制作等
3. 呼吸训练	• 肌肉放松训练：有助于减少氧耗和协调呼吸，建立有效的呼吸模式 • 缩唇呼气：经鼻吸气，呼气时嘴唇缩紧，呈吹口哨样，在 4~6 秒内将气体缓慢呼出，口唇缩小以能耐受为度，一般吸气和呼气的时间比大致为 1：2 或 1 • 腹式呼吸：包括多种方法，总的原则就是吸气时腹部隆起，呼气时腹部下陷，呼气要缓
4. 气道廓清技术	包括体位引流技术、主动循环呼吸技术（Active Cycle of Breathing Techniques，ACBT）、咳嗽训练、胸部叩击和震颤排痰技术等，其目的在于充分引流呼吸道分泌物，促使气道通畅，降低气流阻力，减少支气管和肺的感染
5. 心理治疗	• 提供宣教，内容包括心理疾病的调整、压力管理和健康的生活方式等。如果可能的话，可以将家庭成员、室友或其他重要相关人员纳入宣教对象 • 提高患者或家庭的社会支持水平，发展支持的康复环境和社区资源 • 减少或戒除酒、烟、咖啡因或其他非处方精神类药物。教导和支持自我帮助进行行为改变、放松和其他压力管理，如有必要可联合精神药物治疗。将心理不良应激严重的患者，转给心理科进行进一步治疗 • 教导药物的作用和正确使用方法

表 14-22　心肺康复护理日常生活指导

1. 体能活动指导	在日常生活中应做工作计划与准备，并遵循能量节约技术 • 提前计划，设定合理目标，运用恰当的技巧，重要的事先做，调节自己，动作缓慢有节奏；轻松和繁重的工作交替进行；将繁重的工作分解，贯穿每天 • 物品摆放有序，活动程序合理，即事先准备好日常家务杂事或活动所需的物品或材料，并按照一定规律摆放。按照特定工作或生活任务的规律，确定最合理或者顺手的流程或程序，以减少不必要的重复劳动 • 操作动作简化，尽量采用坐位，并减少不必要的伸手、弯腰等无效动作。搬动物品或劳动时，尽量采用推车或其他省力的工具 • 计划休息时间，疲劳之前停止工作，有规律的短时间休息能让工作持续的时间更长 • 学会求助，例如请家庭成员、社会服务者、邻居、志愿者或朋友来帮忙，将自己的精力用到最合适的地方
2. 饮食指导	心脏病患者每天摄入食盐的目标量是 6 g，食用油是 25 g。多食富纤维、富钾蔬菜，食物纤维可产生低热量的满腹感，可排出体内多余的钠，降低血压。每日水果的最佳摄入量是 100 ~ 150 g。血液中钾浓度过高可引起心律不齐，因此心脏病、肾脏病、糖尿病患者有时还需要注意钾不要摄取过量
3. 呼吸管理技巧	在进行日常活动时始终注意调节呼吸，控制呼吸速度。避免屏住呼吸，这会减少心脏、肺部和身体的供氧量 • 调节步伐，慢慢行走，就能在需要休息前走得更远。当感觉呼吸急促时，尝试双臂支持站立或坐位帮助调节呼吸节奏 • 从椅子和床上起来时，通过缩唇深深吸气，然后慢慢呼出 • 拎重物时，深深吸口气，将东西提起来，然后慢慢地呼气 • 伸手去够晾衣绳及上层架子时，深吸一口气，举手时再呼出 • 用扫帚、吸尘器或手推车时，吸气时停下来休息一下，继续工作的时候再呼气
4. 睡眠指导	心肺疾病患者要保证规律的生活习惯，每天在同一时间睡觉、起床，积极运动等，切忌夜间暴饮暴食、喝刺激性饮料、过多思考、情绪激动等，保证睡眠质量
5. 健康教育	• 引导患者及照护人员掌握健康管理知识，养成每天测量血压、脉搏、体重、出入量的习惯 • 记录好每天做的事情和身体状态，可以有效观察和了解病情的细微变化 • 心脏病经常会突然发作，患者要随身携带医疗保险卡、病历本和药物，胸痛发作的时候要采取应急处理
6. 风险预防与处理	• 虽然有时患者自觉症状不明显，但是康复过程中的心律失常、心绞痛、晕厥等十分常见，有时也具有一定危险性。因此，社区康复人员应该对可能出现的运动风险事件进行正确识别、准确判断危险性并迅速合理处置（图14-1） • 运动中出现以下情况应立即中止运动：头晕、胸痛、呼吸困难、心悸、乏力、晕厥、黑蒙等；血压>200/100 mmHg，收缩压升高>30 mmHg 或下降>10 mmHg；心电图 ST 段下移≥0.1 mV 或上升≥0.2 mV

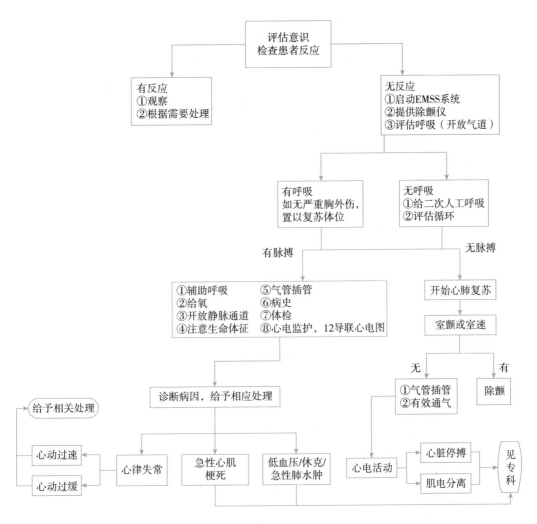

图 14-1　风险事件处理流程

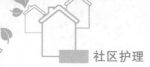

"心肺康复护理"任务学习报告单见表14-23。

表 14-23 "心肺康复护理"任务学习报告单

姓名		班级		学号	
任务五		社区康复护理			

案例分析

根据"情境案例",假如你是社区卫生服务中心的刘护士,请回答:

1. 如何对王爷爷进行康复评定?

2. 如何对王爷爷进行康复治疗?

3. 如何对王爷爷进行日常生活指导?

学习感悟	存在问题

参加社区志愿者服务活动记录	
对教学设计、活动安排的合理化建议	

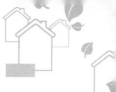

"社区康复护理"项目学习索引及学生自测笔记见表14-24。

表 14-24　"社区康复护理"项目学习索引及学生自测笔记

姓名		班级		学号	
艾灸护理	知识要点：				
	技能要点：				
拔罐护理	知识要点：				
	技能要点：				
刮痧护理	知识要点：				
	技能要点：				
穴位按摩护理	知识要点：				
	技能要点：				
心肺康复护理	知识要点：				
	技能要点：				

榜样力量：鲜继淑　　　　　　　学而思

项目十五　社区延续护理

延续护理，是将住院护理服务延伸至社区或家庭的一种新型护理模式。作为高质量和低成本的医疗策略之一，延续护理已经成为当今许多国家医疗卫生保健改革的重点和国际护理研究的热点。《全国护理事业发展规划（2021—2025年）》指出，要推动护理高质量发展，创新护理服务模式，支持医疗机构积极提供"互联网+护理服务"、延续护理、上门护理等，将机构内护理服务延伸至社区和居家，为出院患者、生命终末期患者或行动不便、高龄体弱、失能失智老年人提供便捷、专业的医疗护理服务。

延续护理被认为是高质量医疗服务必不可少的环节，对慢性病的康复、成本效益控制、有效利用医疗卫生资源等都起到至关重要的作用。社区延续护理服务内容主要包括管道护理［如经外周静脉穿刺中心静脉置管（peripherally inserted central catheter，PICC）导管维护］、胰岛素笔注射护理、造口护理、手术切口护理等，并提供护理技术服务及康复指导，是社区服务的重要内容。

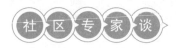

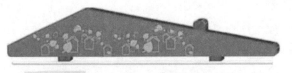

姓　　名：彭辉群

工作单位：湘潭市岳塘区岳塘街道
　　　　　社区卫生服务中心

岗　　位：全科护士长

访谈视频（1）

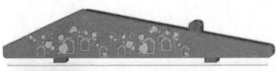

姓　　名：叶　铭

工作单位：长沙市岳麓区西湖街道
　　　　　社区卫生服务中心

岗　　位：办公室主任

访谈视频（2）

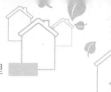

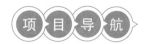

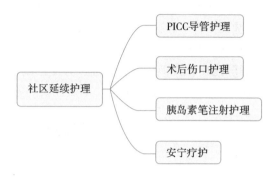

任务一　PICC 导管护理

学习任务单

"PICC 导管护理"学习任务单见表 15–1。

表 15–1　"PICC 导管护理"学习任务单

达成学习目标	● 素质目标：具有人文关怀精神，以及严谨细致的工作作风 ● 知识目标：知晓 PICC 导管的护理管理，了解 PICC 导管的建立过程与维护方法 ● 能力目标：能完成对 PICC 导管的护理
学习方法建议	● 岗位见习：了解 PICC 导管维护的相关工作内容 ● 自主预习：教材和学习通在线课程资源 ● 小组探究：分工合作，完成小组任务
分组学习任务	根据"情境案例"，采用小讲课、角色扮演、录制视频展示等形式分 4 组完成任务： ● 第 1 组：指导张奶奶日常维护 PICC 导管 ● 第 2 组：定期告知、督促张奶奶进行 PICC 导管维护 ● 第 3 组：指导张奶奶配合做好 PICC 导管敷料更换工作 ● 第 4 组：汇报小组集体录制的 PICC 导管维护科普视频
课堂形式预告	● 分组汇报 ● 教师点评 ● 完成学生自评、小组互评和教师评价

情境案例

　　某社区卫生服务中心李护士对辖区内张奶奶进行 PICC 导管置入后家庭访视，确认张奶奶于 2023 年 1 月 28 日在市中心医院普外科置入了 PICC 导管。

　　任务：

　　1. 指导张奶奶日常维护 PICC 导管。

　　2. 定期告知、督促张奶奶进行 PICC 导管维护。

　　3. 指导张奶奶配合做好 PICC 导管敷料更换工作。

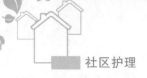

任务分析

PICC 是经外周静脉置入的中心静脉导管，由外周静脉（贵要静脉、肘正中静脉、头静脉）穿刺插管（图 15-1），导管的远端位于上腔静脉或锁骨下静脉。因其具有安全输注刺激性药物、有效保护患者外周血管、减轻患者痛苦、减少化学药物对血管刺激、插管快速方便、经济实用、可用于所有输液治疗与采集血样等优点，已广泛应用于肿瘤患者静脉化疗。其操作安全、维护方便、创伤性小、可有效降低感染率、留置时间长。若想留置成功及置管有效时间长，采取积极有效、高效优质的导管护理措施是很有必要的。

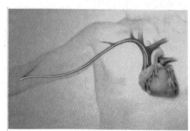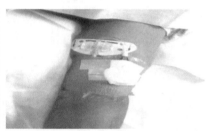

图 15-1　PICC 管

PICC 置管操作常见并发症的预防与处理规范见表 15-2。

表 15-2　PICC 置管操作常见并发症的预防与处理规范

常见并发症	原因	预防	处理
1. 导管堵塞	(1) 导管被夹闭 (2) 导管打折 (3) 不正确、不充分的冲管和封管方法 (4) 输入过高浓度的液体	• 置管成功后立即用肝素钠稀释液冲管 • 每次输液结束后，用肝素钠稀释液 10 mL 行脉冲式推注冲管，肝素帽正压封管 • 输注高浓度的液体及血制品后，要用生理盐水把导管完全冲干净才能封管 • 未输液时每 1~3 天冲、封管 1 次，保持 PICC 导管的顺畅，避免扭曲、打折	①检查导管夹是否夹闭，导管是否打折 ②若为血栓阻塞导管，可用肝素钠或尿激酶溶栓治疗，用针管抽取药液 10 mL 通过肝素帽先稍用力回抽，然后放松，使药液与血栓充分接触，如此反复数次，见回血后抽 3~5 mL 弃掉，不可推注入血管，以免再次造成栓塞
2. 穿刺点渗血、水肿	(1) 穿刺针过粗 (2) 患者凝血功能异常 (3) 穿刺部位过度活动	• 根据血管情况选择合适的穿刺针 • 置管前常规检查凝血功能。术后局部压迫止血 15~30 分钟 • 在 24 小时内适当限制臂部活动，如有凝血功能障碍，局部压迫止血时间可适当延长	①给予局部喷洒云南白药及凝血酶 ②用无菌纱布加压包扎
3. 静脉炎	(1) 放置过大的导管持续刺激静脉内皮 (2) 在导管穿刺过程中静脉壁受到刺激 (3) 通过尖端不在中心静脉内的导管输入刺激性药物	• 置管前选择好血管和导管，首选肘正中静脉，其次是贵要静脉 • 穿刺及送管时动作要轻柔，避免损伤血管壁 • 输入刺激性药物如某些化疗药时，可用 50% 硫酸镁湿敷，4~6 次/天，10~30 分钟/次 • 若封管前输入的是刺激性药物，宜用生理盐水冲净药物后再脉冲式冲管和正压封管 • 加强置管后的护理，置管后 24 小时应换药 1 次，此后每周 2 次，导管脱出部分勿再送入血管内，以防止局部皮肤表面细菌侵入血管，造成细菌性静脉炎	一旦发生静脉炎，应及时处理，如抬高患肢、放松肢体、上臂予湿热敷等

续表

常见并发症	原因	预防	处理
4. 感染	(1) 导管穿刺及护理过程中清洁或无菌条件不足 (2) 静脉输液管路或液体被污染 (3) 导管周围皮肤被感染	• 置管前局部彻底消毒，严格执行无菌原则 • 定时消毒伤口并更换无菌敷料，每周2~3次用碘伏换药可有效预防感染，更换肝素帽应每周1次 • 液体输入前严格检查、核对质量及有效期	①局部感染应每日换药，给予外用抗生素外敷，直到痊愈 ②若出现发热、寒战等全身感染症状，应选用适当的抗生素 ③必要时拔除导管，并做细菌培养
5. 穿刺局部疼痛	(1) 患者血管条件较差 (2) 经局部反复穿刺后置管成功，对血管和局部神经造成刺激	• 进行心理疏导，解除紧张情绪 • 避免反复穿刺，选择粗、直、弹性好的血管，尽可能保证一次穿刺成功	①行局部热敷、术肢活动和按摩以使血管尽可能充盈 ②如经多次穿刺，置管后可行理疗，必要时可外涂扶他林乳剂 ③如疼痛影响睡眠，可酌情应用安眠药
6. 导管脱出	(1) 患者肢体频繁活动，导管固定不牢 (2) 更换敷贴不及时或手法不正确	• 妥善固定导管，告知患者穿刺肢体勿频繁活动 • 定期检查并记录外留导管的位置和长度	①及时更换敷贴 ②更换时手法轻稳、正确，顺着导管方向从下往上揭去贴膜，以免将导管拔出

任务实施

PICC 导管护理操作流程见表 15-3。

表 15-3　PICC 导管护理操作流程

实施步骤	具体内容	相关提示
操作前	环境准备	(1) 提前与家属取得联系，询问患者切口情况，首次操作护患双方要签订协议责任书 (2) 环境宽敞明亮，温湿度适宜
	用物准备： 1. PICC 导管维护包，包括治疗巾 1 块、纱布数块、大头棉签 8 支（1 包）、20 mL 注射器 1 副、10 mL 注射器 1 副 2. 生理盐水 100 mL，稀释肝素液 50~100 μ/mL 3. 治疗盘内有：皮肤消毒剂（75%乙醇、皮肤消毒用碘伏）、棉签 1 包、7 号头皮针、无菌手套 1 副、肝素帽或正压接头、无菌大敷贴（10 cm×12 cm）、测量尺、医用胶带或 PICC 换药包（独立包装的75%乙醇消毒棉棒 3 支、独立包装的含 1%有效碘消毒棉棒 3 支、无菌治疗巾、无菌手套、无菌透明大敷料、3M 无菌免缝胶带、乙醇消毒棉片、无菌小方纱）	备齐并检查用物，放置合理
	评估患者情况	(1) 询问、了解患者留管期间状况 (2) 评估患者局部皮肤及血管情况（如红、肿、热、痛、皮疹、肿胀、渗血及渗液等）；导管有无移动，是否脱出或进入体内；敷料有无潮湿，是否脱落、污染，是否到期（每3~7天冲、封管1次）
	护士准备	着装规范，精神饱满

实施步骤	具体内容	相关提示
操作中	1. 向患者解释操作的目的	安置患者体位（平卧位、坐位）
	2. 测量臂围并记录	
	3. 在患者臂下铺一次性治疗巾，暴露导管穿刺部位，去除敷料。查看导管刻度，观察穿刺点有无红、肿或渗出物	注意给患者保暖，更换贴膜应自下向上、由外向内顺着皮肤方向撕取，注意切勿将导管拔出
	4. 打开 PICC 换药包，戴无菌手套	检查换药包是否完好无破损，是否在灭菌有效期内
	5. 用乙醇棉棒清洁 PICC 导管及周边皮肤，再用含 1% 有效碘的棉棒消毒穿刺部位周边皮肤及导管外露部分 3 遍	（1）消毒液选择：宜选用 2% 葡萄糖酸氯己定乙醇溶液（年龄不足 2 个月的婴儿慎用）、有效碘浓度不低于 0.5% 碘伏或 2% 碘酊溶液和 75% 酒精；酒精应避开穿刺点周围 1 cm 皮肤并避免接触导管本身，以免导致导管老化损坏，而络合碘应在穿刺点停留片刻，充分接触，杀灭穿刺点周围细菌 （2）消毒方法：以穿刺点为中心环形消毒，消毒面积大于无菌敷贴的范围
	6. 待干，体外导管呈 "S" 形或 "C" 形放置	粘贴部位无菌干燥
	7. 用无菌透明敷料固定	（1）透明敷料使用原则：透明敷料中央对准穿刺点；无张力粘贴（建议单手持膜） （2）透明敷料固定步骤：①捏合导管部分；②抚平整块敷料，排出膜下空气；③边撕边框边按压（防止卷边的发生）
	8. 再用 3 条无菌胶带稳妥固定导管	（1）第 1 条无菌胶带固定导管座，或安装蝶形翼后，再用无菌胶带妥善固定 （2）脱手套，第 2 条胶带交叉固定导管座或蝶形翼 （3）将签有操作者姓名和操作日期的第 3 条胶带横向粘贴
	9. 需要更换肝素帽的操作步骤	（1）反折导管（防止空气从导管末端开口处进入），取下原有肝素帽，弃之 （2）用乙醇棉片或乙醇棉球（不可过湿）包裹连接器螺旋部分及接口用力正反摩擦消毒 15 秒以上，装上新的预冲好的肝素帽并旋紧 （3）用 20 mL 生理盐水注射器连接头皮针排气，刺入肝素帽内以脉冲方式冲洗导管并正压封管（必要时换 10 mL 注射器注入 3~5 mL 肝素盐水并正压封管）；或以脉冲方式冲洗导管后直接连接输液
	10. 不需要更换肝素帽的操作步骤	（1）用乙醇棉片摩擦消毒肝素帽 15 秒 （2）用 20 mL 生理盐水注射器连接头皮针排气，刺入肝素帽内以脉冲方式冲洗导管并正压封管；或以脉冲方式冲洗导管后直接连接输液 （3）肝素帽应至少每周更换 1 次，若输注血液或胃肠道营养，需 24 小时更换 1 次

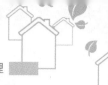

实施步骤	具体内容	相关提示
操作后	1. 整理用物，免洗手消毒液洗手	按要求分类处理各类物品。一次性医疗用物须带回社区卫生服务中心处理
	2. 交代注意事项（健康教育）	（1）保持局部清洁干燥，不要擅自撕下贴膜 （2）置管后如果出现以下情况请及时与护士联系：贴膜有卷曲、松动、贴膜下有汗液；穿刺点及周围有红、肿、疼痛、渗出物等感染迹象；PICC 外露管刻度有变化；穿刺上肢疼痛、肿胀等 （3）输液时置管侧肢体自由摆放，适当提高。睡眠时，保持舒适体位，尽量避免压迫置管侧肢体 （4）置管侧肢体可进行日常活动，注意勿提重物，不做引体向上、托举哑铃等持重锻炼 （5）携带此导管的患者可以淋浴，但应避免盆浴、泡浴。淋浴前用塑料保鲜膜将贴膜上下 10 cm 严密包裹，切忌浸湿贴膜 （6）治疗间歇期每 7 天到医院对导管进行冲管、换贴膜、换肝素帽等维护
	3. 填写维护记录单	（1）告知患者下一次更换的日期，导管在治疗间歇期间应至少每周维护 1 次 （2）护士和家属在记录单上双签名

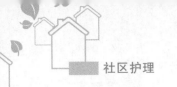

任务评价

"PICC 导管护理" 任务考核评价表、任务学习单见表 15-4 和表 15-5。

表 15-4 "PICC 导管护理" 任务考核评价表

考核项目	评分要求	分值	扣分	得分	备注
仪表 (5分)	着装符合无菌操作要求（操作者戴圆帽） 仪表大方，举止端庄 语言柔和恰当，态度和蔼可亲	5			
操作前 准备 (10分)	洗手、戴口罩 备齐并检查用物，放置合理 1. PICC 导管维护包，包括治疗巾 1 块、纱布数块、大头棉签 8 支（1 包）、20 mL 注射器 1 副、10 mL 注射器 1 副 2. 生理盐水 100 mL，稀释肝素液 50～100 μ/mL 3. 治疗盘内有：皮肤消毒剂（75%乙醇、皮肤消毒用碘伏）、棉签 1 包、7 号头皮针、无菌手套 1 副、肝素帽或正压接头、无菌大敷贴（10 cm×12 cm）、测量尺、医用胶带或 PICC 换药包（独立包装的 75%乙醇消毒棉棒 3 支，独立包装的含 1%有效碘消毒棉棒 3 支、无菌治疗巾、无菌手套、无菌透明大敷料、3M 无菌免缝胶带、乙醇消毒棉片、无菌小方纱） 携用物至患者床旁，核对（床号、姓名、住院号）；解释	10			
评估 (10分)	1. 询问、了解患者留管期间状况 2. 评估患者局部皮肤及血管情况（如红、肿、热、痛、皮疹、肿胀、渗血及渗液等）；导管有无移动，是否脱出或进入体内；敷料有无潮湿，是否脱落、污染，是否到期（每 3～7 天冲、封管 1 次） 3. 安置患者体位（平卧位、坐位）	10			
操作过程 (60分)	洗手	3			
	测量臂围并记录	2			
	在患者臂下铺一次性治疗巾，暴露导管穿刺部位，自下而上（或自上而下）去除敷料（0°或 180°），注意切忌将导管扯出体外。查看导管刻度，观察穿刺点有无红、肿或渗出物	10			
	免洗手消毒仪洗手，打开 PICC 换药包	3			
	戴无菌手套	2			
	用乙醇棉棒清洁 PICC 导管及周边皮肤，再用含 1%有效碘的棉棒消毒穿刺部位周边皮肤及导管外露部分 3 遍。方法：以穿刺点为中心环形消毒，消毒面积大于无菌敷贴的范围	5			
	1. 待干，体外导管呈 "S" 形或 "C" 形放置 2. 用无菌透明敷料及 3 条无菌胶带稳妥固定导管 3. 第 1 条无菌胶带固定导管座，或安装蝶形翼后，再用无菌胶带妥善固定	5			

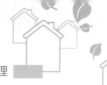

续表

考核项目	评分要求	分值	扣分	得分	备注
操作过程 （60分）	透明敷料使用原则：粘贴部位无菌干燥；透明敷料中央对准穿刺点；无张力粘贴（建议单手持膜） 透明敷料固定步骤： 1. 捏合导管部分 2. 抚平整块敷料，排出膜下空气 3. 边撕边框边按压（防止卷边）	5			
	脱手套，第2条胶带交叉固定导管座或蝶形翼 将签有操作者姓名和操作日期的第3条胶带横向粘贴	5			
	需要更换肝素帽者：反折导管（防止空气从导管末端开口处进入），取下原有肝素帽，弃之。用乙醇棉片或乙醇棉球（不可过湿）包裹连接器螺旋部分及接口用力正反涂擦消毒15秒以上，装上新的预冲好的肝素帽并旋紧。用20 mL生理盐水注射器连接头皮针排气，刺入肝素帽内以脉冲方式冲洗导管并正压封管（必要时换10 mL注射器注入3~5 mL肝素盐水并正压封管）；或以脉冲方式冲洗导管后直接连接输液	10			
	肝素帽不需要更换者：用乙醇棉片涂擦消毒肝素帽15秒，用20 mL生理盐水注射器连接头皮针排气，刺入肝素帽内以脉冲方式冲洗导管并正压封管；或以脉冲方式冲洗导管后直接连接输液	10			
操作后 （10分）	整理用物，免洗手消毒液洗手 交代注意事项（健康教育）；填写维护记录单 清理用物，按要求分类处理各类物品	10			
综合评价 （5分）	动作轻巧、准确、稳重、安全，无菌概念强	5			
总分		100			

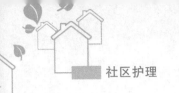

社区护理

表 15-5 "PICC 导管护理"任务学习报告单

姓名		班级		学号	
任务一		PICC 导管护理			
案例分析					

根据"情境案例",假如你是社区卫生服务中心的刘护士，请回答：

  1. 如何指导张奶奶日常维护 PICC 导管？

  2. 如何定期告知、督促张奶奶进行 PICC 导管维护？

  3. 如何指导张奶奶配合做好 PICC 导管敷料更换工作？

学习感悟	存在问题
参加社区志愿者服务活动记录	
对教学设计、活动安排的合理化建议	

任务二　术后伤口护理

"术后伤口护理"学习任务单见表15-6。

表15-6　"术后伤口护理"学习任务单

达成学习目标	• 素质目标：具有人文关怀精神，以及严谨细致的工作作风 • 知识目标：描述家庭护理中伤口换药的流程 • 能力目标：能熟练完成换药，且操作规范
学习方法建议	• 岗位见习：了解伤口换药真实工作环境和工作流程 • 自主预习：教材和学习通在校课程资源 • 小组探究：分工合作完成小组任务
分组学习任务	根据"情境案例"，采用小讲课、角色扮演、录制视频展示等形式，分4组完成任务： • 第1组：伤口换药前准备、换药目的介绍 • 第2组：播放小组集体录制的角色扮演的小视频，模拟完成伤口换药工作 • 第3组：汇报小组集体录制的伤口换药操作视频 • 第4组：汇报小组集体录制的伤口换药健康宣教科普视频
课堂形式预告	• 分组汇报 • 教师点评 • 完成学生自评、小组互评和教师评价

情境案例

尚先生，男，48岁，因"发现血糖升高3年，伴右下肢胫前局部皮肤红肿热痛10天"到医院就诊，医师处理后，医嘱建议每天需换药一次，患者因行动不便，电话联系社区医院寻求帮助，社区尹护士上门换药。

任务：

1. 指导尚先生保护伤口。
2. 评估尚先生的疾病情况。
3. 对尚先生进行健康指导。

任务分析

一、术后伤口换药的目的

术后伤口即手术后产生的伤口，此处指手术切口。手术切口是指外科手术时切开皮肤及皮下各层组织，导致皮肤完整性受到破坏，皮肤的正常功能受损。通过手术切口换药可观察切口的变化，评估切口的愈合程度；清除切口污物、分泌物及坏死组织；更换无菌敷料，保持切口的清洁，控制局部感染，提高患者的舒适度，促进切口的愈合。

二、术后伤口换药的指征

（1）有异物或失去活力的组织需要清除；

（2）需松动拔除或更换引流物；

（3）外敷料被脓液渗液浸透或被外来物污染；

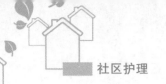

社区护理

（4）疑有或已经出现伤口感染、出血、裂开。

三、术后伤口换药的常用药物

术后伤口换药的常用药物见表 15-7。

表 15-7 术后伤口换药的常用药物

序号	药物名称	作用
1	酒精	酒精又叫乙醇，是最常用的皮肤消毒剂。75%的酒精与细菌的渗透压相近，可以在细菌表面蛋白未变性前不断地向菌体内部渗入，使细菌所有蛋白脱水、变性凝固，最终杀死细菌。当酒精浓度低于75%时，由于渗透性降低，杀菌能力也会受到影响。表皮完整的伤口可以用酒精换药，如果表皮破损就不能用酒精（或者说黏膜消毒应忌用酒精），一般选用碘伏。经典的消毒方法是碘伏两遍、酒精三遍脱碘消毒。由于酒精极易挥发，因此消毒酒精配好后应立即置于密封性能良好的瓶中密封保存、备用，以免因挥发而降低浓度，影响杀菌效果
2	碘伏	碘伏其消毒作用的原理是游离状态的碘原子的超强气化作用，碘伏可以破坏病原体的细胞膜结构及蛋白质分子，而且在皮脂腺丰富的地方更其穿透力，对黏膜刺激性小，不需用乙醇脱碘，无腐蚀作用，且毒性低。主要应用于黏膜、皮肤、小儿的换药等，消毒效果优于碘酒，较少过敏反应，不会发生皮肤烧伤
3	0.9%生理盐水	主要用于创口的洗涤湿敷和冲洗。对于一个面积广泛的创口或者合并不平整的创口，冲洗能够去除一些杂质和感染物。一般用于血供丰富、创面分泌物较多、感染机会小且感觉敏锐的黏膜。创面同时加用庆大霉素湿敷，最初的1~2次效果是较好的，长期效果不佳，易导致耐药菌产生
4	高渗盐水	主要用于创面水肿较重时。创口局部肿胀未愈，高渗盐水能够起到局部脱水作用。高渗盐水加凡士林纱布可刺激肉芽的生长，在临床上经常被用于没有一期闭合的创口，或是清创彻底后的感染创口
5	高渗葡萄糖	高渗葡萄糖能均匀分布于创面，造成高渗环境，致细菌细胞脱水，细菌失去繁殖能力，并能减轻创面及肉芽组织水肿，同时能形成保护膜，防止细菌继续侵入感染，能改善局部血液循环，改善创面周围营养，促进创面愈合；此外，葡萄糖还具有生肌作用，可减少创面疼痛，利于创口愈合
6	凡士林纱布（油纱）	提供潮湿的环境，有利于创面的肉芽生长，并减少组织液的渗出；对早期的创面有止血作用；感染严重的创面要慎用，其易因为引流不畅而加重感染
7	3%双氧水	清洗创伤、溃疡、脓窦，松解坏死组织，去除黏附的敷料
8	0.02%呋喃西林溶液	溃疡、脓性伤口等表面消毒
9	胰岛素	主要应用于糖尿病患者的不愈合创口
10	鱼肝油	局部涂敷，用于促进创面的上皮形成
11	0.5%~2%醋酸	用于烫伤、烧伤感染的创面清洗
12	0.05%洗必太	创面、伤口冲洗
13	50%硫酸镁溶液	用于挫伤、蜂窝织炎、丹毒等的消炎消肿，局部湿热敷
14	硼酸软膏	烧伤、擦伤、皮肤溃疡及褥疮。用硼酸溶液湿覆去腐直到肉芽新鲜，使用生肌散粉末可以促进肉芽生长

四、常见术后创面的处理

常见术后创面的处理见表 15-8。

表 15-8 常见术后创面的处理

序号	伤口类型	处理措施
1	清洁伤口	（1）用碘伏消毒，刺激性小，效果好 （2）对于清洁、新生肉芽创面，还可加用凡士林纱布覆盖以减轻换药时患者的痛苦，并减少组织液渗出、丢失
2	有皮肤缺损的伤口	（1）缺损区用盐水反复冲洗，周围可用碘伏常规消毒 （2）用盐水纱布或凡士林纱布覆盖，盐水纱布有利于保持创面的新鲜、干燥，凡士林纱布有利于创面的肉芽生长

序号	伤口类型	处理措施
3	肉芽创面	（1）健康肉芽：色鲜红，颗粒细小接近，分泌很少，分布均匀，易出血。可用凡士林纱布2～3日换敷料一次，如创面大则需植皮 （2）水肿肉芽：色淡红或苍白，表面光滑晶亮，分泌多，不痛，不易出血，边缘呈堤状隆起，不易愈合，应检查伤口内有无异物、线头等，若有应予以及时去除，剪去或刮除此水肿肉芽，创面敷高渗盐水敷料，也可用1%碳酸液烧灼，随即用酒精纱球、生理盐水洗净。创面湿敷，延长换敷料的时间，注意改善全身营养状态，加强支持疗法 （3）肉芽过长或色彩暗红：超出伤口平面或凹凸不平，应予修平；分泌物少可用凡士林纱布覆盖，反之用盐水纱布 （4）陈旧性肉芽创面：再生能力差（颜色暗红，不新鲜，高低不平，有时呈陈旧性出血貌），周围组织不易愈合，以刮匙将表面肉芽组织刮除或剪除，使之出血，露出新鲜肉芽，如有脓液，应注意观察有无脓腔或窦道，注意患者体温变化
4	感染或污染伤口	（1）原则是引流排脓，必要时拆开缝线，扩大伤口，彻底引流。一般采用伤口内双氧水和生理盐水反复冲洗，有坏死组织的应给予清创，也可以用抗生素纱布填塞伤口，伤口的周围最好用碘伏两遍、酒精三遍脱碘消毒 （2）感染伤口换药应每天一换。及时清除异物、坏死组织、脓液，选择恰当引流物，确保引流通畅
5	切口的脂肪液化	（1）广泛的敞开切口（脂肪液化的区域全部打开），通过细菌培养和药敏实验选用敏感抗生素并加强换药 （2）一般换药时间长，为了缩短时间，在初期消毒后在局部皮下注射庆大霉素，向切口中放置葡萄糖粉，每天换药 （3）待创口渗出少后，用凡士林纱布刺激肉芽生长，新鲜后采用二期缝合或蝴蝶胶布拉合
6	绿脓杆菌感染伤口	特点是脓液为淡绿色，有种特殊的甜腥臭味。如果创面结痂，痂下积脓，有坏死组织，要清除痂皮、脓液和坏死组织

任务实施

术后伤口护理操作流程见表15-9。

表15-9　术后伤口护理操作流程

实施步骤	具体内容	相关提示
操作前	1. 环境准备	（1）提前与家属取得联系，询问患者切口情况，首次操作护患双方要签订协议责任书 （2）安静整洁、光线良好、通风保暖。尽力尊重患者隐私权
	2. 用物准备： 　（1）换药包（包内装有无菌止血钳2把、无菌换药盘1个、无菌纱布数块、无菌棉球若干）；（2）无菌棉签；（3）透气胶布；（4）新型无菌敷料（大小视伤口而定）；（5）无菌生理盐水；（6）消毒剂；（7）快速手消毒液；（8）清洁手套；（9）无菌手套；（10）酌情备无菌一次性注射器、无菌剪刀	用物分类放置，摆放合理
	3. 评估病情	（1）换药前做好解释工作，消除患者的恐惧心理和顾虑，使患者保持情绪稳定并主动配合 （2）病情观察：暴露换药部位检查切口敷料，观察敷料情况
	4. 护士准备	着装规范，精神饱满

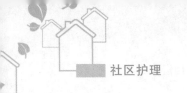

实施步骤	具体内容	相关提示
操作中	1. 携带用品至床旁，说明换药目的	用物摆放合理，便于操作
	2. 查对换药包时间在有效期内，打开换药包	严格遵守外科无菌技术
	3. 铺一次性治疗巾于切口下，放弯盘于切口旁	防止污染床单位
	4. 轻柔揭去外层敷料并放入弯盘	注意揭敷料方向与切口长轴方向一致
	5. 揭去内层敷料并将敷料和镊子一起放入弯盘	内层敷料与切口粘连紧密时，应先用生理盐水进行软化处理
	6. 以"双手执镊法"取消毒棉球消毒切口	注意两把镊子分别使用，消毒范围大于敷料范围
	7. 同法取生理盐水棉球清洗切口，注意按由内向外的顺序	换药动作应轻柔，注意保护健康组织
	8. 同法再次消毒皮肤	换药时应注意去除伤口内的异物，如线头等。若带有伤口引流物，换药时应核对引流物的数目是否正确并更换引流物
	9. 用无菌纱布覆盖切口	(1) 注意敷料应覆盖到切口周围 3~5 cm，厚度视渗出多少而定。如果渗出多，应加棉垫，用绷带包扎 (2) 如怀疑切口有感染，应及时做细菌培养，尤其应注意不能选择密闭性的湿性愈合敷料
	10. 用胶布妥善固定切口敷料	(1) 胶布应避免环形缠绕肢体。位于骨突处或不易固定的切口可使用固定网或弹性绷带固定；弹性绷带固定应从身体远端至近端包扎，并注意不可包扎太紧，以保持良好的血液循环 (2) 若患者有多处伤口，应先换清洁伤口，然后换污染伤口，最后换感染伤口
操作后	1. 协助患者整理衣物，取舒适卧位	注意动作轻柔
	2. 嘱患者注意事项，告知下次换药时间	(1) 注意保持伤口清洁干燥 (2) 增加营养，促进伤口愈合 (3) 告知下次换药时间或拆线时间
	3. 用物处置	污染的敷料须立即放入污物盘或医疗垃圾袋内。一次性医疗用物须带回卫生服务中心处理
	4. 记录	操作结束后应在护理记录单上记录，并由护士和家属在记录单上双签名

任务评价

“术后伤口护理”任务考核评价表、任务学习报告单见表 15-10 和表 15-11。

表 15-10　“术后伤口护理”任务考核评价表

考核项目	评价要求	分值	得分	扣分	备注
个人准备（5 分）	服装整洁，戴好口罩，洗手	3			
	核对床头卡、腕带	1			
	告知患者换药的目的	1			
病情观察（5 分）	询问患者切口情况	1			
	暴露换药部位	2			
	检查切口敷料，观察敷料情况	2			
用品准备（10 分）	包括无菌换药包、消毒棉球、盐水棉球、一次性治疗巾等	10			
操作步骤（55 分）	携带用品至床旁，核对患者的床号、姓名、换药部位	3			
	拉上窗帘和隔帘	2			
	查对换药包时间在有效期内，打开换药包	3			
	铺一次性治疗巾于切口下	5			
	放弯盘于切口旁	2			
	轻柔揭去外层敷料并放入弯盘 注意揭敷料方向与切口长轴方向一致	5			
	揭去内层敷料并将敷料和镊子一起放入弯盘 内层敷料与切口粘连紧密时，应先用生理盐水进行软化处理	5			
	以“双手执镊法”取消毒棉球消毒切口 注意两把镊子分别使用，消毒范围大于敷料范围	10			
	同法取生理盐水棉球清洗切口，注意按由内向外的顺序	5			
	同法再次消毒皮肤	5			
	用无菌纱布覆盖切口。注意敷料应覆盖到切口周围 3~5 cm，厚度视渗出多少而定。如果渗出多，应加棉垫，用绷带包扎	5			
	用胶布妥善固定切口敷料	3			
	更换下的废物丢入黄色医疗垃圾桶	2			
安置患者（7 分）	协助患者整理衣物，取舒适卧位	1			
	整理床单位	2			
	再次核对床号、姓名；嘱患者注意事项，告知下次换药时间	3			
	拉开窗帘和隔帘	1			
处置用物及整理（8 分）	归还换药车到原处，用过的物品送消毒供应中心	2			
	洗手	4			
	记录换药时间、患者切口情况	2			
综合表现（10 分）	物品准备充分齐全	2			
	操作规范，动作熟练，无菌意识强	6			
	态度温和自然	2			
总分		100			

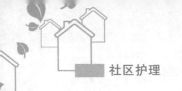
社区护理

表 15-11 "术后伤口护理"任务学习报告单

姓名		班级		学号	
任务二		术后伤口护理			
案例分析					

根据"情境案例",假如你是社区卫生服务中心的刘护士,请回答:

  1. 如何指导尚先生保护伤口?

  2. 如何评估尚先生的疾病情况?

  3. 如何对尚先生进行健康指导?

学习感悟	存在问题

参加社区志愿者服务活动记录	
对教学设计、活动安排的合理化建议	

任务三　胰岛素笔注射护理

"胰岛素笔注射护理"学习任务单见表 5-12。

表 5-12　"胰岛素笔注射护理"学习任务单

达成学习目标	• 素质目标：具有人文关怀精神，以及严谨细致的工作作风 • 知识目标：描述胰岛素笔的构造，说出胰岛素笔注射剂量的原则 • 能力目标：能熟练完成胰岛素笔的操作，能正确指导患者使用胰岛素笔
学习方法建议	• 岗位见习：了解胰岛素笔使用环境和操作流程 • 自主预习：教材和学习通在校课程资源 • 小组探究：分工合作，完成小组任务
分组学习任务	根据"情境案例"，采用小讲课、角色扮演、录制视频展示等形式，分 4 组完成任务： • 第 1 组：胰岛素笔的使用目的、注射部位、剂量选择、操作流程 • 第 2 组：播放小组集体录制的角色扮演的小视频，模拟完成胰岛素笔操作流程 • 第 3 组：汇报小组集体录制的胰岛素笔操作视频 • 第 4 组：汇报小组集体录制的胰岛素笔使用健康宣教科普视频
课堂形式预告	• 分组汇报 • 教师点评 • 完成学生自评、小组互评和教师评价

情境案例

刘女士，79 岁，2 型糖尿病 10 余年，胰岛素注射 1 年多。治疗：诺和锐 30 特充，20U、18U Bid 注射，诺和龙口服（中餐时）。

刚注射胰岛素时血糖控制好，近两天感腹部皮肤红肿疼痛，自测空腹血糖 16.7 mmol/L，寻求社区周护士帮助。

任务：

1. 询问刘奶奶自己是如何注射的。
2. 指导刘奶奶正确注射胰岛素。
3. 指导刘奶奶正确选择注射部位。

任务分析

一、胰岛素笔适应证

（1）1 型糖尿病患者，必须采用外源性的胰岛素治疗来控制高血糖。

（2）2 型糖尿病患者，由于内源性胰岛素分泌不断减少，外源性的胰岛素治疗可以更有效地控制高血糖，早期应用胰岛素治疗可以改善胰岛的 B 细胞功能。

二、胰岛素笔的特点

胰岛素注射笔上标有刻度，其使用的注射针头非常细小，因此能减少注射时的痛苦和患者的精神负担。此外，胰岛素注射笔（见图 15-2）使用方便，便于携带，十分适合用于一日多次的胰岛素治疗方

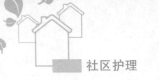

案。但是不同的胰岛素不能混用，因此当使用不同类型的胰岛素时，不能自由配比，除非使用预混胰岛素，否则需要分别进行注射，具有一定的局限性。

胰岛素特充注射笔是一种预充 3 mL（含 300U）胰岛素的一次性注射装置，无须更换笔芯，用完后直接丢弃；在具有普通胰岛素注射笔优点的同时，提高了安全性，避免了更换笔芯可能带来的剂型或者剂量发生错误的可能；对于复杂的胰岛素治疗方案，混淆的可能性也比较低。其缺点是价格较高。

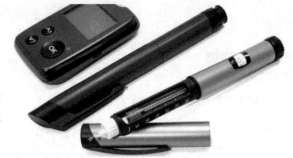

图 15-2　胰岛素笔

三、胰岛素笔的构造

胰岛素笔包括笔芯架、笔芯、笔帽等部分，如图 15-3 所示。

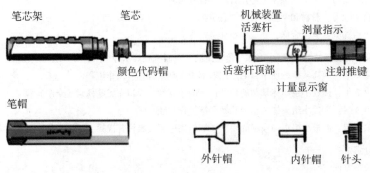

图 15-3　胰岛素笔的构造

四、胰岛素笔的注射部位

胰岛素笔注射可选择腹部、手臂外侧、大腿、臀部等位置，最佳部位为上臂前外侧、大腿前外侧、臀部外上区 1/4（即肌肉注射部）、腹部脐周围（避开脐周 5 cm 的范围），其中以腹部吸收最快。注射后 20 分钟需立即进食。每次注射时选择不同的部位。每个部位的吸收特点如图 15-4 所示。

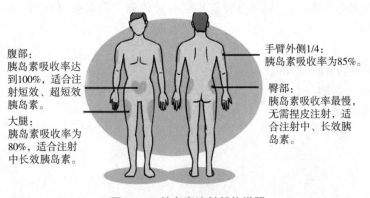

图 15-4　胰岛素注射部位说明

五、胰岛素笔的储存方法

未开封的胰岛素须保存在 10 ℃以下的冷藏器内，一般在 2~8 ℃的冰箱中可保持 2~3 年活性不变，已部分抽吸使用的胰岛素也是如此。已经开封的胰岛素可在室温下保存，放在 2~30℃的地方均可，但必须避开阳光，以防失效。

正在使用中的胰岛素，放在室内阴凉处即可。开瓶使用中的瓶装胰岛素放在冰箱的冷藏室中，可保

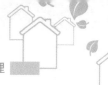

存约 1 个月。使用中的胰岛素笔芯不要和胰岛素笔一起放回冷藏室中，可随身携带保存 4 周。

混浊型胰岛素若被震摇几个小时或没有适当保存时，可能会形成团块，这时胰岛素就应该丢弃。

综上所述，胰岛素笔的储存方法如下：

（1）胰岛素应避免高温和日光直晒。

（2）胰岛素应保存在 2~8 ℃的冰箱中，未开启的胰岛素应在保质期前使用。

（3）开启的胰岛素放在冰箱内的保质期一般为 1 个月，应注明开启时间。

（4）切记不要把胰岛素放在冰箱的冷冻层，结冰的胰岛素不能使用，只能放在冷藏室内。

（5）注射前从冰箱中取出胰岛素，室温放置 20 分钟后注射。

（6）安装了胰岛素笔芯的注射笔，请不要在冰箱内保存，放在阴凉处即可。

（7）乘飞机旅行时应将胰岛素随身携带，不要放在寄托的行李中。

任务实施

胰岛素笔注射操作流程见表 15-13。

表 15-13　胰岛素笔注射操作流程

实施步骤	具体内容	相关提示
操作前	1. 环境准备	（1）出诊前提前与家属取得联系，询问患者身体情况，首次操作护患双方要签订协议责任书 （2）安静整洁、光线良好、通风保暖。尽力尊重患者隐私权
	2. 用物准备：（1）胰岛素笔；（2）治疗盘；（3）针头；（4）消毒剂；（5）棉签；（6）治疗单；（7）洗手液；（8）生活垃圾桶、医用垃圾桶	（1）用物分类放置，摆放合理 （2）检查笔芯中药液的性状、有效期并安装笔芯和针头。预混胰岛素一定要充分摇匀 （3）将笔芯装入笔芯架内机械装置并拧紧，再套上针头
	3. 评估患者	评估患者病情、注射部位皮肤，核对患者医嘱，做好解释，取得合作
	4. 护士准备	着装规范，精神饱满
操作中	1. 协助患者取合适的体位，选择注射部位，常规消毒，待干	用指尖或手掌轻按每一个注射部位，如果感觉有硬结、表皮凹陷、疼痛或皮肤颜色改变，不可再于该部位注射。如果患者在臂部或腿部注射胰岛素之后就锻炼臂部或腿部的肌肉，就会有一些胰岛素被较快吸收。若某部位温度较高，也会加快吸收胰岛素的速度
	2. 再次核对药物	剂量选择：确保剂量选择环处于零位，以顺时针方向拧动，直到剂量选择环旋到所需要的调节剂量
	3. 摘去针头保护帽，排气后将旋钮调至所需单位数	排气：将剂量选择环设置在零位，然后调拨至 2U，将笔向上直立，轻弹笔芯架数次，轻推注射键，直至针尖有药液溢出 6 秒以上，以保证注射剂量准确
	4. 再次查对，左手捏起注射部位皮肤，右手握笔按 45°（偏瘦）或垂直快速进针，右拇指按压旋钮缓慢匀速推注药液	右手持胰岛素笔将针头垂直扎入皮下推注药液，脂肪少的可呈45°注射

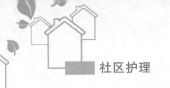

实施步骤	具体内容	相关提示
操作后	1. 取下针头弃于锐器盒，再次查对后在治疗单上签时间和全名	操作结束后应在护理记录单上记录，并由护士和家属在记录单上双签名
	2. 协助患者取适当的体位，整理衣裤及床单元	注意动作轻柔
	3. 收拾用物，交代注意事项	（1）每隔数日检查注射部位是否有硬结、红肿、皮肤塌陷等现象 （2）有心慌、出冷汗、饥饿感等低血糖反应，应给予碳水化合物如糖块、果汁、甜点心等 （3）指导患者使用胰岛素笔 （4）告知若遇到注射所需剂量大于笔芯中剩余量，可将剩余量注射之后，在剂量指示窗中读取尚需注射的剂量，并且在纸上备忘，然后更换新笔芯，调节还需要注射的余量进行注射 （5）胰岛素笔注射期间更须密切监测血糖变化 （6）胰岛素笔具有简单、方便、准确、无痛等特点，为患者注射胰岛素提供了方便，减轻了患者的生活压力，提高了患者的生活质量，但要注意应在医生的指导下注射，每天记录，将血糖控制在理想的范围

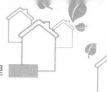

项目十五　社区延续护理

任务评价

"胰岛素笔注射护理"任务考核评价表、任务学习报告单见表 15-14 和表 15-15。

表 15-14　"胰岛素笔注射护理"任务考核评价表

考核项目	评分要求	分值	扣分	得分	备注
准备 (15 分)	操作人员：着装规范、洗手、戴口罩。环境：清洁、安静	5			
	用物：治疗车 1 个、治疗盘 1 个、胰岛素制剂（与胰岛素匹配）、胰岛素笔、针头、消毒液、棉签、治疗单、垃圾桶 1 个、锐器盒 1 个、速干洗手液 1 瓶	5			
	患者：评估患者病情、注射部位皮肤，核对患者医嘱，做好解释，取得合作	5			
操作前 (16 分)	备齐用物，携至床旁	8			
	核对患者床号、姓名，向患者做好解释工作，核对腕带	8			
操作时 (38 分)	协助患者取合适的体位，选择注射部位，消毒，待干	8			
	再次核对药物	6			
	摘去针头保护帽，排气后将旋钮调至所需单位数	10			
	再次查对，左手捏起注射部位皮肤，右手握笔按 45° 或垂直快速进针，右拇指按压旋钮缓慢匀速推注药液	8			
	注射完毕后针头在皮下至少停留 10 秒后再顺着进针方向快速拔出针头，用棉签按压针眼处片刻	6			
操作后 (11 分)	取下针头弃于锐器盒，再次查对后在治疗单上签时间和全名	4			
	协助患者取适当的体位，整理衣裤及床单元	4			
	收拾用物，交代注意事项，离开病房	3			
综合评价 (20 分)	与患者有效沟通，关爱患者	5			
	严格执行无菌技术操作规程及查对制度	5			
	操作有序，动作熟练	5			
	用物齐备，处理规范，签字及时准确	5			
总分		100			

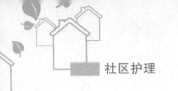

社区护理

表 15-15 "胰岛素笔注射护理"任务学习报告单

姓名		班级		学号	
任务三		胰岛素笔注射护理			
案例分析					

根据"情境案例",假如你是社区卫生服务中心的刘护士,请回答:

1. 如何指导刘奶奶正确注射胰岛素?

2. 如何指导刘奶奶正确选择注射部位?

学习感悟	存在问题
参加社区志愿者服务活动记录	
对教学设计、活动安排的合理化建议	

296

任务四　安宁疗护

学习任务单

"安宁疗护"学习任务单见表 15-16。

表 15-16　"安宁疗护"学习任务单

达成学习目标	• 素质目标：具有崇高的职业道德；维护终末期患者的尊严和权利；具有人文关怀精神 • 知识目标：说出安宁疗护中心收治终末期患者的流程 • 能力目标：能为终末期患者的主要照顾者提供支持和指导
学习方法建议	• 岗位见习：了解社区安宁疗护工作开展方式 • 自主预习：教材和在线课程资源 • 小组探究：分工合作，完成小组任务
分组学习任务	• 根据"情境案例"，采用角色扮演或小讲课形式，4人一组完成任务：为终末期患者提供安宁疗护 • 录制相关视频，上传到线上学习平台
课堂形式预告	• 教师抽查分组任务视频 • 教师点评 • 完成学生自评、小组互评和教师评价

情境案例

李某，女，23岁，未婚未育。3月前确诊为胃体低分化腺癌并腹盆腔广泛转移Ⅳ期，辗转多家医院治疗效果不佳，现已无治愈可能。患者及其家属都表示继续治疗已经没有意义，现已回家休养。近日，患者出现了恶心、呕吐、腹胀等情况，并感到烦躁、焦虑和抑郁。患者父母不知如何应对，致电社区卫生服务中心请求帮助。

任务：

1. 综合评估患者和主要照顾者的状况。
2. 为终末期患者提供安宁疗护。

任务分析

安宁疗护，又称临终关怀、姑息疗法，旨在为疾病终末期或老年患者在临终前提供身体、心理、精神等方面的照料和人文关怀等服务，控制痛苦和不适症状，提高生命质量，帮助患者舒适安详、有尊严地离世。

《"十四五"国家老龄事业发展和养老服务体系规划》提出，开展安宁疗护服务，推动医疗卫生机构按照"充分知情、自愿选择"的原则开展安宁疗护服务；稳步扩大安宁疗护试点，推动安宁疗护机构标准化、规范化建设；支持社区和居家安宁疗护服务发展，建立机构、社区和居家相衔接的安宁疗护服务机制；加强对社会公众的生命教育。

《上海市安宁疗护服务规范》中明确社区卫生服务中心应开展安宁疗护服务，各社区卫生服务中心应结合家庭病床服务提供居家安宁疗护服务项目。社区卫生服务中心（站）首先需要成立安宁疗护团队，团队核心成员包括执业医师（负责疾病终末期或老年临终患者的全程诊疗管理；负责患者上门建床、入院和转诊；动态评估患者，制订诊疗计划；控制疼痛等不适症状；提供咨询；对团队成员进行技术指导等）和执业护士（协助执业医师开展疾病终末期或老年临终患者诊疗管理；提供上门建床、入

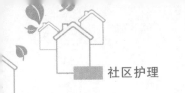

院、转诊、照护、舒缓治疗咨询；开展症状控制护理、舒适护理；动态评估患者，制订照护计划；缓解并支持患者和家属生理、情感问题；开展丧亲护理，包括尸体护理和家属情感支持等）；团队辅助人员包括社会工作者（负责协调患者及家属与医护人员的沟通；参与医护团队的常规查房和病例讨论；为患者及家属提供人文关怀，帮助患者尽可能实现临终愿望；开展对患者及家属的生命教育，协助组织召开家庭会议，协助磋商与疾病相关的家庭问题；协助患者及家属申请其他公共服务，如申请医疗保险、贫困经济补助等；对家属开展哀伤辅导；指导和培训志愿者等）、药剂师（负责用药管理；提供治疗和控制症状的用药指导）、心理咨询师（负责评估患者及家属的心理状况；疏解心理问题，舒缓压力；缓解安宁疗护团队人员的心理压力）、营养师（负责根据患者病情、年龄、身体等情况，制订饮食方案，推荐饮食搭配和营养供给；对患者及家属提供饮食营养知识教育和咨询）、护理员（负责陪伴患者实施各项检查及治疗；协助患者洗头、洗澡、清洁口腔、准备食物与进食等；协助患者开展简易肢体运动，并实施适宜按摩）和志愿者（负责关怀、倾听及陪伴患者；为患者读报或代写书信；协助患者完成心愿；协助患者洗头、洗澡等；组织患者相互沟通、交流；鼓励患者参与适当的文化娱乐活动）。

安宁疗护服务内容包括登记、识别、收治、评估、照护、转介6个部分。在进行安宁疗护识别时，需要运用"卡氏功能评分量表"（KPS）（表15-18）和"姑息功能量表"（PPS）（表15-19）。

任务实施

安宁疗护流程见表15-17。

表15-17　安宁疗护流程

步骤	内容与方法	要点提示
1. 登记	疾病终末期患者或其家属提出申请，或医护人员结合临床症状提出建议，经相关医疗机构的执业医师、患者及家属协商确定，由患者及家属选择安宁疗护服务机构和服务方式，并预约登记	安宁疗护服务形式包括居家、门诊与住院，由安宁疗护服务团队为终末期患者及其家属提供服务
2. 识别	由执业医师根据收治标准，判断患者是否可接受安宁疗护服务，以及安宁疗护服务的形式	● 安宁疗护识别是由执业医师依据病史和收治条件对患者进行判断，运用"卡氏功能评分量表"（KPS）初步评估患者功能状态，运用"姑息功能量表"（PPS）评估患者预期生存期 ● 安宁疗护服务对象应达到以下识别结果： 居家安宁疗护服务对象：KPS≤70分，PPS评估预期生存期≤6个月 住院安宁疗护服务对象：KPS≤50分，PPS评估预期生存期≤3个月
3. 收治	经识别达到收治标准的，执业医师应综合评估患者及其家属的需求、家庭环境、经济状况等，确定安宁疗护服务的形式（居家、门诊和住院）	开展安宁疗护服务的机构应向患者或家属发放《安宁疗护告患者（家属）书》（图15-5），并签署《安宁疗护协议书（知情同意书）》（图15-6）。非安宁疗护床位的住院患者选择安宁疗护服务，可参照执行

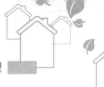

续表

步骤	内容与方法	要点提示
4. 评估	（1）安宁疗护评估由执业医师、注册护士和社会工作者共同完成 （2）评估内容包括临终患者病情（生存期）、疼痛、临终患者及家属的心理与社会需求、社会支持评估等。与临终患者及家属交谈，运用望、触、叩、听、嗅等感觉观察及相关的检查技术进行身体评估，查阅患者的病历、既往评估记录，运用功能状态评估、临终患者病情评估等量表进行评估	• 入住安宁疗护床位的患者，需要在办理病房入住 24 小时内完成入院评估、身体评估，制订诊疗计划。治疗过程中做好动态评估。动态评估包括入院 1 周、半月、1 月、2 月的生存期，心理需求和社会需求，以及每天开展疼痛及需求的动态评估 • 开展居家安宁疗护的患者，各相关医疗机构原则上应在患者申请预约后的 2 个工作日内完成上门评估并制订诊疗计划。医疗机构一般每周上门服务 1 次；病情稳定、治疗方法在一段时间内不变的患者，医疗机构可 2 周上门服务 1 次；当患者病情需要或出现病情变化时，医疗机构可增加上门服务次数。以家庭病床服务形式实施治疗，治疗过程中做好动态评估。动态评估包括居家 2 周、1 月、2 月生存期，心理需求和社会需求，以及在每次上门服务时开展疼痛及需求的动态评估
5. 照护	（1）执业医师、执业护士应制定诊疗、护理计划。居家安宁疗护服务应结合家庭病床服务，制订出诊计划 （2）照护内容，包括症状控制、舒适照护、心理支持和人文关怀 （3）药物使用。使用麻醉药品和第一类精神药品的，应按《麻醉药品和精神药品管理条例》（国务院令第 442 号），由家属签署《麻醉药品、第一类精神药品使用知情同意书》（见附录 4），医疗机构应做好麻醉药品和第一类精神药品的采购、验收、储存、调配、使用、回收等环节全过程管理 （4）开展综合治疗。各相关医疗机构应发挥中医药特色优势，提供中药内服、中医外治、食疗药膳等服务；开展中医药适宜技术项目，减轻患者疼痛、便秘、失眠、水肿、呃逆等疾病终末期症状。鼓励各类机构综合运用音乐治疗、芳香治疗、水疗等方法，提高患者生命质量	• 症状控制。在具备常见晚期恶性肿瘤疾病诊疗照护技术及设备的基础上，开展支持治疗技术，三阶梯镇痛、镇静、抗惊厥、止呕吐、通便、利尿等服务项目，控制疼痛、呼吸困难、咳嗽、咳痰、咯血、恶心、呕吐、呕血、便血、腹胀、水肿、厌食/恶病质、口干、睡眠/觉醒障碍、谵妄等症状 • 舒适照护。提供具有整体性、连续性的临终护理、临终护理指导与临终护理咨询服务。开展病室环境管理、床单位管理、口腔护理、肠内营养护理、肠外营养护理、静脉导管维护、留置导尿管护理、会阴护理、协助沐浴、协助床上擦浴和床上洗头、协助进食和饮水、排尿异常护理、排便异常护理、卧位护理、体位转换、轮椅与平车使用等照护措施 • 心理支持和人文关怀。开展心理、社会等多层面评估，做好医患沟通，帮助患者和家属应对情绪反应。尊重患者权利，做好死亡教育、生命回顾、哀伤辅导、公共服务链接等服务，鼓励患者和家属参与服务计划，引导患者保持顺应的态度过生命终期，促进患者舒适、安详、有尊严地离世
6. 转介	根据病情进展、患者及家属需求，经与患者及其家属进行沟通告知后，相关医疗机构可提供机构内或机构间的转介服务	• KPS≤50 分，且预期生存期≤3 个月的临终患者，可由居家安宁疗护转为住院安宁疗护，也可转至安宁疗护中心或相关医疗机构 • 住院安宁疗护患者急性症状得到控制，经患者及其家属同意，可再次转为居家安宁疗护

表 15-18 卡氏功能评分量表（KPS）

体力状况	评分
正常，无症状和体征	100
能进行正常活动，有轻微症状和体征	90
勉强可进行正常活动，有一些症状或体征	80
生活可自理，但不能维持正常生活工作	70
生活能大部分自理，但偶尔需要别人帮助	60
常需人照料	50
生活不能自理，需要特别照顾和帮助	40
生活严重不能自理	30

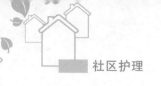

社区护理

续表

体力状况	评分
病重，需要住院和积极地支持治疗	20
重危，临近死亡	10
死亡	0

注：得分越高，健康状况越好，越能忍受治疗给身体带来的副作用，因而也就越有可能接受彻底的治疗。得分越低，健康状况越差，若低于 60 分，许多有效的抗肿瘤治疗就无法实施。

表 15-19　姑息功能量表（PPS）

水平	运动	活动及疾病证据	自我护理	摄取量	常识水平
100%	完全	正常活动或工作；无疾病证据	完全	正常	正常
90%	完全	正常活动或工作；一些疾病证据	完全	正常	正常
80%	完全	经努力保持正常活动；一些疾病证据	完全	正常或减少	正常
70%	减少	无法正常工作；明显疾病	完全	正常或减少	正常
60%	减少	无法进行感兴趣的事情或居家活动；明显疾病	偶尔需要协助	正常或减少	正常或意识错乱
50%	大部分时间坐位或卧床	无法进行任何工作；多方面疾病	需要大量协助	正常或减少	正常或意识错乱
40%	大部分时间卧床	无法进行大部分活动；多方面疾病	大部分时间需要协助	正常或减少	正常或嗜睡±意识错乱
30%	完全卧床	无法进行任何活动；多方面疾病	完全被照顾	正常或减少	正常或嗜睡±意识错乱
20%	完全卧床	无法进行任何活动；多方面疾病	完全被照顾	最小限度	正常或嗜睡±意识错乱
10%	完全卧床	无法进行任何活动；多方面疾病	完全被照顾	只有口腔护理	嗜睡或昏迷
0	死亡				

注：10%～20%中位生存期 6 天，30%～50%中位生存期 41 天，60%～70%中位生存期 108 天。

患者（家属）：

您（家属）因病接受我院的安宁疗护服务，我们深刻地理解您的状况，并将竭力为您提供周到、称心、满意的医护医科医务。在医务期间，真诚地希望得到您和家属对我们工作的理解、支持及配合。

安宁疗护不是针对疾病的积极治愈性治疗，而是强调症状控制和缓和医疗、护理的服务。

我们将针对您的具体情况制订安宁照护计划，并真诚地希望您（家属）能参加安宁医护服务过程，共同参与患者照料，而且完全尊重您（家属）的宗教信仰，尽最大努力为您（家属）提供信仰需求的方便。如您（家属）同意的话，请签署安宁疗护协议书，谢谢您（家属）的理解和支持！

您的朋友：　　管床医师：

安宁护士：

年　月　日

图 15-5　安宁疗护告患者（家属）书

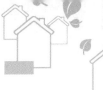

1. 病情介绍及治疗建议：

医生已告知您家属××，您患有×癌并全身多处转移，此疾病已在××医院明确诊断。目前，根据您的自身基础情况和安宁患者病情评估报告，以及当今科学技术和本院技术条件，建议您进行安宁疗护。您也可以根据自身病情到三级医疗机构进行相关治疗，包括各种手术、介入、呼吸机支持治疗、气管切开等。

2. 治疗风险及对策：

医生将针对您身体具体情况制订安宁疗护计划，安宁疗护是运用早期确认、准确评估和完善治疗身体病痛和心理及精神疾患来干预并缓解患者的痛苦，它不对疾病进行积极治愈性的治疗，不以延长生存期为目的，主要是改善生活质量。

3. 患者知情选择：

医生已告知我将要进行的治疗及治疗后可能发生的并发症和风险、可能存在其他治疗方法，并且医生已向我解答关于此次治疗的相关问题。

我完全理解此次治疗的必要性和存在的风险，并同意上述治疗方案。我同意治疗过程中医生根据我的病情对预定的治疗方案进行调整。我并未得到治疗百分之百成功的许诺。

我理解根据我的病情，我可能出现上述所交代并发症以外的风险。我已如实向医生告知我的所有病情，如有隐瞒，一切后果自负。

4. 医生陈述：我已告知患者病情以及将要进行治疗的治疗方案、可能存在其他的治疗方法，并且解答了患者关于此次治疗的相关问题。

患者签名：　　　　　　　　　　　　　　　　　　　　　　　　日期：

患者家属签名：　　　　　　　　　　　　　　　　　　　　　　日期：

医生签名：　　　　　　　　　　　　　　　　　　　　　　　　日期：

图 15-6　安宁疗护协议书（知情同意书）

知识拓展

生前预嘱

"救还是不救"，在已经进入老龄化社会的现代中国，一部地方法规的实施和探索，让越来越多的人开始思考生命质量这一重大命题。

在中国传统观念里，当亲人的生命走到最后时刻，"只要有一口气就要救"是家属们最常做出的选择。但这往往并不是已经痛苦万分、没有能力表达的患者本人的真实意愿。

实际上，早在 2006 年，罗点点、周大力等就成立了"不插管俱乐部"，并于 2013 年成立了北京市生前预嘱推广协会。2021 年 4 月 17 日，深圳市生前预嘱推广协会揭牌成立，这是继北京之后的第二家推广生前预嘱的社会团体。2022 年 6 月 23 日，深圳市第七届人民代表大会常务委员会第十次会议表决通过《深圳经济特区医疗条例》（以下简称《条例》）修订稿。该条例第七十八条在"临终决定权"上做出规定，如患者遗嘱要求"不要做无谓抢救"，医院要尊重其意愿，让患者平静走完最后时光。这是我国首个将"生前预嘱"以立法形式确立的条款。《条例》自 2023 年 1 月 1 日起正式施行，深圳也由此成为全国第一个实现生前预嘱立法的地区。

关于患者生前预嘱意愿的真实性，深圳卫健委相关负责人表示，《条例》对生前预嘱的形式和方式都做出了明确要求。首先，内容上，必须要有真实的意思表示；形式上，要求有公证或者经两名以上见证人见证，见证人不能是参与治疗的医疗卫生人员。其次，要求以书面或者录音录像的方式，有患者签名，以及注明时间等，以此确保患者意愿的真实性。

深圳 2023 年 1 月 1 日实施生前预嘱立法以来，深圳市卫健委通过《深圳市生前预嘱服务指引（试行）》，对全市安宁疗护的服务机构进行规范性管理，鼓励提交患者的生前预嘱，或在安宁疗护机构订立生前预嘱。

目前，深圳生前预嘱推广协会已经获得了深圳市卫健委的安宁疗护项目执行资格。

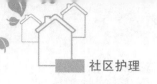

任务评价

"安宁疗护"任务考核评价表、任务学习报告单见表 15-20 和表 15-21。

表 15-20 "安宁疗护"任务考核评价表

评价内容	内容细化	分值	评分记录			备注
			学生自评	小组互评	教师评分	
工作准备 （15分）	口头汇报：简述情境和需要完成的任务等	8				
	做好个人准备：仪表、着装、头发、指甲、配饰等均符合规范	7				
完成情况 （70分）	能说出安宁疗护的概念	10				
	能说出推行安宁疗护的意义	10				
	能说出安宁疗护服务的内容	10				
	能说出收治终末期患者进入安宁疗护病房的流程	25				
	能说出安宁疗护中对终末期患者照护的具体内容	10				
	能说出安宁疗护转介的条件	5				
职业素养 （15分）	具有较好的沟通技巧	5				
	具有人文关怀精神	5				
	能维护终末期患者的尊严和权利	5				
总评		100				

表 15-21　"安宁疗护"任务学习报告单

姓名		班级		学号	
任务四		安宁疗护			

案例分析

根据"情境案例"，假如你是社区卫生服务中心的刘护士，请回答：

　1. 如何综合评估李某和主要照顾者的状况？

　2. 应为李某提供哪些安宁疗护措施？

学习感悟	存在问题

参加社区志愿者服务活动记录	
对教学设计、活动安排的合理化建议	

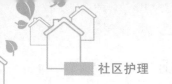

"社区延续护理"项目学习索引及学生自测笔记见表 15-22。

表 15-22 "社区延续护理"项目学习索引及学生自测笔记

姓名		班级		学号	
PICC 导管维护	知识要点：				
	技能要点：				
术后伤口护理	知识要点：				
	技能要点：				
胰岛素笔注射护理	知识要点：				
	技能要点：				
安宁疗护	知识要点：				
	技能要点：				

榜样力量：王文珍

学而思

附录　卫生计生节日、纪念日

一月

- 世界防治麻风病日［最后一个星期日］

二月

- 世界抗癌日［02/04］

三月

- 国际爱耳日［03/03］
- 世界青光眼日［03/06］
- 妇女节［03/08］
- 世界肾脏日［第二个星期四］
- 国际消费者权益日［03/15］
- 世界睡眠日［03/21］
- 世界防治结核病日［03/24］
- 全国中小学生安全教育日［03/31］

四月

- 爱国卫生月［4月］
- 世界卫生日［04/07］
- 世界帕金森病日［04/11］
- 全国肿瘤防治宣传周［04/15—21］
- 世界血友病日［04/17］
- 全国儿童预防接种日［04/25］
- 世界防治疟疾日［04/26］
- 职业病防治法宣传周［最后一周］
- 世界免疫周［最后一周］

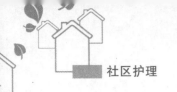

五月

- 世界哮喘日［第一个星期二］
- 世界红十字日［05/08］
- 世界地中海血贫日［05/08］
- 国际护士节［05/12］
- 防灾减灾日［05/12］
- 防治碘缺乏病日［05/15］
- 国际家庭日［05/15］
- 世界高血压日［05/17］
- 全国母乳喂养宣传日［05/20］
- 中国学生营养日［05/20］
- 饮用水卫生宣传周［第三周］
- 全国计生协会员集中活动日［05/29］
- 世界无烟日［05/31］

六月

- 儿童节［06/01］
- 世界环境日［06/05］
- 全国爱眼日［06/06］
- 中国环境与健康宣传周［06/05—11］
- 世界献血者日［06/14］
- 食品安全宣传周［第三周］
- 国际禁毒日［06/26］

七月

- 全国核应急宣传周［07/03—09］
- 世界人口日［07/11］
- 世界肝炎日［07/28］

八月

- 世界母乳喂养周［08/01—07］
- 全民健身日［08/08］
- 中国医师节［08/19］
- 健康生活方式大会［8月］

九月

- 全民健康生活方式行动日 ［09/01］
- 世界预防自杀日 ［09/10］
- 中国预防出生缺陷日 ［09/12］
- 全国爱牙日 ［09/20］
- 世界老年性痴呆病宣传日 ［09/21］
- 《关于控制人口增长问题致全体共产党员、共青团员的公开信》发表纪念日 ［09/25］
- 世界避孕日 ［09/26］
- 世界狂犬病日 ［09/28］
- 世界心脏日 ［09/29］
- 国际聋人节 ［9 月最后一个星期日］

十月

- 全国敬老月（重阳节）［10 月］
- 全国高血压日 ［10/08］
- 精神卫生日 ［10/10］
- 世界关节炎日 ［10/12］
- 血栓日 ［10/13］
- 全国大型义诊活动周 ［10 月第二周］
- 世界视觉日 ［10 月第二个星期四］
- 世界镇痛日 ［10 月第三个星期一］
- 全球洗手日 ［10/15］
- 世界骨质疏松日 ［10/20］
- 世界传统医药日 ［10/22］
- 男性健康日 ［10/28］
- 世界卒中日 ［10/29］

十一月

- 关爱流动人口大型宣传活动 ［11 月］
- 联合国糖尿病日 ［11/14］
- 世界厕所日 ［11/19］
- 世界慢阻肺日 ［11 月第三个星期三］
- 心梗救治日 ［11/20］

十二月

- 世界艾滋病日 ［12/01］
- 世界强化免疫日 ［12/15］

参考文献

［1］李君，李芳健．社区护理学［M］．北京：人民卫生出版社，2021．

［2］杨柳清．基层公共卫生服务技术［M］．武汉：华中科技大学出版社，2018．

［3］李春玉，姜丽萍．社区护理学［M］．4版．北京：人民卫生出版社，2017．

［4］李长明，董燕敏．国家基本公共卫生服务规范（第三版）操作手册［M］．北京：金盾出版社，2017．

［5］包家明．护理健康教育与健康促进［M］．北京：人民卫生出版社，2014．

［6］何国平，赵秋利．社区护理理论与实践［M］．北京：人民卫生出版社，2012．

［7］杜成芬，肖敏．院前急救护理［M］．武汉：华中科技大学出版社，2016．

［8］邱淑珍．临终关怀护理学［M］．北京：中国中医药出版社，2017．

［9］邹宇华．社区卫生服务管理学［M］．2版．北京：人民卫生出版社，2020．

［10］徐亮，李君．社区护士岗位技能考核指南［M］．2版．北京：人民卫生出版社，2016．

［11］黎志宏，张孟喜，李艳群．老年人健康教育手册：常见共性健康问题专家解答［M］．北京：化学工业出版社，2018．

［12］祁俊菊，江领群．延续护理概论［M］．北京：人民卫生出版社，2016．

［13］郝伟，于欣．精神病学［M］．第7版．北京：人民卫生出版社，2013．

［14］王玉玲．常用临床中医护理技术操作手册［M］．天津：天津科技翻译出版有限公司，2015．

［15］郭赛金，洪燕，王文杰．社区护理技术［M］．天津：天津科学技术出版社，2017．

［16］马吉祥，白雅敏．慢性病高风险人群健康管理科普读本［M］．北京：人民卫生出版社，2018．

［17］房兆，杜鹃，谢琴．社区护理学［M］．天津：天津科学技术出版社，2021．

［18］郭赛金，苏银利，冯小君．社区护理技术［M］．上海：同济大学出版社，2022．